Schulmedizin und Alternativmedizin
ergänzen sich gegenseitig zum Nutzen der Volksgesundheit.
Während die Schulmedizin auf wissenschaftlichen
Methoden basiert, ist die Biologische Medizin überwiegend
Erfahrungsmedizin.

Der Medizinische Fortschritt, welcher bis heute erreicht wurde,
wurde maßgeblich durch die Forschungsergebnisse
im Pharmabereich geprägt.
Deshalb sollten alle medizinischen und pharmazeutischen
Richtungen zum Wohle der Volksgesundheit zusammenwirken.

La Vie *med* – Der Wegweiser
für alternative Heilmethoden

La Vie Medien GmbH, D-Wiesbaden, 2003

Impressum

La Vie *med* – **Der Wegweiser
für alternative Heilmethoden**

1. Auflage August 2003
© 2003 by **La Vie** Vision Corporation New York, N. Y.
Alle Urheber- und Leistungsschutzrechte vorbehalten.
Veröffentlichungen, ganz oder teilweise (auch im Internet),
sowie Kopien und Vervielfältigungen
sind nur mit Zustimmung von **La Vie** erlaubt.

ISBN 3-937224-01-7
PZN 1 076 092
Verlags-Nummer: 3-937224

La Vie MedienGmbH
Weidenbornstraße 8 a
D-65189 Wiesbaden
Internet: www.lavie-world.com
Kontakt: lavie-wiesbaden@t-online.de

Herausgeber: Dipl.-Kfm. Reinhold F. Fischer
Herstellung: **La Vie** Medien GmbH, Wiesbaden
Projektleitung: Sigrid Wiener, Journalistin
Layout, Illustration und Satz: Werner + Zechner GbR
grafikdesign_darmstadt@web.de
Farbpsychologische Beratung: Sabine Granna
Druck: Werbedruck GmbH Horst Schreckhase,
D-34286 Spangenberg

Printed in Germany

Leserhinweise

Damit Sie dieses Nachschlagewerk einfach und praktikabel nutzen können, raten wir Ihnen, **zuerst die Benutzerhinweise** (Seite 21 f.) zu **lesen**. **Danach** empfehlen wir, **im Suchregister** (ab Seite 272) unter den dort angegebenen Stichworten (mehr als 250 Stichworte) zu **prüfen**, ob ein Hinweis zu jenem Thema vorhanden ist, zu welchem Sie mehr wissen möchten. **Zum Beispiel** weist das Stichwort: **Migräne** auf 27 Seitenverweise hin. Sind Sie an einer bestimmten Behandlungsmethode interessiert und suchen einen Therapeuten in Ihrem Gebiet, dann füllen Sie das **Therapeuten-Kontakt-Formular** (Muster siehe Seite 283) komplett aus und senden Sie dieses an **La Vie** ein. Sie erhalten dann die Anschriften von Therapeuten aus Ihrem Postleitzahlengebiet, welche aktuell in der Datenbank gespeichert sind. Einen vergleichbaren Service bieten wir für die Suche nach geeigneten **Therapiezentren**.

Informations- und Kommunikationsplattform

Dieses Nachschlagewerk bezieht seine Informationen aus folgenden Quellen: Von Ärzten, Heilpraktikern und weiteren Therapeuten, aus der Fach- und Publikumspresse, von Kunden, Lesern und Patienten, aus Erfahrungsberichten, von Veranstaltungen, Messen und Kongressen, von Selbsthilfe-Organisationen, Krankenkassen- und Krankenversicherungsträgern, aus dem In- und Ausland, aus Europa, Asien, Amerika und Afrika.

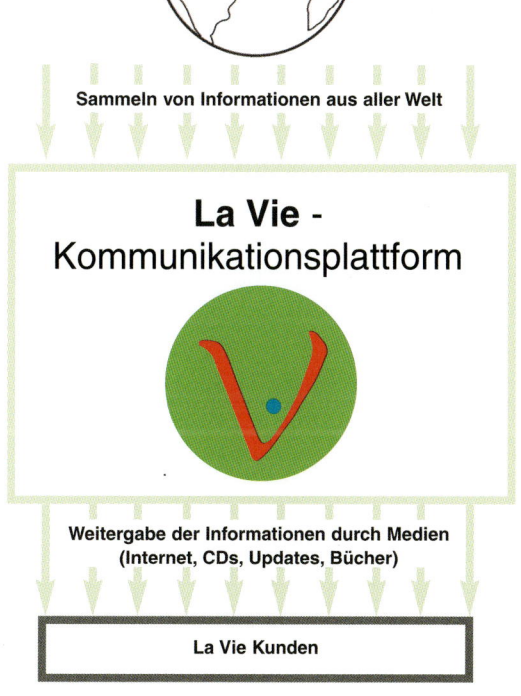

Sämtliche Informationen stehen unseren Lesern zur Verfügung. Mittels Ihres **persönlichen Passworts** können Sie diese über die **La Vie**-Datenbank abrufen. Lassen auch Sie Ihre Erfahrungen und Informationen in die Datenbank einfließen zum Wohle und Nutzen weiterer Leser. Ein Beispiel hierfür finden Sie auf der Seite 284.

Wichtiger Hinweis:

Wir möchten ausdrücklich darauf hinweisen, dass das vorliegende Buch lediglich eine Sammlung von Informationen beinhaltet, für die weder Herausgeber noch Verlag irgendeine Haftung übernehmen.

Informationen aus dem Inland und Ausland wurden aufgrund sehr vieler Quellen gesammelt, systematisiert und in diesem Buch veröffentlicht. Es werden keine Empfehlungen für die Anwendung irgendwelcher Heilmethoden gegeben. Dies muss dem fachkundigen Therapeuten vorbehalten bleiben.

Dem Leser empfehlen wir deshalb, sich bei Interesse an einzelnen Heilmethoden mit seinem Therapeuten in Verbindung zu setzen. Auch sind wir gerne bereit, dem Leser bei der Suche nach geeigneten Therapeuten, welche eine bestimmte Behandlungsmethode anbieten, zu helfen – ohne jegliche Garantie für den Heilungserfolg.

Auf keinen Fall soll dieses Buch den Leser zur Selbstbehandlung oder Selbstmedikation veranlassen. Dies könnte unter Umständen ohne Therapeutenkontakt zu schweren gesundheitlichen Schäden führen.

Therapeuten und weitere Personen, die bei der Zusammenstellung dieser Sammlung von Heilmethoden maßgeblich mitgewirkt haben:

Dr. med. J. Abele, Dr. med. K. Abele, U. Aldag, Ärztin, Prof. Dr. M. von Ardenne, Dr. rer. nat. A. von Ardenne, Dr. med. K. Arif, H. Auras-Blank, Ph. D. (M.A.), Dr. med F. Bartram, A. Bartmann, Therapeut, Dr. medic. R. Bentia, Dr. med. P. Bernhard, Chefarzt, W. und F. Bersch, Therapeuten, E. Blaurock-Busch, Dr. med. A. Buchinger, Dr. med. O. Buchinger, Dr. med. H. Calehr, Dr. med. H. Chavanne, A. S. Chopra, Ayurveda-Arzt, Dr. med. R. Collier, Dr. med. R. H. Croon, Ch. Dhaenens, Therapeut, I. Dörflinger, Therapeutin, J. Fischer, Therapeut, Dr. med Th. Flöter, U. Föhrweiser, Physiotherapeutin, Dr. phil. W. A. Frank, Dr. med. habil. G. Frick, Dr. phil. Ch. Fuchs, Dr. med. H. Garten, F. Gelber, Physiotherapeut, Dr. med. Ch. Gepp, Drs. Gerrit Gerritsma, Ayurveda-Arzt, Dr. phil. M. Glatzer, Dr. med. J. Gleditsch, H. u. E. Günther, Therapeuten, W. Hätscher-Rosenbauer, Dipl.-Pädagoge, Dr. med. O. Hammer, H.-J. Heil, Ingenieur, Univ.-Prof. Dr. rer. nat. med. habil. H. Heine, K. Heller, Therapeutin, B. Henneges, Journalistin, Prof. Dr. med. dent. H. F. Herget, Dr. med. dent. Ch. Herrmann, Dr. med. S. Hietkamp, Dr. med. G. Hildenbrand, Univ.-Prof. Dr. Dr. K. Hörmann, Dr. med. R. Holzhüter, R. Issberner-Haldane, Heilpraktikerin, Dr. med. G. Irmey, K. Kalbantner-Wernicke, Therapeutin, G. Kamps, Therapeut, H. Kastl, Mediziningenieur, Drs. Jane Kettenburg, Zahnärztin, Drs. Ulf Kettenburg, Zahnarzt, K. Kilb, Physiotherapeutin, Prof. Dr. G. Kirchhoff, W. Kirsten, Dipl.-Ingenieur, Dr. Dr. med. N. Klinkenberg, Chefarzt, Prof. Dr. med. W. Köditz, Dr. med. B. Köhler, W. Köhne, Dipl.-Ingenieur, C. König-Rommel, Therapeutin, P. Kolb-Kisselbach, Ärztin, Dr. med W. Krause, Chefarzt, K. Küstermann, Arzt, Dr. med. H. Kuhn, M. Langen, Therapeuten, Dr. med. D. Lanninger-Bolling, S. Libich, Sportpädagoge, R. u. M. Linden, Therapeuten, Dr. rer. nat. W. Ludwig, H. Marquardt, Therapeutin, Dr. med. C. Martin, Chefarzt, Dr. med. dent. O. Mastalier, F. Matz, Heilpraktiker, Dr. habil. M. Mittwede, Dr. med. E. Moog, B. Muschlien, Heilpraktiker, Dr. med. U. Nehring, Dr. med. R. Oesterle, Dr. med. G. Ohlenschläger, Dr. med. M. C. Pesic, Dr. phil. K. Pirc, Ärztin, U. Poschmann, Arzt, D. Pusch, Apotheker, E. Rasche, Elektro-Ingenieur, Dr. med. Th. Rau, Chefarzt, I. Rebilas, Therapeutin, Dr. Ing. J.-J. Reeh, Heilpraktiker, Prof. Dr. rer. nat. M. Rimpler, I. u. J. Roller, Heilpraktiker, Dr. med. A. Rossaint, Dr. med. P. Rothdach, Dr. med. R. Rothmaler, Dr. med. I. Ruf, D. Sauckel, Heilpraktikerin, H. Schäfer, Heilpraktikerin, M. Scheffer, Therapeutin, D. Schildt, Therapeut, Dr. med. Dr. med. dent. H. W. Schimmel, Dr. med. D. Schlodder, Dr. med. D. Schlorhaufer, Dr. med. V. Schmiedel, Chefarzt, Dr. med. M. Schmidt, Dr. med. R. Schroth, Dr. med. F. Schüßler, Dr. med. W. Schulz, Dr. med. C. Schulz-Ruhtenberg, Dr. rer. nat. P. Schweitzer, G. Seelig, Therapeut, G. Siebenhüner, Arzt, Dr. med. U. Siedentopp, K. W. Slawinski, Dipl.-Vitalogist, Dr. med. M. Stahl, Dr. med. M. Stafunsky, L. Stafunsky, Therapeut, Dr. med. Ch. Steiner, Dr. med. H. Stossier, Dr. med. W. Streit, D. u. H. Tulaszewski, Therapeuten, Dr. rer. nat. R. Viebahn-Hänsler, Dr. med. P. Vill, Dr. med. W. Vogelsberger, Dr. med. E. Volkmer, Obermedizinalrat, Dr. medic. R. Vomicel-Schwenck, M. Warner, Audiopsychophonologin, L. Weber, Therapeutin, Dr. med. W. Weber, Dr. H. Weiers, Th. Wernicke, Arzt, K.-H. Wickert, Dr. med. M. Wiedemann, Dr. med. H. Wisgrill, Dr. med. U. V. Wolff, Dr. med. D. Wolfrum, Chefarzt, A. Wunsch, Arzt, Prof. Dr. V. Zagriadskii, Universität Moskau, Ch. Zipperer

Institutionen, welche die Herausgabe dieses Nachschlagewerkes unterstützen:

Hufelandgesellschaft für Gesamtmedizin e. V., Karlsruhe –
Vereinigung der Ärztegesellschaften für Biologische Medizin, ein Dachverband von 30 Ärztegesellschaften der Besonderen Therapierichtungen und

ECPM, Brüssel –
Europäische Vereinigung der Ärzteverbände der Besonderen Therapierichtungen

La Vie Medien und alle Mitwirkenden, die an der Erstellung dieses Buches beteiligt waren, sind beim Verfassen und Zusammentragen der Beiträge mit größtmöglicher Sorgfalt vorgegangen, übernehmen jedoch weder Haftung dafür, noch erheben sie Anspruch auf Vollständigkeit.

La Vie Medien GmbH

Inhaltsverzeichnis

Impressum	4
Leserhinweise	5
Therapeuten und Institutionen	7
Inhalt	8
Geleitwort	14
Vorwort Dr. Gebhart	15
Vorwort Drs. Kettenburg	16
Interview	17
Über La Vie	20
Benutzerhinweise	21
Ein Beitrag zur Therapiefreiheit	24
Einführung in die Biologische Medizin	25
165 Heilmethoden und Therapieverfahren von A bis Z	30

Die von der Hufelandgesellschaft vertretenen Therapierichtungen sind mit einem Stern gekennzeichnet.

Aderlass	30
Akabane-Test	31
Aktiv Spezifische Immuntherapie (ASI)	32
Akupunkt-Massage nach Penzel	33
Akupunktur *	34
Alexander-Technik	36
Anthroposophische Medizin *	37
Armlängenreflex	38
Aromatherapie	39
Aschoffscher Bluttest	40
Astromedizin	41
Atemtherapie nach Middendorf	42
Augentraining	43
Aura-Soma nach Vicky Wall	44
Aurasskopie und Aurastest	45
Aurikulotherapie (Ohrakupunktur) *	46
Autogenes Training	47
Ayurveda *	48
Ayurvedische Pulsdiagnostik	50

Ayurvedischer Aderlass	51
Azidosetherapie	52
Bach-Blütentherapie	53
Balneotherapie	54
Baunscheidtieren	55
BFD-Decoderdermographie *	56
BFD-Kurztest *	57
BFD-Regulationstest *	58
Biochemie nach Schüßler	59
Bio-Elektronik nach Vincent (BEV)	60
Biofeldtest	61
Bionator-Therapie	62
Biophysikalische Informations-Therapie (B-I-T) *	63
Bioresonanz-Therapie (BRT) *	65
Biotensor	66
Blutegeltherapie	67
Blutsteigbild nach Kaelin	68
Bradford®-Bluttest	69
Buchinger-Fasten *	70
Calligaris-Diagnostik	72
C.E.I.A-Flockungstest	73
Chakra-Farbtest	74
Chelat-Therapie	75
Chinesische Pflanzenheilkunde	76
Chinesische Pulsdiagnostik	77
Chinesische Zungendiagnostik	78
Chirotherapie	79
Chronobiologie *	80
CO_2-Insufflationstherapie	81
Colon-Hydro-Therapie *	82
CranioSacral-Therapie	83
Cytolisa Nahrungsmittel Immunscreening Test (CNIT)	84
Dance Alive – Heilpädagogischer Tanz	85
Dauerbrause	86
Dermapunktur *	87
Dunkelfelddiagnostik nach Enderlein	88
Dynamis®-Therapie	89
Edelsteintherapie	90
Eigenbluttherapie *	91
Eigenharntherapie (EHIT)	92
Elektroakupunktur nach Voll (EAV) *	93

Elektromagnetische Homöopathie (EMH)	94
Elektroneuraltherapie *	95
Energetische Terminalpunkt-Diagnose (ETD) nach Mandel	96
Enzymtherapie *	97
Ernährungstherapie	98
Eye Movement Desensitization and Reprocessing (EMDR)	99
Farbfolien-Energiekarten-Therapie	100
Farbtherapie	101
Feldenkrais-Methode	102
Felke-Kur	103
Fiebertherapie	104
Frischzellentherapie *	105
Fußreflexzonen-Therapie	106
Gelopunktur nach Preußer	107
Hämatogene Oxidationstherapie (HOT/UVB) *	108
Hand- und Nageldiagnostik (Chirologie)	109
Hara-Diagnostik	110
Harmonikale Therapie	111
Heilsynergetik	112
Hochfrequenz-Somato-Densitometrie (HF-SDM)	113
Holopathie	114
Homöopathie *	115
Homöosiniatrie	116
Homotoxikologie *	117
Hypnose	118
Irisdiagnostik	119
Isopathie nach Enderlein	120
Kalifornische Blütentherapie	121
Kantharidenpflaster	122
Kinesiologie	123
Klimatherapie *	124
Klinischer Ayurveda *	125
Kneippsche Therapie	126
Konstitutionsmedizin	127
Kunsttherapie *	128
Laser-Therapie	129
Lüscher-Farbtest	130
Magnetfeldtherapie *	131

Maharishi Ayur-Veda *	132
Matrix-Regenerations-Therapie	133
Max-Gerson-Therapie	134
Mayr-Kur – Diagnostik und Therapie	135
Medizinische Resonanztherapie Musik	136
Metamorphose	137
Mikrobiologische Therapie *	138
Mineralanalyse aus Haar, Blut oder Urin *	139
Misteltherapie	140
MORA-Therapie *	141
Moxa-Therapie (Moxibustion) *	142
Mundakupunktur	143
Musiktherapie *	144
Neuraltherapie nach Huneke *	145
Neuro-Elektrische Therapie (NET)	146
Neuro-Linguistisches Programmieren (NLP)	147
Nosodentherapie *	148
Optischer Erythrozytentest (OET)	149
Orgontherapie	150
Orthomolekulare Medizin *	151
Orthomolekulare Medizin in der Onkologie	152
Osteopathie	153
Oxyvenierung nach Regelsberger *	154
Ozontherapie *	155
Phronimologie	156
Phytotherapie (Pflanzenheilkunde) *	157
Polarity-Therapie	158
Prognos-A	159
Psychoenergetische Analyse	160
Psychopunktur	161
Psychotonik Glaser®	162
Qigong	163
Radionik	164
REDEM-Speicheltest	165
REGENA-Therapie nach Stahlkopf	166
Regulations-Thermographie	167
Reiki	168
Resonanzhomöopathie *	169
Roedern	170
Rolfing	171

Sauerstoff-Mehrschritt-Therapie (SMT) *	172
Sauerstofftherapien *	173
Schröpfen	174
Schroth-Kur	175
Segmenttherapie	176
Shiatsu	177
Simonton-Methode	178
Soma-Therapie	179
Sotai	180
Spagyrische Medizin *	181
Spenglersan-Kolloid-Immuntherapie	182
Stoffwechsel-Test und -Therapie (STT)	183
STS-Schwermetall-Test	184
Symbioselenkung *	185
Systemische Familientherapie	186
Tanz- und Ausdruckstherapie	187
TENS – Transkutane Elektrische Nervenstimulation	188
Therapie nach „Methode" Prof. Dr. Aslan	189
Thymustherapie *	190
Tomatis-Methode	191
Umweltmedizin	192
VEGATEST-Methode *	193
Vitalogie	195
WaDit-Therapie	196
Wiedemann-Homöokomplex®-Therapie *	197
Yoga	199
Zilgrei	200
Ärztegesellschaften	202
Selbsthilfeorganisationen	209
Literaturverzeichnis	218
Glossar	252
Suchregister	272
Formulare	283

Geleitwort,
Vorworte,
Interview

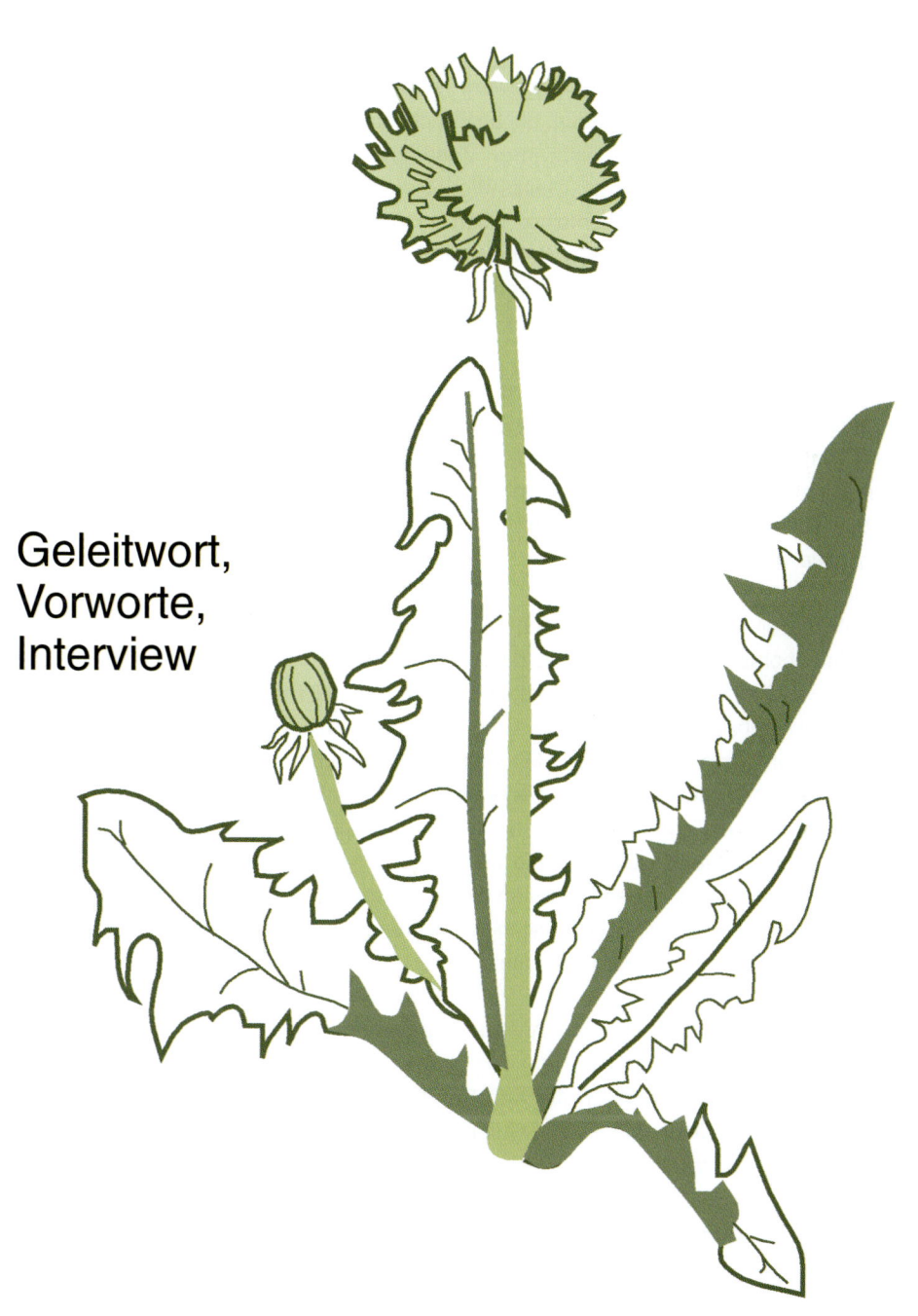

Zum Geleit

von Dr. rer. pol. Gernot Baur, Justitiar der Hufelandgesellschaft für Gesamtmedizin e.V., Karlsruhe, und der Europäischen Vereinigung der Ärzteverbände für Besondere Therapierichtungen (ECPM), Brüssel

Mit diesem neuartigen Nachschlagewerk erscheint eine Sammlung „Besonderer Therapieformen" und Heilmethoden, die bezüglich ihres Umfanges, ihrer Darstellung und Aussagekraft, sowie hinsichtlich ihrer Zusammenstellung und der aufgezeigten Querverbindungen einzigartig ist. Dieses Werk bietet dem medizinischen Laien und dem mündigen Patienten einen allgemeinen Überblick über nahezu alles, was es auf diesem Gebiet gibt – unabhängig davon, wie einzelne Heilverfahren zu beurteilen sind. Es ist zu befürworten, dass in diesem Sammelwerk keinerlei Bewertung der Therapien erfolgt und ausdrücklich darauf hingewiesen wird, dass ein Urteil darüber dem medizinischen Fachmann vorbehalten bleiben muss.

Die Hufelandgesellschaft für Gesamtmedizin e.V. unterstützt einen Großteil der Heilmethoden, die in dieser Sammlung aufgeführt sind. Sie steht in erster Linie hinter jenen Therapieverfahren, die mit einem Stern gekennzeichnet sind. Der Verlag hat mich jedoch auch davon überzeugt, dass ein wertfreies Standardwerk mit allen Informationen, die beschafft werden können, sowohl für Publikumskreise als auch für die Ärzteschaft heutzutage von großem Interesse ist.

Bedeutungsvoll ist auch, dass dieses Nachschlagewerk in verschiedene europäische Sprachen übersetzt werden soll. Dies dient der Information großer Bevölkerungskreise in der Europäischen Union und vielen weiteren Ländern. Somit fließen in dieses dynamische Werk immer mehr Daten, Erkenntnisse und Erfahrungen ein, von denen Arzt und Patient auch in Zukunft profitieren können. Mit seinen Publikationen sowie durch die geplanten Forschungs- und Entwicklungsvorhaben kann **La Vie**, auch im Sinne der Hufelandgesellschaft, einen wesentlichen Beitrag für die Weiterentwicklung und politische Anerkennung von Naturheilverfahren in Deutschland und der Europäischen Union leisten. Ziel muss sein, Therapiefreiheit zu erhalten, anstatt diese zu Lasten des Patienten einzuschränken. Zugang zu Naturheilverfahren sollte allen Bevölkerungskreisen möglich sein und nicht nur dem kleinen Kreis der „Gutverdienenden".

Durch das Angebot von **La Vie**, auf Anfrage Therapeutenkontakte herzustellen, kann der interessierte Leser erfahren, welcher Arzt ihn in seiner Nähe mit einer bestimmten Therapie behandeln kann. Auch die Ärztegesellschaften der Besonderen Therapierichtungen, welche der Dachorganisation Hufelandgesellschaft angehören (siehe Seite 202), sind gerne bereit, Ärztekontakte zu vermitteln.

Ich begrüße es, dass dieses einzigartige Werk mit seiner Publikumsausgabe nun breitesten Bevölkerungskreisen zugänglich gemacht wird. Dem Team von **La Vie** wünsche ich nach Jahren intensiver Tätigkeit viel Erfolg sowie weiterhin genügend Energie und viel Freude an dieser interessanten und bedeutungsvollen Aufgabe.

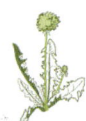

Vorwort

von Dr. med. Karl-Heinz Gebhardt, Karlsruhe
1. Vorsitzender der Hufelandgesellschaft für Gesamtmedizin e.V.

Die Nachfrage nach im Volksmund bezeichneten „alternativen", in der Fachsprache besser „komplementären" Heilverfahren durch die Patienten nimmt ständig zu. Dabei wächst zwangsläufig auch das Interesse des medizinischen Laien an diesen Methoden.

Bei der Fülle der angebotenen biologischen Diagnose- und Therapieverfahren und einer entsprechenden Schwemme auf dem Buchmarkt, fällt es nicht nur Laien schwer, sich zurecht zu finden. Eine qualifizierte Übersicht der verschiedenen Methoden, ihre Wertigkeit und Seriosität, sowie ihre Kosten gab es bisher nicht. Mit dem vorliegenden Buch wird versucht diese Wissenslücke zu schließen.
Es werden alle heute gängigen diagnostischen und therapeutischen Verfahren definiert und in ihrer praktischen Anwendung sowie mit der entsprechenden Preisgestaltung vorgestellt. Der Leser wird sofort erkennen können, dass es sich hier um einen fundierten Wissensschatz handelt, der in geänderter Form auch Ärzten, Apothekern und Therapeuten zur Verfügung steht. Zur genaueren Beurteilung der Qualität und der Erfolgsrate der einzelnen Verfahren ist allerdings eine intensivere Beschäftigung mit ihnen erforderlich. Mein Rat ist, in jedem Fall auch das Gespräch mit dem behandelnden Arzt zu suchen, denn auch im Zusammenwirken von Schulmedizin und Naturheilkunde können gute Erfolge erwartet werden.

Der Leser wird in den Leserhinweisen besonders auf das Suchregister aufmerksam gemacht. Hier kann er gezielt nach seinem Interessengebiet oder Krankheitsbild suchen. Das Literaturverzeichnis gibt Kenntnis über einschlägige Publikumsliteratur. Das Glossar enthält medizinische und naturheilkundliche Fachbegriffe. Auch hierdurch wird die Kommunikation zwischen Arzt und Patienten erleichtert und gefördert. Therapeuten, die sich den Biologischen Therapien widmen, können per Anfragekarte beim Herausgeber des Buches erfragt werden. Auch die im Verzeichnis der Ärzteverbände vorgestellten Ärzteverbände geben bei Anfrage Auskunft.

Das Buch der Firma **La Vie** wird zur Anerkennung und Anwendung komplementärer Heilverfahren beitragen und die Trennung der Spreu vom Weizen erleichtern.

Vorwort

**von Drs. Ulf Kettenburg, Oeding
Mitglied des Vorstandes der La Vie Holding AG**

Wir leben in einer aufregenden Zeit. Das dritte nachchristliche Jahrtausend hat begonnen. Moderne Kommunikationssysteme machen Informationen immer schneller und in immer größeren Mengen verfügbar. Unsere Erde scheint durch Transporttechnologien immer kleiner zu werden. Gleichzeitig erschaffen wir durch Schnelllebigkeit immer größere Probleme für Mensch und Umwelt.

Die Erkenntnis, dass wir neue Wege gehen müssen, wächst. Auch das Bewusstsein des Einzelnen erweitert sich dahingehend und zeigt auf, dass Gesundheit mehr bedeutet als nur das Aufrechterhalten der wichtigsten Körperfunktionen durch chemische Mittel. Die Frage nach Möglichkeiten, um das Wohlbefinden, die Harmonie von Körper, Geist und Seele zu steigern, wird immer aktueller.

Mehr und mehr Ärzte und andere Therapeuten erkennen, dass – neben den Errungenschaften der modernen Schulmedizin – die schier unbegrenzten Möglichkeiten der Naturheilverfahren und Alternativmedizin immer notwendiger werden. Nur so kann dem rasant wachsenden Heer der chronisch Kranken geholfen werden.

La Vie bietet nun den Patienten, in Zusammenarbeit mit Therapeuten, umfassende Informationen, hochwertige Produkte und im Buch beschriebene Serviceleistungen, die diesem schier unbegrenzten Wachstumsmarkt – mit Blick auf den gesamten europäischen Raum – ständig angepasst werden. So können die Informationen ein Leitfaden sein, sich im Wald der Alternativen Heilverfahren zurecht zu finden. Die Selbstentscheidung des Einzelnen wird dadurch vereinfacht und somit gefördert. Die freie Selbstentscheidung gehört zu den höchsten Gütern, über die wir Menschen verfügen.

Entgegen dem in unserer Gesellschaft häufig vertretenen Grundsatz, dass nur der „Stärkste" in dieser Welt des Mangels überleben kann, zeigt **La Vie,** dass der Synergie-Effekt durch optimalen Nutzen für alle Beteiligten (z.B. Handel nach „Fair Trade") eine Energie erzeugt, mit der jeder durch jeden wächst. Gegenseitige Hilfe bringt motivierte Menschen hervor, deren Begeisterung wiederum andere ansteckt. Bei mir persönlich hat es so funktioniert, als ich erkannte, welche Chancen in **La Vie** liegen.

An dieser Stelle möchte ich Herrn Reinhold Fred Fischer danken, für sein enormes Durchhaltevermögen, um seine Vision von **La Vie** Wirklichkeit werden zu lassen.

Dieses Unternehmen bietet uns das Potential zur inneren und äußeren Ruhe und Harmonie, zu einer Reise zum gemeinsamen Ziel.

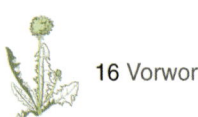

Interview

mit Reinhold F. Fischer (RFF) – Firmengründer der La Vie Unternehmensgruppe

Ein Interview der **La Vie** Medien GmbH, Redaktion Bücher und CDs (hier „Red." genannt)

Red.: „Herr Fischer, was hat Sie dazu bewogen, ein so gewaltiges Projekt, eine Firma, die auf sieben Säulen basiert, wie dies unter dem folgenden Beitrag „Über **La Vie**" beschrieben ist, unter dem Dach einer Holding in der heutigen Zeit zu wagen?"

RFF: Ohne Zweifel ist dies in der heutigen Zeit eine mutige unternehmerische Entscheidung. Andererseits ist aufgrund jahrelanger Vorarbeiten ein ganzheitliches Unternehmensprogramm entstanden – ein neuartiges Konzept, welches von erfahrenen Persönlichkeiten und Institutionen als einzigartig bezeichnet wird. Das Unternehmensprogramm wird mit Gründung der **La Vie** HOLDING AG in fast allen Ländern der Europäischen Union umgesetzt.

Red.: „Wie sind Sie gerade auf das Thema ‚Gesundheit' gekommen, hat das mit eigenen Erfahrungen oder Erlebnissen zu tun?"

RFF: Ich habe mich schon als Kind für gesundheitliche Fragen interessiert, da ich bereits als junger Mensch an Stoffwechselproblemen litt, was seinerzeit jedoch nicht erkannt wurde. Insbesondere haben mich Gesundheitsfragen seit meiner ersten Fastenkur in Spanien im Jahr 1982 interessiert. Seit diesem Zeitpunkt habe ich begonnen, viele Informationen aus dem Bereich der alternativen Heilweisen zusammenzutragen.

Red.: „Die Idee ist ja nicht mehr so neu – Sie arbeiten ja schon einige Jahre an diesem Projekt. Vor nicht allzu langer Zeit hat sich die Schulmedizin entschieden gegen „alternative Strömungen" gewandt. Manche Naturheilmedikamente und Nahrungsergänzungsmittel sind heute noch nicht in deutschen Apotheken erhältlich. Wie kommt es, dass sich jetzt sogar die Ärzte der Hufelandgesellschaft hinter Ihr Projekt stellen?"

RFF: Der Kontakt zur Hufelandgesellschaft für Gesamtmedizin e.V. kam durch einen Klinikträger zustande, in dessen Klinik ich im Jahre 1996 eine Ayurveda-Kur machte. Die Hufelandgesellschaft ist ein Dachverband von 30 Ärztegesellschaften, welche in erster Linie Naturheilverfahren, Homöopathie und Komplementärmedizin vertreten. Diese so genannten „Besonderen Therapierichtungen" werden – neben weiteren alternativen Heilmethoden – in unseren Publikationen beschrieben; dadurch werden breite Bevölkerungskreise hierauf aufmerksam gemacht. Laut Presseberichten interessieren sich 35 % bis 50 % der Bevölkerung für die Methoden der „sanften Medizin". Ich möchte an dieser Stelle darauf hinweisen, dass ohne die große Unterstützung, die wir seitens der Hufelandgesellschaft erhalten haben – vor allem durch Herrn Dr. Gernot Baur – dieses umfangreiche Nachschlagewerk nicht hätte entstehen können.

Red.: „Ihre Geschäftsphilosophie beinhaltet Ideale, die ehemals von einer Minderheit in unserer Gesellschaft (Grüne, Alternative etc.) vertreten und von Geschäftsleuten Ihres Schlages eher belächelt wurden. Wie kommt es, dass solche Themen selbst in den obersten Chefetagen heute diskutiert werden? Ist das „in", oder haben Sie den Eindruck, dass die Menschheit inzwischen tatsächlich mehr Verantwortung für die eigene Gesundheit und den Erhalt der Umwelt übernehmen möchte?"

RFF: Immer mehr Menschen interessieren sich für ihre eigene Gesundheit auf der Basis einer gesunden Lebensweise. Sowohl die Prävention – also die Gesundheitsvorsorge – als auch das Bewusstsein, dass nur eine gesunde Umwelt auch unserer eigenen Gesundheit dienlich ist, hat aufgrund von vielen Veröffentlichungen und einer allgemeinen Bewusstseinserweiterung enorm zugenommen. Hinzu kommt, dass die Krankenkassen nicht mehr alle bisherigen Leistungen übernehmen können – und Gesundheit somit beim Einzelnen wieder einen höheren Stellenwert einnimmt.

Red.: „Sie planen derzeit, in weiteren europäischen Ländern ebenfalls Ihr Geschäftsprinzip zu verwirklichen. Gibt es schon Gespräche mit ausländischen Ärzteverbänden, die sich der Idee anschließen werden?"

RFF: Ja, es haben bereits Gespräche stattgefunden. Der Europäische Zusammenschluss von Ärztegesellschaften, die sich den „Besonderen Therapierichtungen" widmen – der ECPM in Brüssel – fördert unsere Aktivitäten hinsichtlich der Publizierung alternativer und besonderer Heilmethoden in Europa.

Red.: „Wie gehen Sie dort mit andersgearteten Gegebenheiten um? Es gibt doch sicher Länder, bei denen das Bewusstsein in Bezug auf ‚alternative' Heilmethoden und Produkte noch nicht so weit fortgeschritten ist wie bei uns – andere hingegen sind vielleicht weiter als wir – Beispiel Holland. Wie wollen Sie diesen Unterschiedlichkeiten gerecht werden?"

RFF: Um Ihre erste Frage zu beantworten, will ich sagen: „Gott sei Dank." Denn dort haben wir noch ein wesentlich weiteres Betätigungsfeld vor uns als hier in Deutschland. Dort können wir mit unseren Veröffentlichungen viele aktuelle und interessante Informationen liefern und damit auch der Gesundheit vieler Personen dienen. Aber auch auf Ihre zweite Frage möchte ich ebenso antworten: „Gott sei Dank." Denn aus diesen Ländern beziehen wir zusätzliche neue Informationen, welche wir über unsere Kommunikationsplattformen – dies sind unsere Bücher und CDs – an interessierte Kreise aus dem Publikum und der Ärzteschaft in ganz Europa weitergeben können.

Red.: „Wir sind bald am Ende unseres Gespräches, Herr Fischer. Ich möchte für unsere Leser gern noch einen Punkt klären. Ich habe in Ihrer Geschäftsinterna gelesen, dass es einen **La Vie** CLUB geben wird. Wie wird dieser denn funktionieren? Welche Vorteile haben Clubmitglieder zu erwarten?"

RFF: Der **La Vie** CLUB ist nur ein Teil unseres umfassenden Unternehmensprogrammes. Bei **La Vie** sind alle Interessen gleichgeschaltet und alle Beteiligten profitieren davon. Dazu gehören vor allem auch jene Kunden, die Mitglieder des **La Vie** CLUBS werden. Diese haben eine große Anzahl finanzieller und ideeller Vorteile. Einzelheiten hierzu bitte ich, wegen des erheblichen Umfangs, unserem Internetprogramm unter www.lavie-world.de zu entnehmen. Die Mitglieder des **La Vie** CLUBS sind ein Teil von **La Vie** wie Sie und ich.

Red.: „Herr Fischer, Sie haben von der Welt von **La Vie** gesprochen. Wir alle können uns, nachdem wir Ihre Ausführungen gelesen haben, ebenfalls sehr darauf freuen. Wir wünschen Ihnen und Ihrer Unternehmensgruppe viel Glück und Erfolg und sagen vielen Dank für dieses Gespräch!"

RFF: Auch ich bedanke mich für dieses Interview und möchte noch auf eines hinweisen: Mit **La Vie** können wir die große Welt nicht verändern, das ist klar. Wir können jedoch versuchen unsere eigene kleine Welt etwas angenehmer, toleranter und gesünder zu gestalten. Dies zu erreichen gehört zu den positiven Absichten von **La Vie**.

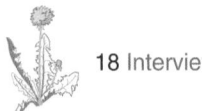

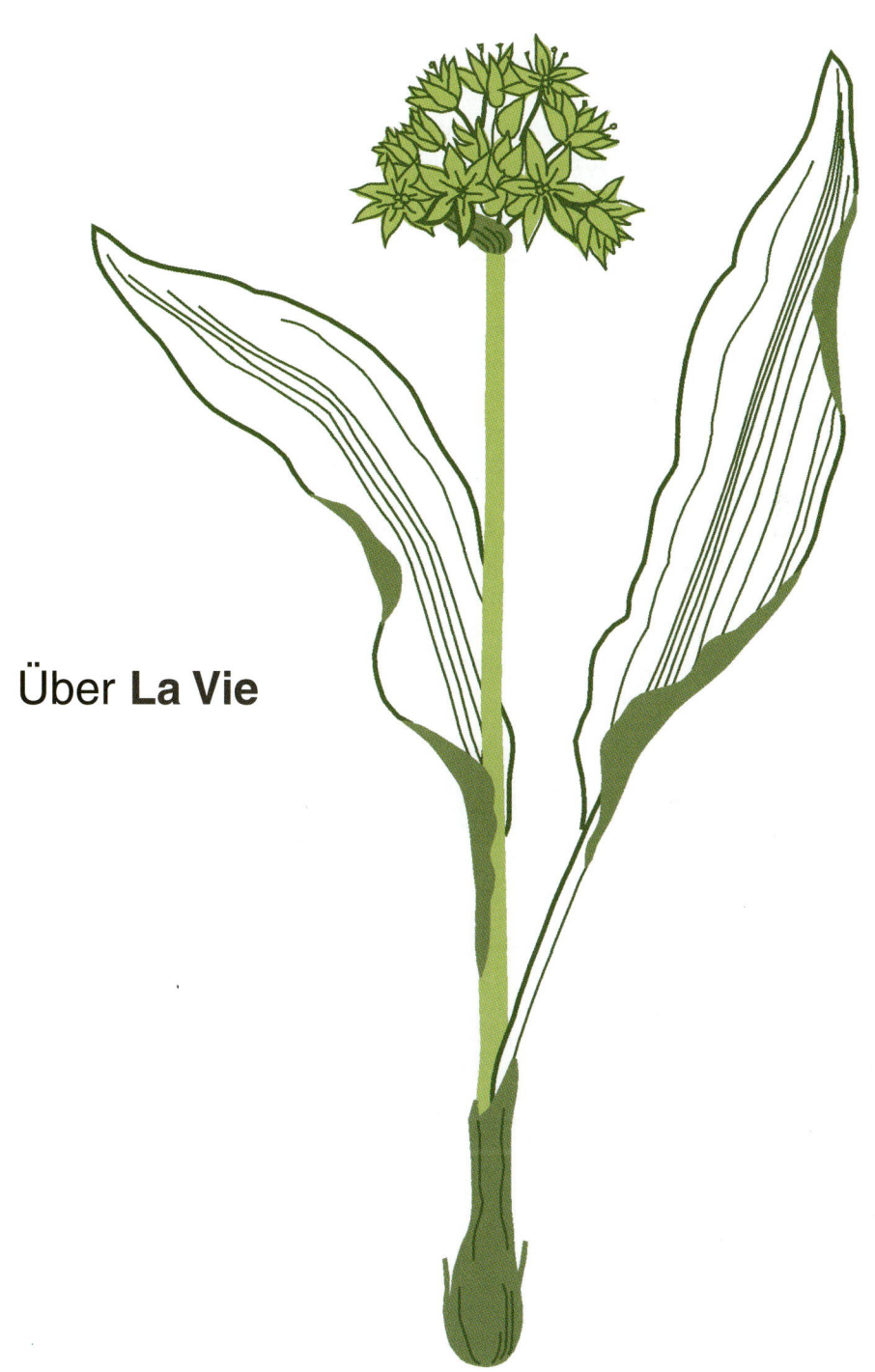

Über **La Vie**

Über **La Vie**

Nichts ist so mächtig wie eine Idee, deren Zeit gekommen ist. (Victor Hugo)

Gesundheitsvorsorge ist heute wichtiger denn je
Gesundheit ist ein Reichtum, dessen sich die meisten Menschen immer noch nicht bewusst sind. Um diese zu erhalten, ist es schon in frühen Jahren ratsam, darum bemüht zu sein. Darauf aufmerksam zu machen, insbesondere in einer Zeit, in der die bisherigen Krankenkassensysteme nicht mehr greifen, gehört zu den vordringlichsten Anliegen von **La Vie**.

La Vie heißt LEBEN.
Wir betrachten es als unsere vordringlichste Aufgabe, breite Bevölkerungskreise zu informieren, wie ein positives Leben – und damit auch ein erfülltes Leben – gestaltet werden kann. Zu diesem gehören Toleranz gegenüber Mensch und Tier sowie der Wunsch, mit seiner Umgebung und Umwelt in Eintracht und Frieden zu leben. Ein positives Leben ist eine der wichtigsten Grundlagen für dauerhafte Gesundheit.

LEBEN LASSEN
La Vie versteht unter Leben aber auch LEBEN LASSEN. Deshalb fördert **La Vie** auch „Fair-Trade-Geschäfte", die der arbeitenden Bevölkerung in der Dritten Welt ermöglichen, ein menschenwürdiges Dasein zu führen. Kinderarbeit lehnt **La Vie** kategorisch ab. Das Gleiche gilt für Tierversuche im medizinischen und kosmetischen Bereich. Insofern will **La Vie** etwas bewegen und sieht als international tätiges Unternehmen seine soziale Verantwortung darin, Zeichen zu setzen.

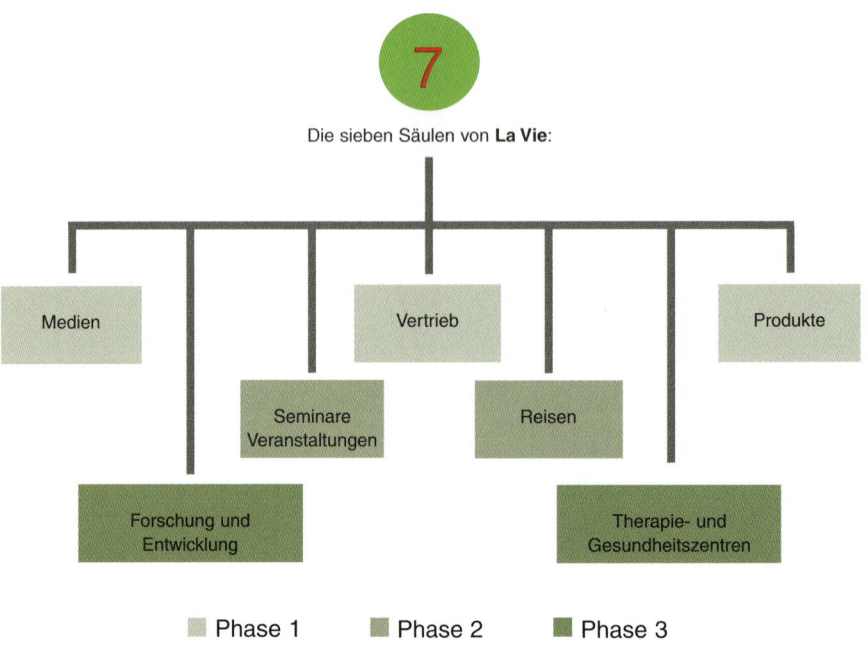

Die sieben Säulen von **La Vie**:

- Medien
- Vertrieb
- Produkte
- Seminare Veranstaltungen
- Reisen
- Forschung und Entwicklung
- Therapie- und Gesundheitszentren

Phase 1 · Phase 2 · Phase 3

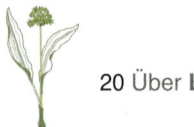

Benutzerhinweise

Aufbau des Buches

Inhaltsverzeichnis: Hier sind die beschriebenen Heilmethoden alphabetisch aufgeführt. Jene Therapieverfahren, die von der Hufelandgesellschaft für Gesamtmedizin e.V. unterstützt und speziell gefördert werden, sind mit einem Stern gekennzeichnet.

Therapiebeschreibungen: Um Sie so umfassend wie möglich und doch auf einen Blick zu informieren, sind die Beschreibungen der Heilmethoden einheitlich und zum Vergleichen geeignet wie folgt dargestellt:

- **Was ist die Therapie?**
- **Wobei kann die Therapie helfen?**
- **Wie geht die Therapie vor sich?**
- **Kosten der Therapie?**

Die Kosten der Heilmethoden können von Therapeut zu Therapeut unterschiedlich sein. Die gemachten Angaben sind Durchschnittswerte und dienen lediglich als Richtlinie.
Ob Kosten von gesetzlichen Krankenkassen oder privaten Krankenversicherungen übernommen werden, kann nicht generell beantwortet werden. Auch sind die diesbezüglichen Regelungen sehr unterschiedlich. Ebenso ändern sich die Bestimmungen und Vertragsbedingungen laufend. Nach unseren Informationen bieten derzeit verschiedene ausländische Krankenversicherungen (innerhalb der EU) eine vorteilhafte Kostenübernahme von alternativen Heilmethoden an. **La Vie** recherchiert bereits in dieser Angelegenheit und wird Sie zu gegebener Zeit auf Wunsch informieren.

Jede Therapiebeschreibung endet mit einer **Fußnotenleiste**. Dort finden Sie:
Literaturhinweise: Hierbei wird auf allgemein verständliche Publikumsliteratur verwiesen.
Therapeuten-Kontakt-Formular: Am Ende des Buches finden Sie Formulare, welche Sie per Post oder Fax an **La Vie** einsenden können, um Therapeutenkontakte aus Ihrem Postleitzahlengebiet zu erhalten. Füllen Sie im Falle einer Anfrage das Formular komplett aus und vergessen Sie bitte nicht die jeweilige Kennziffer, die Sie in der Fußnote unterhalb jeder einzelnen Therapie finden, anzugeben. Ein Ausfüllmuster hierfür finden Sie auf Seite 283. Sie erhalten dann von **La Vie** die Anschriften jener Therapeuten, die zu dieser Therapie in unserer Datenbank erfasst sind.
Therapiezentren-Kontakt-Formular: Auch für Therapiezentren, hierunter verstehen wir Kliniken, Sanatorien, Hotels mit Gesundheitseinrichtungen und ähnliche Institutionen, finden Sie am Schluss dieses Buches **Anfrageformulare**. Bitte füllen Sie diese entsprechend den zuvor gemachten Angaben aus.
Hinweis auf Ärzteverband: Hierbei wird bei einzelnen Heilmethoden auf Ärztegesellschaften verwiesen, die in der Hufelandgesellschaft zusammengeschlossen sind. Damit wird dem Leser ermöglicht, direkten Kontakt zu den einzelnen Organisationen aufzunehmen und dort Arztadressen abzufragen.

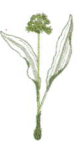

La Vie-Datenblatt-Nummer: Jeder Beschreibung der Heilmethoden ist eine Datenblatt-Nummer zugeordnet. Unter dieser Datenblatt-Nummer werden sämtliche Angaben zu dem jeweiligen Thema erfasst und gespeichert. Über **Ihr persönliches Passwort** erhalten Sie Zugang zu derartigen Informationen. Die Datenbank ist derzeit noch im Aufbau. Sie erhalten jedoch rechtzeitig Informationen über den Beginn der Nutzung.

Am Schluss des Buches finden Sie **Register und Adressen:**

Ärztegesellschaften: Hier finden Sie alle 30 Ärztegesellschaften, welche in der Hufelandgesellschaft für Gesamtmedizin e.V. zusammengeschlossen sind. Stand: Juli 2003.
Selbsthilfe-Organisationen: Ein Verzeichnis von Selbsthilfe-Organisationen finden Sie nach den Ärztegesellschaften. Dort können Sie Rat zu bestimmten gesundheitlichen Problemen erhalten.
Glossar: Die meisten im Buch vorkommenden medizinischen Fachbegriffe sind kursiv (schräg) dargestellt. Diese sind im Glossar ab Seite 252 erklärt.
Suchregister: Hier haben Sie schnellen Zugriff zu dem, was Sie suchen. Dabei gelten die Verweise des Suchregisters nicht als Therapieempfehlung, sondern stellen lediglich ein Stichwortverzeichnis dar. In alphabetischer Reihenfolge wurden die Suchbegriffe so geordnet, dass auf eine oder mehrere Seiten verwiesen wird. So weist zum Beispiel das Stichwort „Kopfschmerzen" auf 24 Seiten hin.

CD-ROM
Der Inhalt des Buches erscheint auch als CD-ROM mit gleichem Titel. Die CD-ROM ist im Buchhandel erhältlich unter: ISBN 3-937224-00-9 und kann in Apotheken unter PZN 095 35 56 bestellt werden.

Die Pressung eines derartigen Sammelwerkes auf einer CD-ROM hat den Vorteil, dass aufgrund verschiedener **„links"** (Verknüpfungen) rascher Zugriff zu verschiedenen Themen besteht; ferner, dass eine Aktualisierung durch **„updates"** laufend, rasch und problemlos erfolgen kann.

Aktualisierung
Auch zu diesem Buch erhalten Sie auf Wunsch laufend Informationen zu besonderen Themen, an welchen Sie Interesse haben, sei es zu speziellen Heilmethoden oder zu speziellen Krankheitsbildern.
Die Informationen zu speziellen Themen werden laufend recherchiert, erfasst und ausgewertet. Der Käufer dieses Buches erhält pro Jahr bis zu vier Aktualisierungen zu dem von ihm gewünschten Thema. Die erste Aktualisierung ist kostenfrei. Sofern weitere Aktualisierungen gewünscht werden, wird ein Recherchekostenbeitrag von je € 7,70 berechnet.

Beigefügte Antwortkarte
Füllen Sie diese bitte auf beiden Seiten möglichst komplett aus. Sie erhalten dann Ihr **Passwort** für die Datenbanknutzung sowie aktuelle Informationen zu dem von Ihnen angekreuzten Themenkreis.
Senden Sie die Antwortkarte möglichst umgehend an **La Vie. Das Porto zahlt La Vie.**

Ein Beitrag zur
Therapiefreiheit

Einführung in die
Biologische Medizin

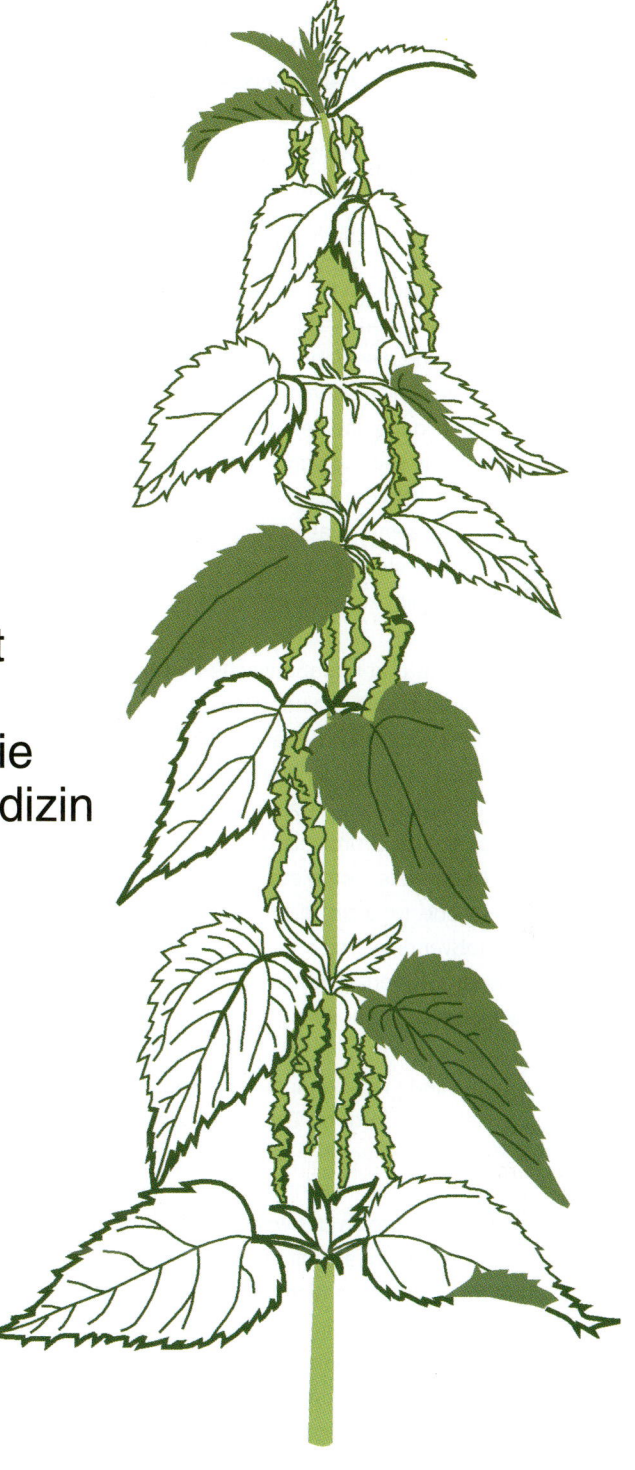

Ein Beitrag zur Therapiefreiheit

von Dr. med. Hans-Jürgen Thomas, Bonn,
Vorsitzender des Hartmannbundes – Verband der Ärzte Deutschlands e.V.

„Der ärztliche Beruf ist seiner Natur nach ein freier Beruf. Der Arzt dient der Gesundheit des einzelnen Menschen und des gesamten Volkes" – so sagt es der Gesetzgeber und die Bundesärzteordnung. Um diesem Anspruch gerecht werden zu können, regelt der Staat die Voraussetzungen für die persönliche eigenverantwortliche Ausübung des Arztberufes und garantiert so die Professionalität und Qualität der ärztlichen Berufsausübung. Mit der Einrichtung von Ärztekammern ist weiter dafür gesorgt, dass die Einhaltung der Berufspflichten und die Wahrung der Berufsehre des Arztes überwacht werden.
Nach gründlicher universitärer Ausbildung und einer gewöhnlich mehrjährigen fachspezifischen Weiterbildung ist der Arzt bei lebenslanger Fortbildung gut gerüstet, um die Verantwortung für seine diagnostischen und therapeutischen Entscheidungen tragen zu können. Bei der Wahl der diagnostischen und therapeutischen Maßnahmen ist der Arzt an die Zustimmung seiner Patienten gebunden. Der diagnostischen und therapeutischen Freiheit des Arztes steht die Freiheit des Patienten gegenüber, den Arzt frei zu wählen und gegebenenfalls auch zu wechseln.

Die diagnostische und therapeutische Freiheit des Arztes schließt auch ein, dass dieser sich mit Einverständnis seiner Patienten besonderer Methoden bedient, unabhängig davon, ob diese durch kassenärztliches oder Vertragsrecht ökonomisch abgedeckt sind oder nicht, auch unabhängig davon, ob sie Inhalt universitärer Lehrmeinungen sind, oder nur von einer Gruppe von Ärzten angewendet werden. Die ärztliche Therapiefreiheit findet ihre Grenzen im Grundsatz des „nihil nocere" und der Verhältnismäßigkeit der angewendeten therapeutischen Methoden.
Die ganzheitliche Medizin, die Körper, Geist und Seele in die Behandlung einbezieht, muss sich notwendigerweise auch Verfahren bedienen können, die nicht der Messbarkeit physiologischer Kriterien unterliegen. Das ärztliche Gespräch ist dafür ein Beispiel. Ausschlaggebend ist der Erfolg einer Behandlung und die Zufriedenheit des Patienten.

Um den verschiedenen Behandlungsstrategien den ihnen zukommenden Stellenwert zu geben, ist daher zu fordern: Die „Besonderen Therapierichtungen", wie Naturheilverfahren, Homöopathie, Biologische Medizin und andere, als berechtigte und sinnvolle Methoden ärztlichen Handelns anzuerkennen. Forschung und Lehre auf dem Gebiet der Naturheilverfahren und im Bereich der weniger bekannten Therapierichtungen zu fördern.
Weiter- und Fortbildungsseminare in den während der ärztlichen Ausbildung vernachlässigten therapeutischen Bereichen auszubauen und Mittel bereitzustellen, um Erkenntnisse aus der ambulanten Versorgung entsprechend dokumentieren, auswerten und der Lehre zugänglich machen zu können.
Die Konkurrenz unterschiedlicher Behandlungskonzepte ist Impulsgeber für medizinische Forschung und Ausdruck unterschiedlicher Vorstellungen vom Bild des Menschen, seinen Krankheiten und Heilungsmöglichkeiten.

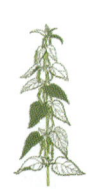

Einführung in die Biologische Medizin am Beispiel des Systems der Grundregulation

von Univ.-Prof. Dr. rer. nat. med. habil. Hartmut Heine, Witten

Das System der Grundregulation
stellt die wissenschaftliche Basis der Biologischen Medizin (Ganzheitsmedizin) dar. Der Begriff der Ganzheit liegt im kleinsten funktionellen Nenner des Organismus, auf den alles bezogen werden kann. Über die Endstrombahn sind die *endokrinen* Drüsen, über die blind in der Grundsubstanz endogenen vegetativen Nervenfasern das zentrale Nervensystem zugeschaltet. Auf diese Weise ist die Einheit von Körper, Geist und Seele gegeben. Unser modernes Leben greift vielfältig störend in diese Beziehungen ein. Hier ist jeder Einzelne aufgerufen, seine Verantwortung im Erhalt bzw. der Regeneration der Grundregulation wahrzunehmen, was eine **bewusste Lebensordnung** verlangt.

Regelfähigkeit des Organismus
Geistig-körperliche Leistungsfähigkeit, individuelles Leben und Erleben sind an innere und erbliche, wie an Umweltbedingungen geknüpft. In diesem Spannungsfeld wird die Gesundheits- wie Krankheitsfähigkeit eines Menschen sicht- und erlebbar.
Die Regelfähigkeit dieser Beziehungen haben mit der **Lebensordnung** des Menschen zu tun, die heute durch vielfältige Formen von beruflichem Stress, psychosomatischen Belastungen, Fehlernährung usw. ständig überfordert wird. Die Fähigkeit des Organismus zum Selbsterhalt wird dadurch ständig bedroht, wie es die Zunahme allergischer Erkrankungen, anhaftende Befindensstörungen und Depressionen u.a.m. zeigen.
Die Regelfähigkeit des Organismus ist einem hochkomplexen vernetzten System, ähnlich der Hardware eines Computers, vergleichbar. Es besteht jedoch ein großer Unterschied: Fällt bei einem Computer ein Teil aus, ist das Gerät sofort funktionslos. Bei Organismen können jedoch auf jeder Ebene zumeist andere Teile die Funktion bis zur Reparatur oder dauernd übernehmen, sonst gäbe es ja auch nicht die Möglichkeit der Erholung und Genesung.
Der Organismus verfügt also über Regelsysteme, denen Fühler (Sensoren) sowohl biochemischer (z.B. Hormone) wie elektromagnetischer Art (z.B. *Kollagen*) sein können. Mit deren Hilfe wird der Istzustand in der Messstrecke erfasst, in Signale (z.B. Zellbotenstoffe) transformiert und an den Regler (z.B. Nervensystem) weitergegeben. Dort werden Istwert und Sollwert miteinander verglichen und Abweichungen wieder in Signale (z.B. *Neurotransmittersubstanzen* aus den Endigungen bestimmter Nervenbahnen) umgewandelt und an das zugehörige Stellglied weitergegeben. Das Stellglied (z.B. *Hypophyse*) korrigiert dann die Abweichung zwischen Istwert und Sollwert. Im Falle der *Hypophyse* durch Freisetzung von Hormonen in den Blutkreislauf.
Wir können zwar im Körper keine isolierten Regelkreise beobachten, jedoch aufeinander bezogene Regelsysteme. Aufgabe dieses Wirkgefüges ist die Balance des Stoffwechselgleichgewichtes, der so genannten *Homöostase* (besser wäre der Ausdruck Homöodynamik). Diese stellt einen mehrdimensionalen Sollwert dar, um den ein Istwert als zulässige Differenz (Toleranz) mitschwingt. Damit ist das System in der Lage, eine

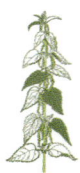

durch Störgrößen ausgelöste Abweichung mit geringem Energieverlust zu korrigieren. Die vielfältigen Störungen dieser Regelsysteme, die unser „modernes" Leben mit sich bringt, schränken diese Toleranz stark ein. Dadurch ist die körperlich-geistig-seelische Einheit eines Individuums erheblich gefährdet, wie es die ständige Zunahme chronischer Krankheiten und Tumore zeigt.

Bedeutung von Biorhythmen
Periodisch auftretende Prozesse in biologischen Systemen dienen vor allem der zeitlichen und räumlichen Organisation aller Lebensvorgänge, sie erhöhen die **Zuverlässigkeit der Informationsübertragung**. Rhythmus bietet die Möglichkeit der **Koordination** verschiedener biologischer Prozesse, z.B. sind Herz- und Atemrhythmus ziemlich genau auf das Verhältnis 4:1 eingestellt. Rhythmen gestatten auch die exakte Voraussage sich wiederholender Ereignisse. Dadurch ist es den Organismen möglich, sich rechtzeitig auf Bevorstehendes einzustellen. Lebewesen nehmen Energie z.B. in Form von Nahrungsmitteln auf und geben energieärmere Abfallprodukte wieder ab. Lebewesen können daher physikalisch als auch energetisch als offene Systeme bezeichnet werden. Entsprechend sind sie durch **labile Ordnungszustände** gekennzeichnet, so dass immer die Gefahr besteht, aus dem Takt zu geraten. Wenn auch die körpereigenen Biorhythmen (z.B. Schlaf-Wach-Rhythmus) stabilisierend auf den Organismus wirken, so dürfen dennoch die Umweltrhythmen (z.B. Tag-Nacht-Rhythmus, Mondphasen, Jahreszeiten) nicht außer Acht gelassen werden. Sie haben einen synchronisierenden Einfluss auf die körpereigenen Rhythmen, wodurch der Organismus seine richtige **Umwelteinordnung** erhält.
Für Heilungsprozesse bzw. gesunderhaltende Präventivmaßnahmen ist das Wiedererlangen bzw. der Erhalt der verschiedenen Ebenen des rhythmischen Ordnungssystems von entscheidender Bedeutung. Auffällig sind dabei siebentägige Rhythmen, wie sie bei Genesung von Infekten, Entzündungen, chirurgischen Eingriffen und Infarkten angegeben werden. Besonders im Zuge zunehmender Befindensstörungen und chronischer Erkrankungen sollte präventiv wie auch therapeutisch ein den **Biorhythmen angepasstes Verhalten** ins Bewusstsein gerückt werden.

Gestörte Regelfähigkeit des Organismus
Die **Vernetzung** aller Regelsysteme im Organismus und ihre biorhythmische Ordnung zueinander ist zunehmender Gefährdung ausgesetzt. Dabei besteht zunächst eine individuell mehr oder weniger stark ausgeprägte **Kompensationsfähigkeit** gestörter Regelsubsysteme durch andere. Es wird in diesem Zusammenhang viel zu wenig bedacht, dass bei allmählicher „Besetzung" dieser kompensatorischen Systemanteile **letztlich ein Tropfen genügt**, um das Fass zum Überlaufen zu bringen. Es ist dann völlig unzureichend, wie dies leider medizinisch häufig geschieht, diesen diagnostisch erkennbaren Tropfen (z.B. Amalgamfüllung eines Zahnes) zu entfernen, denn der nächste Tropfen, z.B. ein banaler Infekt oder eine rhythmusstörende Zeitverschiebung durch eine Fernreise („jetlag") führen dann sofort wieder zum **Zusammenbruch des Gesamtsystems**. Derartiges Therapieversagen wird dann zumeist der angewandten medizinischen Methodik angelastet, anstatt dass das Gesamtsystem, z.B. auch streuende **Herde oder Störfelder** (z.B. Tonsillennarben, falsch zusammengesetzte Darmflora usw.) untersucht werden soll.

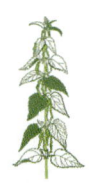

Intakte Grundregulation – Vorraussetzung für Gesundheit und Gesunderhaltung

Die Stoffwechselbalance ist an die **funktionelle Einheit von *Kapillaren*, Transitstrecke und Zellen** gebunden. Die *Kapillaren* stellen im Kreislauf die feinsten Gefäße (Haargefäße) dar, die den Durchtritt mit dem Blut transportierten Stoffen in die Gewebe und umgekehrt ermöglichen. Die Transitstrecke ist der Weg, den die Stoffwechselprodukte sowie Sauerstoff und Kohlendioxyd von den *Kapillaren* bis zu den zu ver- und entsorgenden Zellen zurücklegen müssen. Sie stellt funktionell ein **Molekularsieb** dar, in dem sich neben der Grundsubstanz das ganze Spektrum an Abwehrzellen, *Fibroblasten* und vegetativen Nervenfasern findet. Hier beginnen auch die Lymphgefäße.

Die Grundsubstanz besteht aus einem Netzwerk hoch*polymerer* Karbohydrat (Zucker)komplexe, Zuckerproteinkomplexe, die in das fachwerkartige Geflecht aus *kollagenen* und elastischen Fasern eingebaut ist. Die Zuckerbio*polymeren* sind u.a. zu Wasserbindung und Ionenaustausch (Ionen sind elektrisch geladenen Moleküle) befähigt, wodurch sie wesentlich die Molekularsiebfunktion der Transitstrecke, den Gewebsdruck und die Gewebeelastizität bestimmen. In den Maschen der Transitstrecke endigen die vegetativen (sympathischen und parasympathischen) Nervenfasern blind.

Bei Veränderungen der Stoffwechsellage z.B. ins Saure oder Basische können sie aus ihren Endigungen Nervensubstanzen (*Neurotransmittersubstanzen*, *Neuropeptide*) und Zellbotenstoffe (*Zytokine*) freisetzen, die auf die *Kapillaren* regulierend wirken oder z.B. Abwehrzellen aktivieren. Bei allen Stoffwechselvorgängen werden jedoch immer die *Fibroblasten*, der ursprünglichste Typ von Bindegewebszellen, mit informiert. Sie reagieren darauf mit der Synthese der so genannten Grundsubstanzkomponenten, worauf das Molekularsieb der Grundsubstanz der neuen Situation innerhalb von Minuten angepasst werden kann. Da über die vegetativen Nervenfasern das zentrale Nervensystem und über die Kapillaren das System der *endokrinen* Drüsen (*Hypophyse*, Schilddrüse, Nebenniere u.a.) zugeschaltet werden, sind auch immer übergeordnete Regelzentren an der lokalen wie überregionalen Grundregulation beteiligt. Das bedeutet, dass auch alle geistig-seelischen Bewegungen in die Grundregulation und damit in die Molekularsiebfunktion der Transitstrecke eingehen.

Die Zelle mit ihrem Erbmaterial ist dem Molekularsieb der Grundsubstanz nachgeschaltet. **Das bedeutet, dass das Erbmaterial im Zellkern einer Zelle nicht von sich aus reagiert, sondern von außen informiert werden muss.** Dann erst reagiert die Zelle mit ihrem erblich festgelegten Funktionsspektrum: *Fibroblasten* können nur mit Synthese von Grundsubstanz, Drüsenzellen und nur mit Synthese eines Sekretes reagieren. Je nach Information kann jedoch die Qualität und Quantität der Zellprodukte verändert sein, bis hin zu inadäquaten Verhältnissen, z.B. zuviel *Kollagen*synthese mit Störung der Transitstrecke.

Dies zeigt, wie bedeutsam die individuell zu verantwortende Lebensführung für den Erhalt eines gesunden Grundregulation ist.

Die gestörte Grundregulation

Der ***Fibroblast* als das stoffwechselreaktive Zentrum** in der Grundsubstanz reagiert auf jeden Informationseingang mit der dazu passenden Synthese von Grundsubstanz. Er unterscheidet nicht zwischen „Gut und Böse".

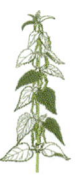

Bei Überernährung werden zum Beispiel vermehrt *Kollagen* und Zuckerproteinkomplexe gebildet, wodurch die Transitstrecken verbreitert und schwerer passierbar werden.

Dadurch können sich Abfallprodukte des Stoffwechsels, **„Schlacken"**, im Molekularsieb festsetzen, wodurch dieses nicht nur in seiner Funktion beeinträchtigt, sondern auch angesäuert wird. Derartige **Gewebs*azidosen*** stören alle Regelvorgänge, weil dabei unter anderem die normalerweise im Stoffwechsel anfallenden elektrisch ungesättigten Ionen, so genannte **Radikale**, nicht „entschärft" werden können. Diese sind in der Lage, jedes biologische Material anzugreifen. *Azidose* und *Radikale* irritieren darüber hinaus auch ständig das **Abwehrsystem**. Aufgrund der vielfältigen Rückkopplungen innerhalb aller Regelsysteme im Organismus wird so der Boden für anhaltende Befindensstörungen gebildet, die in individueller Abhängigkeit schließlich in chronische Krankheiten oder Tumorentwicklung einmünden können.

Es liegt auf der Hand, dass die Situation zusätzlich durch Stress, mit Freisetzung erhöhter Dosen von *Adrenalin* und *Noradrenalin* sowie andere Botenstoffe aus den vegetativen Nervenendigungen die Regulationsstörungen in der Grundsubstanz beschleunigen.

Letztendlich sind es alle **Zivilisationsschädigungen**, wie falsche Ernährung, Unterdrückung selbst geringer entzündlicher Reaktionen durch Antibiotika, vielfältige stressfördernde Belastungen (u.a. frustrierende Arbeit, mangelnde zwischenmenschliche Kontakte, Freizeit), Umwelteinflüsse u.a.m., die eine normale Grundregulation in eine chronische veränderte Reaktionslage bringen.

Die Regulationsfähigkeit der Grundsubstanz wird dadurch zunehmend blockiert. Normalerweise lässt sich durch Reizung der Grundsubstanz (z.B. durch Stich mit einer Akupunkturnadel, Hitze- oder Kälteeinwirkung) eine durch Freisetzung von *Adrenalin* und *Noradrenalin* bedingte **Schockphase** (z.B. Pulsbeschleunigung) von einer darauf folgenden **Gegenschockphase** unterscheiden, worauf das System innerhalb von Stunden auf den Ausgangswert zurückgeht. Eine „Starre" der Grundregulation, wobei eine Schock- und Gegenschockphase nicht adäquat auslösbar ist, lässt sich bei allen Formen chronisch entzündlicher Erkrankungen wie auch bösartigen Tumoren nachweisen.

Diesem Geschehen kann bedingt, durch eine individuelle Toleranzbreite der Grundregulation, eine **lange Anpassungszeit** an verschiedenste minimale **Dauerbelastungen** vorausgehen. Ein derartiges **Adaptationssyndrom** kann sich über Jahrzehnte erstrecken bis **Reaktionsstarre** eintritt. Dabei spielen **Summationseffekte** verschiedenster Reize und Belastungen eine wichtige Rolle. Zweifellos liegt ein derartiges Geschehen häufig altersbedingten chronischen Erkrankungen zugrunde. Dabei zeigt das Grundsystem zunächst einen gewissen Automatismus gegenüber der zentralen Steuerung. Denn bei Frühfällen ist die Grundregulationsstörung auf die belasteten Segmente begrenzt. (Unter Segment wird dabei die von einem *Spinalnerven* mit seinen Ästen versorgte Haut, Muskulatur und über vegetative Äste zugeschaltetes inneres Organ bzw. Organe verstanden.) **In einem späteren Stadium der Grundregulationsstörung bleibt zunächst das Geschehen auf die belastete Körperseite beschränkt** und wird erst in späteren Stadien im Gesamtorganismus wirksam. Bei der Ausbreitung über den Ort der Belastung hinaus beginnen zunehmend die vegetativ-nervösen Zentren an Einfluss zu gewinnen.

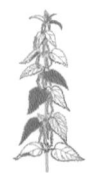

Auszugweise Wiedergabe – Der vollständige Artikel von Prof. Dr. H. Heine kann bei **La Vie** angefordert werden.

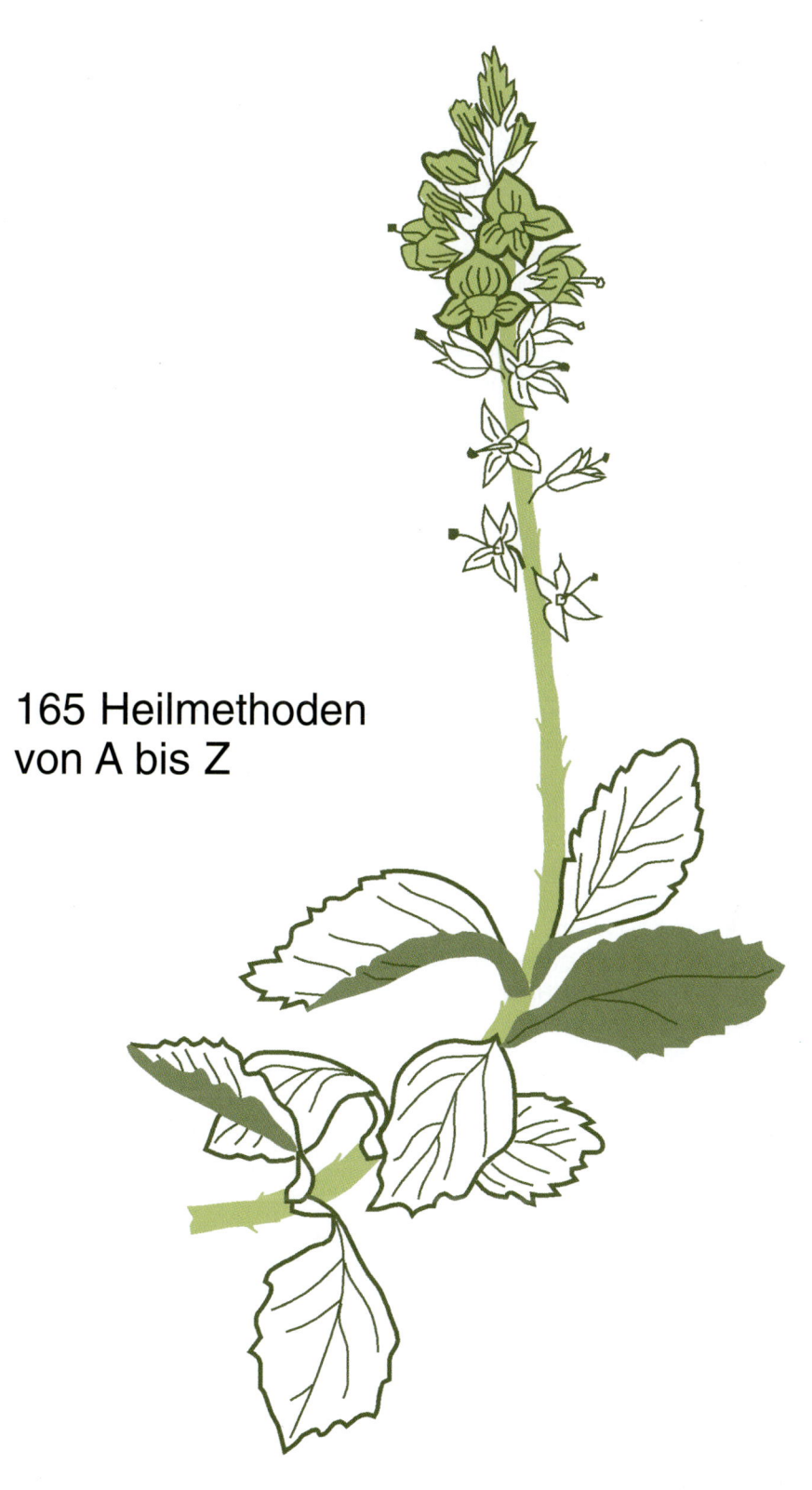

165 Heilmethoden
von A bis Z

Aderlass

Was ist ein Aderlass?
Der Aderlass war immer Bestandteil der Volksmedizin. Bis in das 19. Jahrhundert hinein wurde diese Technik vielfach verfeinert. Mitte des 19. Jahrhunderts wurde sie aufgegeben und später durch BERNHARDT ASCHNER wieder entdeckt. Heute ist sie im Bereich der *Hämodilution* modifiziert im Gebrauch. Durch den Aderlass erfolgt eine Blutverdünnung und nachfolgend eine Verbesserung der allgemeinen oder der lokalen (Mikro-) Zirkulation. Dadurch erfährt der Körper eine erhebliche Verbesserung der Sauerstoffversorgung und der Zellentsäuerung.

Maßgeblich für den allgemeinen Aderlass ist der *Hämatokrit* (Anteil der Blutzellen im Blut), dessen Norm 38% beträgt. Bei 46% liegen bereits 50% aller roten Blutkörperchen in aggregierter Form vor und nehmen nicht mehr regelmäßig an der Mikrozirkulation teil. Man unterscheidet den allgemeinen Aderlass durch Entnahme des Blutes aus der Armvene vom lokalen Aderlass an bestimmten Hautstellen.

Wobei kann der Aderlass helfen?
- Schlaganfall
- Blutdruckerhöhung
- Asthma
- Diabetes mit Bluteindickung
- *KHK*
- Schwindelzustände
- Gedächtnismangel im Alter
- jede chronische Krankheit mit einem Hämatokrit über 40 %
- Venenleiden

Wie geht ein Aderlass vor sich?
Der allgemeine Aderlass geschieht durch Entnahme des Blutes mittels einer großen Venenkanüle meist aus der Armvene. Es werden pro Sitzung nicht mehr als 150 ml Blut (Sonderform: Aderlass nach der Hl. Hildegardis) entnommen. Bei einem lokalen Aderlass oder Mikroaderlass wird an bestimmten Orten bei vorhandenen lokalen Blutstauungen mittels einer Blutlanzette Blut entnommen.

Kosten der Therapie:
Zwischen € 15,-- und € 50,-- pro Behandlung – je nach Art der Therapie.

- **Literaturhinweise:** siehe **Seite 218**
- **Therapeuten-Kontakt-Formular:** Anfrage-Nr. DPA 001001TK
- **Therapiezentren-Kontakt-Formular:** Anfrage-Nr. DPA 001001TZ
- **Hinweis auf Ärzteverband:** derzeit keine Angaben verfügbar
- **La Vie-Datenblatt-Nr.:** PA 001001

Akabane-Test

Was ist der Akabane-Test?
Der Japanische Akupunkteur KOBE AKABANE entwickelte den nach ihm benannten Akabane-Test, der erst in den 50er Jahren bekannt wurde. Es handelt sich hierbei um ein Diagnostikum, das auf thermischer Grundlage den energetischen Zustand der *Meridiane* misst.

Was kann mit dem Akabane-Test diagnostiziert werden?
- der energetische Gesamtzustand des Körpers
- die momentane Energie einzelner Organ- und Funktionsbereiche
  (d.h. schwache unterversorgte Bereiche und gereizte, entzündete Bereiche)
- Feststellen der Ausgangssituation zur individuellen Therapie über die *Meridiane*,
  z.B. bei Akupunktur, Akupunktmassage, Shiatsu, Reflexzonentherapie etc.

Wie geht der Akabane-Test vor sich?
Ein glimmendes Räucherstäbchen (ein so genanntes Osenko-Stäbchen) wird in geringem Abstand zur Haut jeweils an den Anfangs- und Endpunkten der *Meridiane* hin- und hergestrichen. Dies geschieht in einem gleich bleibenden Tempo von etwa ein bis zwei Streichungen pro Sekunde und dauert so lange, bis an diesem Punkt ein in den *Meridian* ausstrahlendes Gefühl auftritt. Die Anzahl der Streichungen, die zum Erreichen einer solchen Sensation benötigt werden, zeigt die Energiequalität des *Meridian*s an.
Nach dem Erfassen aller Werte auf der rechten und linken Körperhälfte dienen diese als Grundlage für die Diagnose im Sinne der traditionellen chinesischen und japanischen Medizin. Die Vorteile des Akabane-Tests liegen in der schnellen Erfassung der energetischen Rechts-/Linksverschiebung der *Meridian*paare, wie sie insbesondere bei Schmerzzuständen oder einseitigen Beschwerden auftritt, z.B. Migräne, *Ischialgie* etc.

Kosten:
Der Akabane-Test wird üblicherweise nur im Zusammenhang mit einer anderen Therapie angewendet und berechnet.

- **Literaturhinweise:** siehe **Seite 218**
- **Therapeuten-Kontakt-Formular:** Anfrage-Nr. DPA 001002TK
- **Therapiezentren-Kontakt-Formular:** Anfrage-Nr. DPA 001002TZ
- **Hinweis auf Ärzteverband:** derzeit keine Angaben verfügbar
- **La Vie-Datenblatt-Nr.:** PA 001002

Aktiv Spezifische Immuntherapie (ASI)

Was ist die Aktiv Spezifische Immuntherapie?
Auf der Suche nach einer individuellen, spezifischen Therapie für Patienten mit soliden Tumoren entwickelte unter anderem der finnische Immunologe T. TALLBERG in den 50er Jahren die Idee, aus patienteneigenem Tumorgewebe eine Impf*vakzine* herzustellen. Schon P. EHRLICH hatte postuliert, dass die Prognose für einen Patienten mit einem Krebsleiden zum Einen durch die Abwehrlage des Kranken im Allgemeinen, zum Anderen durch die *Virulenz* der Tumorzellen selbst wesentlich bestimmt wird. TALLBERG vermutete nun daraufhin, dass das Immunsystem von Tumorpatienten spezifisch stimuliert werden kann, wenn die *Virulenz* körpereigener Tumorzellen *in vitro*, das heißt im Reagenzglas, künstlich verstärkt wird, und die solcher Art *immunmodulierten* Zellen in den Körper rückgeimpft werden. Die *Antigenität* der Tumorzellen kann folglich durch die gleichzeitige Präsentation in Verbindung mit immunaktivierenden Substanzen erhöht und die körpereigene Abwehr stimuliert werden.
Tatsächlich zeigten sich etwa bei Patienten mit Nierenzell*karzinom* vielversprechende Erfolge. Während lange Zeit zu den körpereigenen Zellen stets ein künstliches Virus hinzugefügt wurde (z.B.: „Newcastle-Desease-Virus") um die *Virulenz* und damit die Eigenaktivierung des Immunsystems zu fördern, bearbeiten heute einige Hersteller die *Vakzine* mittels einer Veränderung der Oberflächenstruktur der Tumorzellen (beispielsweise mittels Tocoferol, Vitamin A und Cholesterylhemisuccinat). Die Gefahr, durch die Impfung selbst einer Metastasenbildung Vorschub zu leisten, kann durch Bestrahlung der Gewebeprobe unter Gewährleistung der Zellvitalität ausgeschlossen werden.

Wobei kann die Aktiv Spezifische Immuntherapie helfen?
- Karzinome der Brust, der Eierstöcke, des Dickdarms, der Nieren, der Prostata und der Lunge
- *Melanome*

Wie geht die Aktiv Spezifische Immuntherapie vor sich?
Wenn die Chirurgen eine ausreichende Menge an Tumorzellen gewinnen konnten, wird das Gewebe je nach Herstellungsverfahren eingefroren bzw. gekühlt und bestrahlt, um die Teilungsaktivität der Zellen und somit das Risiko der Metastasenbildung zu verhindern. In darauf folgenden Arbeitsschritten werden die Zellen *immunmodulierend* bearbeitet. Jeder Impfstoff wird vor der Weitergabe an die Patienten *in vitro* auf seine *Antigenität* getestet. Die Patienten können die Impfung dann durch den Hausarzt erhalten. Diese wird in der Regel über mehrere Monate hinweg regelmäßig *intracutan* injiziert.

Kosten der Therapie:
Mind. € 3500,--. Kostenübernahme durch die Kassen ist möglich.

- **Literaturhinweise:** siehe **Seite 218**
- **Therapeuten-Kontakt-Formular:** Anfrage-Nr. DPA 001003TK
- **Therapiezentren-Kontakt-Formular:** Anfrage-Nr. DPA 001003TZ
- **Hinweis auf Ärzteverband:** derzeit keine Angaben verfügbar
- **La Vie-Datenblatt-Nr.:** PA 001003

Akupunkt-Massage nach Penzel

Was ist die Akupunkt-Massage nach Penzel?
WILLY PENZEL (1918-1985) entwickelte ab 1957 die unblutige ganzheitliche Behandlungsmethode der Akupunktur-Massage auf der Grundlage der Traditionellen Chinesischen Medizin, unter Einbeziehung von Erkenntnissen der Neuraltherapie, der Chirotherapie und der Aurikulotherapie. Die Methode wurde von ihm und seinen Mitarbeitern ständig weiterentwickelt und verfeinert, so dass die „APM" heute eine wirkungsvolle Therapieform besonders bei funktionellen Erkrankungen darstellt.

Das Behandlungsziel ist zuerst die Wiederherstellung eines ungestörten Fließgleichgewichts der Steuerenergie „Qi" im *Meridian*system. Eine Ungleichheit in diesem System ist als ursächlich für Schmerzzustände und Störungen von Organfunktionen erkannt worden. Die topografischen Beziehungen zu *Meridianen* oder *Meridian*gruppen sind bereits gefunden worden. Der zweite Behandlungsschritt ist ausgerichtet auf die Beseitigung von Energieflusshindernissen (z.B. störende Narben oder blockierte Gelenke).

Wobei kann die Akupunkt-Massage nach Penzel helfen?
- alle *Indikationen* der Akupunktur laut WHO-Liste
- Schmerzen von Muskeln, Gelenken, Nerven oder bei Migräne etc.
- Zusatzbehandlung z.B. nach Unfällen, Zahn*extraktionen*, Operationen
- Regulationsstörungen von Kreislauf, Verdauung, Nierentätigkeit
- Erleichterung von Schwangerschaft und Geburt
- stressbedingte Verspannungen und Schlafstörungen

Wie geht die Akupunkt-Massage nach Penzel vor sich?
Vor jeder Behandlung wird der *energetische* Tageszustand erfasst, um dann den Ausgleich der Steuerungsenergie „Qi" im *Meridian*system herbeiführen zu können und durch Wiederherstellung des ungestörten Energieflusses die Selbstheilungskräfte zu aktivieren. Dieser Ausgleich erfolgt durch massageartiges Streichen mit einem speziellen Metallstäbchen über ganze *Meridian*verläufe.

Nach der anfänglichen großräumigen Basisbehandlung im Bereich einer ganzen Körperhälfte (vorne oder hinten) können immer differenziertere Behandlungsschritte erfolgen, wie die Entstörung von Narben oder die Lösung von blockierten Gelenken oder Behandlungen im Sinne verschiedener Akupunkturregeln, etwa auch der 5-Element-Lehre. Es sind ca. zehn Behandlungen notwendig.

Kosten der Therapie:
€ 25,-- bis € 50,-- pro Behandlung.

- **Literaturhinweise:** siehe **Seite 218**
- **Therapeuten-Kontakt-Formular:** Anfrage-Nr. DPA 001004TK
- **Therapiezentren-Kontakt-Formular:** Anfrage-Nr. DPA 001004TZ
- **Hinweis auf Ärzteverband:** derzeit keine Angaben verfügbar
- **La Vie-Datenblatt-Nr.:** PA 001004

Akupunktur *

Was ist Akupunktur?
Akupunktur ist eine ca. 5000 Jahre alte chinesische Heilmethode, die auf der Annahme basiert, dass durch den Körper ein Energiestrom fließt, der sämtliche Organe versorgt. Dieser Energiestrom wird chinesisch als „Chi" (sprich „tschi") bezeichnet und fließt in genau definierten Leitbahnen, den so genannten *Meridianen*. Neueste Forschungen konnten schon teilweise diese Theorie bestätigen. Störungen des Chi führen zu Erkrankungen. Ziel jeder Behandlung ist es daher, den Fluss des Chi zu harmonisieren.

Wobei kann die Akupunktur helfen?
- *Acne Vulgaris*, *Adipositas*, Allergien, *Arthritis*, *Arthrose*, Asthma bronchiale, atypischer Gesichtsschmerz
- Bronchitis, *Bulimie*, *BWS-Syndrom*
- *Colitis ulcerosa*, *Cystitis*
- Depressionen, *Diarrhö*, Durchblutungsstörungen
- Entwicklungsstörungen im Kindesalter, entzündliche Hauterkrankungen, *Enuresis nocturna*, Erschöpfungszustände
- *Fazialsparese*, Fertilitätsstörungen, Frigidität, funktionelle Magen-Darm-Störungen, *Furunkulose*
- Gastritis, Geburtseinleitung, Geburtserleichterung, Geburtsvorbereitung
- Geruchsstörungen, Geschmacksstörung, *Glaukom*
- Harninkontinenz, Hepatitis, Herpes simplex, Herzerkrankungen (funktionelle, koronare; Herzrhythmusstörungen); Heuschnupfen, Hexenschuss, Hörsturz, *HWS-Syndrom*, *Hypertonie*, *Hypotonie*,
- Immunstörung, Impotenz, *Interkostalneuralgie*, *Ischialgie*
- Kollaps, Kopfschmerz
- *Labyrinthitis*, Lähmungen, *Lumbago*, *LWS-Syndrom*
- Mandelentzündung, Migräne, *Morbus Crohn*
- Nasennebenhöhlenentzündung, Neurodermitis
- *Obstipation*, *Otitis*
- Phantomschmerz, Polyneuropathie, postoperativer Schmerz, posttraumatischer Schmerz, *Prostatitis*, *Pseudo-Krupp*, *Psychovegetatives Syndrom*
- Reisekrankheit, Reizblase, *Reizkolon*, rheumatische Beschwerden, *Rhinitis*
- Schlafstörungen, schlecht heilende Wunden, Schmerzen, Schockzustand, Schulter-Arm-Syndrom, Schuppenflechte, Schwerhörigkeit, Schwindel, *Stomatitis*, Suchtbehandlungen
- *Tinnitus*, *Trigeminusneuralgie*, Tumorschmerz
- Unruhezustand
- Vegetative Störungen
- Wechseljahrebeschwerden
- Zahnschmerz, *Zosterneuralgie*, Zyklusstörung

Wie geht die Akupunktur vor sich?

Nach einer Voruntersuchung mit Feststellen des momentanen Energiezustandes werden in die ausgesuchten Akupunkturpunkte der Haut feine sterile Nadeln gestochen.

Jedem dieser Punkte wird dabei eine genau definierte therapeutische Einflussmöglichkeit zugeordnet. Über diese „Orte der Einflussnahme" gelingt es, den Energiestrom so zu lenken, dass der Zustand der Ordnung (Stoffwechsel, Durchblutung usw.) in den Organen wieder eintritt. Die Nadelung kann gut mit anderen Techniken der Traditionellen Chinesischen Medizin wie *Moxibustion*, Akupunktmassage oder Schröpfen kombiniert werden. Generell wird einmal pro Woche, in akuten Fällen bis zu zweimal täglich akupunktiert. Eine Sitzung dauert zwischen 10 und 60 Minuten. Meist erfolgt eine Serienbehandlung von 10 bis 20 Sitzungen.

Kosten der Therapie:

€ 25,-- bis € 80,-- pro Sitzung je nach Zeit und Aufwand.

- **Literaturhinweise:** siehe **Seite 218**
- **Therapeuten-Kontakt-Formular:** Anfrage-Nr. DPA 001005TK
- **Therapiezentren-Kontakt-Formular:** Anfrage-Nr. DPA 001005TZ
- **Hinweis auf Ärzteverband:** siehe Seite 203 Nr. 9, 10, **S. 204** Nr. 13, 16 **S. 205** Nr. 22, **S. 206** Nr. 25
- **La Vie-Datenblatt-Nr.:** PA 001005

Alexander-Technik

Was ist die F.M. Alexander-Technik?

Die F.M. Alexander-Technik ist ein pädagogisch übendes Verfahren auf erfahrungswissenschaftlicher Grundlage. Sie ermöglicht das Wiedererlernen eines natürlichen und ausgewogenen „Gebrauchs seiner Selbst". Eine besondere Rolle spielt dabei ein ausgewogenes, dynamisches Verhältnis von Kopf, Hals und Rücken (Primärkontrolle) und die Neigung des menschlichen Organismus, der Gewohnheit folgend, das Vertraute für „richtig" zu halten (fehlerhafte *kinästhetische* Einschätzung). Bereits in den zwanziger Jahren stießen die verblüffenden Erkenntnisse und Erfolge von FREDERIK MATTHIAS ALEXANDER (1869-1955) auf besonderes Interesse bei Künstlern, Naturwissenschaftlern, Pädagogen und Medizinern.

Der experimentelle Nachweis der Wirksamkeit der Alexander-Technik erfolgte in zahlreichen messtechnischen Untersuchungsreihen. Neueste Untersuchungen belegen, dass Muskelbewegungen effektiver und schneller werden, Schulterbreite und Ausdehnung von Füßen und Händen zunehmen, sowie durch Stress bedingter Bluthochdruck wirksam gesenkt wird.

Wobei kann die F.M. Alexander-Technik helfen?
- Störungen des Bewegungsapparates (z.B. *Lumbalgie, Ischialgie, HWS-Syndrom, Interkostalneuralgie,* Kiefergelenkschmerzen, *Parästhesien* etc.)
- Störung der Bewegungskoordination (z.B. nach Verletzungen)
- Schmerzen, die durch anderweitige Erkrankungen bedingt sind
- stressbedingte Störungen innerer Organe (z.B. funktionelle Herzbeschwerden)
- Neurosen, Angstzustände, Depression

Wie geht die F. M. Alexander-Technik vor sich?

Der Unterrichtsraum ist ausgestattet mit einer Liege, Stühlen und Spiegeln. Es sind einfache, alltägliche Bewegungs- und Haltungssituationen wie Stehen, Sitzen und Liegen, die erprobt und erlernt werden. Bewegungen, die der Schüler ausführt, werden begleitet von verbalen und *haptischen* Anweisungen des Lehrers.

Dabei können die Hände des Lehrers auf den Schultern, Nacken und Kinn, auf Brustbein und Rücken des Schülers platziert sein. Sie nehmen Informationen über den Grad von Spannung beim Schüler wahr, helfen aber auch dem Schüler, überflüssige oder ungenügende Aktivität selbst aufzuspüren und willentlich zu ändern. Gewöhnlich bedarf es einer Anzahl von 30 Einzelsitzungen, bis der Patient in der Lage ist, das Alexander-Prinzip im täglichen Leben anzuwenden.

Kosten der Therapie:

€ 30,-- für eine Einzelsitzung (30-45 Minuten).

- **Literaturhinweise:** siehe **Seite 218 f.**
- **Therapeuten-Kontakt-Formular:** Anfrage-Nr. DPA 001006TK
- **Therapiezentren-Kontakt-Formular:** Anfrage-Nr. DPA 001006TZ
- **Hinweis auf Ärzteverband:** derzeit keine Angaben verfügbar
- **La Vie-Datenblatt-Nr.:** PA 001006

Anthroposophische Medizin *

Was ist Anthroposophische Medizin?
Die Grundlinien der Anthroposophischen Medizin wurden in den Zwanziger Jahren von dem deutsch-österreichischen Geisteswissenschaftler RUDOLF STEINER (1861-1925) nach Anfragen aus Ärztekreisen entwickelt. Der auch naturwissenschaftlich geschulte RUDOLF STEINER gestaltete damit eine für das moderne kritische Bewusstsein nachvollziehbare Betrachtungsweise des Menschen als Glied eines vielgestaltigen Zusammenhangs von Natur und geistigem Kosmos. Diese führt zu einem Verständnis von wiederholten Erdenleben des Menschen.
Unter funktionalen Gesichtspunkten wird im Menschen ein Nerven-Sinne-System, ein Stoffwechsel-Gliedmaßen-System und ein Rhythmisches System unterschieden. Unter einem anderen Blickwinkel differenziert die Anthroposophische Medizin den Menschen nach seinem physischen Leib, den aufbauenden Kräften des Lebens- („Äther"-) Leibes, den aufbauenden Kräften des Seelen- (Astral-) Leibes und des ihn individualisierenden Ichs. Gesundheit wird als feines, dynamisches Gleichgewicht zwischen diesen Qualitäten gesehen, die stets nach Überwindung der reinen Naturprozesse streben. Die Anthroposophische Medizin ist keine Alternative zur Schulmedizin, sondern deren Vertiefung und Erweiterung nach geisteswissenschaftlichen Gesichtspunkten.

Wobei kann die Anthroposophische Medizin helfen?
- Mistelpräparate bei Krebsleiden
- Innere-/Allgemeinmedizin
- Kinder- und Frauenheilkunde
- Psychosomatik und Psychiatrie
- Gesundheitsvorsorge

Wie geht die Anthroposophische Medizin vor sich?
Exakte, unvoreingenommene Beobachtung körperlicher und seelischer Phänomene verbunden mit der Frage nach einer Sinn stiftenden, biographischen Bedeutung der Erkrankung leiten den Arzt zu einem ganz individuellen Krankheitsbild.

Kosten:
Sämtliche Medikamente werden in der Regel von den gesetzlichen (und privaten) Krankenkassen akzeptiert. Probleme kann es bei Kunsttherapien und der Rhythmischen Massage geben. Die Kosten liegen dann je nach der Dauer zwischen € 20,-- und € 35,-- pro Behandlung.

- **Literaturhinweise:** siehe **Seite 219**
- **Therapeuten-Kontakt-Formular:** Anfrage-Nr. DPA 001007TK
- **Therapiezentren-Kontakt-Formular:** Anfrage-Nr. DPA 001007TZ
- **Hinweis auf Ärzteverband:** siehe **Seite 204** Nr.15
- **La Vie-Datenblatt-Nr.:** PA 001007

Armlängenreflex

Was ist ein Armlängenreflex (AR)?
Beim Armlängenreflex nach RAPHAEL VAN ASSCHE, einem belgischem Physiotherapeuten, handelt es sich um einen die Muskelketten des Körpers benutzenden Muskelreflex. Er wird im Rahmen der Physio-Energetik (*Holistische Kinesiologie*), einem *bioenergetischen* Verfahren zur Erfassung und Behandlung von Krankheitsursachen und deren Kausalzusammenhängen, angewendet. Er ist einmal eine Stressreaktion, wenn ein Reiz ein Anpassungssyndrom nach H. SEYLE auslöst, und zum anderen eine Erkennungsreaktion, wenn es sich um *Resonanzphänomene* handelt. Er beinhaltet eine scheinbare Veränderung der Armlänge, wenn der Muskel*tonus* auf der rechten und linken Körperseite auf eine Information (Reiz, Medikamente) verschieden reagiert.

Er erlaubt so einen schnellen Einblick in die körperliche, seelische (emotionale) und geistige Verfassung und die *energetische* Reaktion eines Menschen. Der AR dient auch dem Finden und der Kontrolle einer Therapie, die vorzugsweise aus den verschiedenen Sparten der Naturheilkunde stammen sollte (z.B. Akupunktur, Chiro-, Neuraltherapie usw.).

Was kann mit dem Armlängenreflex untersucht werden?
- Medikamentenauswahl (Homöopathie, *Allopathie, Phytotherapie* u.ä.)
- Physiotherapie z.B. zur Aufdeckung von Muskel-, Gelenkbeschwerden
- Beckenschiefstand
- Erfassen von Stress (körperlich, emotional, mental) und dessen Behandlung
- Aufdecken von chronischen Entzündungen mit Fernwirkungscharakter
- Materialunverträglichkeiten in der Zahnheilkunde, Allergene, Giftstoffe
- Erfassen von Schicksalsbezügen zu Erkrankungen

Wie geht der Armlängenreflex vor sich?
Während der Patient sich in gerader Rückenlage befindet und beide Arme locker über den Kopf nach hinten gestreckt hat (normalerweise sind sie gleich lang), zieht der Therapeut – hinter dem Patienten stehend oder sitzend – die Arme unter leichter Drehung der Handinnenflächen des Patienten nach außen und hält diese Drehung einen Moment bei, ehe er sie wieder loslässt. Bei positivem Befund erlaubt der aufgetretene reflektorische Armlängenunterschied, d.h. die Ungleichheit der Armlänge zwischen rechts und links, Aussagen über die jeweiligen Testfragen des Therapeuten aufgrund von Kontakt mit Medikamenten, Berührung bestimmter Organ-, Reflex- und Akupunkturpunkte und von Belastungen (Challenge). Bleibt die reflektorische Änderung des vorherigen Zustandes aus, besteht keine Resonanz zwischen der „Testfrage" und dem Schwingungsspektrum des Organismus.

Kosten:
€ 30,-- bis € 100,-- pro Sitzung.

- **Literaturhinweise:** siehe Seite 219
- **Therapeuten-Kontakt-Formular:** Anfrage-Nr. DPA 001008 TK
- **Therapiezentren-Kontakt-Formular:** Anfrage-Nr. DPA 001008TZ
- **Hinweis auf Ärzteverband:** derzeit keine Angaben verfügbar
- **La Vie-Datenblatt-Nr.:** PA 001008

Aromatherapie

Was ist die Aromatherapie?
Die Aromatherapie ist ein sehr altes, schon vor Jahrhunderten in Ägypten, Altindien, Babylon, Persien, Griechenland, Byzanz und Rom angewendetes Verfahren und wurde von R. M. GATTEFOSSES 1937 systematisch neu aufgearbeitet.
Das Behandlungskonzept ist wissenschaftlich-logisch und praktikabel aufgebaut. Ätherische Öle sind Destillationsöle klassischer Heilpflanzen und enthalten biochemische Strukturen wie z.B. Alkohole, Aldehyde, Ketone, Laktone, Phenole und Ester, die einzeln oder kombiniert antientzündliche, immunstärkende, regulierende und entspannende Wirkung im Körper entfalten. Neueste elektrophysiologische und molekularbiologische Forschungsergebnisse von Prof. H. HATT belegen diese Erkenntnisse.

Wobei kann die Aromatherapie helfen?
- Erkrankungen der Atemwege
- Erkrankungen des Verdauungstraktes
- Nieren- und Blasenerkrankungen
- entzündliche Hauterkrankungen
- *Neuralgien* und Muskelverspannungen
- nervöse und depressive Beschwerden

Wie geht die Aromatherapie vor sich?
Ätherische Öle nehmen Einfluss auf den ganzen Körper durch pharmakologische Wirkung. Die Anwendung erfolgt durch Einnahme, Einreibungen, Inhalationen, Bäder, Massagen, Vernebelungen sowie Räucherungen.

Kosten der Therapie:
Ca. € 30,-- bis € 80,-- pro Sitzung je nach Aufwand.

- **Literaturhinweise:** siehe **Seite 219 f.**
- **Therapeuten-Kontakt-Formular:** Anfrage-Nr. DPA 001009 TK
- **Therapiezentren-Kontakt-Formular:** Anfrage-Nr. DPA 001009TZ
- **Hinweis auf Ärzteverband:** derzeit keine Angaben verfügbar
- **La Vie-Datenblatt-Nr.:** PA 001009

Aschoffscher Bluttest

Was ist der Aschoffsche Bluttest?
In den 50er Jahren entdeckten der Arzt Dr. DIETER ASCHOFF und der Lehrer HEINRICH KEPPER, dass ein Blutstropfen auf einem elektromagnetischen Schwingkreis drahtlos eine „Information" aussendet, die bei einem in der Nähe stehenden Rutengänger starke Ausschläge seines Indikatorinstrumentes provoziert. Das Blut von *geopathisch* gestörten Personen reagiert dabei auf der elektrischen (Kondensator-) Seite, das Blut unbelasteter Personen auf der magnetischen (Spulen-) Seite des Schwingkreises. Die Reaktion ist aufhebbar, indem auf den Spender des Blutropfens passende Substanzen (z.B. *allopathische*, biochemische und homöopathische Medikamente und *Nosoden*) neben den Blutstropfen gelegt werden. 1954 wurde der Test erfolgreich klinisch überprüft.

ASCHOFF entdeckte 1972, dass der Rutengänger durch eine Testperson ersetzbar ist, deren *terminale* Akupunkturpunkte (Ting-Punkte) an einer einzigen Hand elektrisch gemessen werden (Widerstandsmessung). Das getrocknete Blut speichert jahrelang den Informationszustand im Augenblick der Abnahme.

1984 entdeckte ASCHOFF die so genannte Löschmethode, mit welcher die Art einer physikalischen oder chemischen Schädigung des Patienten genau bestimmt werden kann. 1994 schuf ASCHOFF eine Methode, um die so genannte GURVITSCH-Strahlung auf seiner Schwingkreis-/ Bio-Ohmmeter-Kombination zu messen. Bei der so genannten „Reizmethode" testet man ohne Blut, ob von einer auf dem Schwingkreis liegenden Substanz eine harmonische oder disharmonische Wirkung ausgeht und mit welchen Gegenmitteln man letztere kompensieren kann.

Was kann mit dem Aschoffschen Bluttest diagnostiziert werden?
- Bestimmung einer geo- und/oder technopatischen Belastung mit genauer Differenzierung der Schädigungselemente (derzeit 33 Standortfaktoren)
- Medikamententest und Testung therapeutischer Informationen
- Frühdiagnostik bösartiger Tumoren
- Ursachen-Abklärung chronisch therapieresistenter Krankheiten
- Allergie- und Unverträglichkeitstestung
- Prüfung von Lebensmitteln auf ihre magnetische Ordnung

Wie geht der Aschoffsche Bluttest vor sich?
Einem Patienten wird Blut entnommen und auf ein neutrales, hochreines Filterpapier aufgetragen. Es erfolgt – sofort oder später – die Testung durch Auflage des Blutes auf den Schwingkreis und Messung der terminalen Akupunkturpunkte an einer Hand des Patienten oder einer anderen Testperson.

Kosten:
Ca. € 35,-- bis € 250,-- je nach Fragestellung und Zeitaufwand.

- **Literaturhinweise:** derzeit nur Fachliteratur verfügbar
- **Therapeuten-Kontakt-Formular:** Anfrage-Nr. DPA 001010 TK
- **Therapiezentren-Kontakt-Formular:** Anfrage-Nr. DPA 001010TZ
- **Hinweis auf Ärzteverband:** derzeit keine Angaben verfügbar
- **La Vie-Datenblatt-Nr.:** PA 001010

Astromedizin

Was ist Astromedizin?

Seit es Menschen gibt, versuchen alle Völker Bezüge zwischen dem Geschehen am nächtlichen Himmel und den Krankheiten der Menschen herzustellen. Astrologie und Medizin, früher eine Einheit, sind also so alt wie die Menschheit selbst. Die ältesten Schriftfunde (Keilschrift-Täfelchen aus Babylon) handeln von Beziehungen zwischen Mondstand und Krankheiten. Astromedizin heute ist der Überschneidungsbereich unseres riesigen Erfahrungswissens von Medizin und Astrologie.

Vom persischen Arzt RHAZES (865-925 n. Chr.) stammt die Berechnung des Krankheitspunktes im Horoskop; dieser Punkt wird heute Substanzpunkt genannt. Die Astromedizin (AM) war und ist ein diagnostisches Verfahren; neuerdings untersucht man auch therapeutische Ansätze (seit FRITZ RIEMANN, 1976). In der AM werden jedem Abschnitt des Tierkreises Körperbereiche und jedem Himmelskörper im Horoskop bestimmte Körperfunktionen zugeordnet; die Aspekte (Beziehungen) zwischen den Himmelskörpern weisen auf Verstärkungen oder Hemmungen der betreffenden Körperfunktionen hin. Seit 1981 verfügen wir mittels „Organuhr" über gradgenaue Zuordnungen von medizinischen Sachverhalten zu den Tierkreisgraden. Der Substanzpunkt zeigt uns zwei Himmelskörper als Krankheitsanzeiger auf.

Wobei kann die Astromedizin helfen?
- unterstützend bei der Findung von Diagnosen (z.B. wenn widersprüchliche Befunde mehrere Möglichkeiten anbieten)
- bei der Suche von „günstigen" oder „ungünstigen" Behandlungs- oder Operationstagen
- bei der Ermittlung von Zeiten besonderer Belastungen oder Gefährdungen des Patienten

Wie geht die Astromedizin vor sich?

Unabdingbare Grundlage ist das Vorliegen eines genauen Geburtshoroskopes. Dazu werden folgende Angaben benötigt: Datum, minutengenaue Uhrzeit und Ort der Geburt. Ärzte ohne astrologisches Computerprogramm benötigen eine genaue Horoskopzeichnung. Hieraus lassen sich astromedizinische Beurteilungen abgeben.

Mit Hilfe von Ephemeriden (Tabellen der Gestirnstände) können daraus auch Risikoprofile für den betreffenden Patienten abgeleitet werden.

Kosten:

€ 100,-- bis € 200,-- für eine astromedizinische Analyse, € 50,-- bis € 80,-- für jedes Risikoprofil.

- **Literaturhinweise:** siehe **Seite 220**
- **Therapeuten-Kontakt-Formular:** Anfrage-Nr. DPA 001011 TK
- **Therapiezentren-Kontakt-Formular:** Anfrage-Nr. DPA 001011TZ
- **Hinweis auf Ärzteverband:** derzeit keine Angaben verfügbar
- **La Vie-Datenblatt-Nr.:** PA 001011

Atemtherapie nach Middendorf

Was ist die Atemtherapie nach Middendorf?
Prof. ILSE MIDDENDORF entwickelte, basierend auf der Atemarbeit von VENING, eine neue Richtung in der Atemtherapie, die statt der Kontrolle über den Atem die Erfahrung der eigenen Atembewegung und ihre Möglichkeiten und Einschränkungen in den Mittelpunkt stellt. Lebenskraft und Atemkraft werden in dieser Arbeit als identisch angesehen: ohne Atem kein Leben.

Das Besondere an dieser Methode ist, dass der Atem dabei nicht willentlich gesteuert wird, sondern frei fließt. Da die Atmung auf körperlicher, seelischer und geistiger Ebene wirkt, kann der Atemrhythmus wiederum Aufschluss über die Befindlichkeit des Klienten auf diesen drei Ebenen geben, und die Atemtherapie kann eine ganzheitliche Veränderung bewirken. Ziel der Arbeit sollte es sein, die Atembewegung zu harmonisieren und in diesem Prozess die abgespaltenen Persönlichkeitsanteile zu integrieren.

Wobei kann die Atemtherapie nach Middendorf helfen?
- funktionelle Atemstörung
- Körperfehlstatik
- *vegetative Dystonie*
- funktionelle Herz-Kreislauf-Beschwerden
- funktionelle Magen-Darm-Beschwerden

Wie geht die Atemtherapie nach Middendorf vor sich?
Die Einzelsitzung wird meistens im Liegen durchgeführt und dauert 60 Minuten. Am Beginn steht ein kurzes Gespräch, in dem der Klient seine momentane Verfassung schildert. Anschließend beginnt die Behandlung am angekleideten Patienten, wobei der Therapeut mit massageähnlichen Griffen im Atemrhythmus des Klienten arbeitet, um den freien Fluss des Atems wieder zu ermöglichen.

Ein abschließendes Gespräch und eventuelle Übungsempfehlungen beenden die Sitzung. Eine weitere Form ist die Gruppenarbeit. Hier soll mit einfachen Körperübungen im Sitzen, Liegen oder in der Bewegung die Atmung harmonisiert werden. Die Arbeit mit Vokalen und Konsonanten unterstützt die heilende Wirkung. Die Behandlungsdauer richtet sich nach dem Beschwerdegrad.

Kosten der Therapie:
€ 50,-- bis € 70,-- pro Einzelbehandlung.

- **Literaturhinweise:** siehe **Seite 220**
- **Therapeuten-Kontakt-Formular:** Anfrage-Nr. DPA 001012 TK
- **Therapiezentren-Kontakt-Formular:** Anfrage-Nr. DPA 001012TZ
- **Hinweis auf Ärzteverband:** derzeit keine Angaben verfügbar
- **La Vie-Datenblatt-Nr.:** PA 001012

Augentraining

Was ist ganzheitliches Augentraining?
Begründer des ganzheitlichen Augentrainings ist WILLIAM H. BATES (1860-1931), der bis in die 30er Jahre des letzten Jahrhunderts in New York als Arzt und Sehlehrer praktizierte. Seine Sehschulungsmethode, die auf ganzheitlicher Entspannung, Bewusstheit des Sehens und der Einübung organgemäßen Sehverhaltens beruht, wurde von der Montessorilehrerin ELSBETH FRIEDRICHS im deutschsprachigen Raum verbreitet.
Seit etwa 1980 gibt es verschiedene Weiterentwicklungen, die Erkenntnisse der Humanistischen Psychologie und ganzheitliche *energetische* Ansätze mit der BATES-Methode verbinden: LISETTE SCHOLL (Hypnose und Massage), JANET GOODRICH (*Kinesiologie* und emotionales Heilen), WOLFGANG HÄTSCHER-ROSENBAUER (Farbtherapie und Gestalttherapie), u.a.

Wobei kann ganzheitliches Augentraining helfen?
- Entlastung von Sehstresssymptomen wie Augenbrennen, Kopfschmerzen
- Konzentrationsmangel sowie geistige und körperliche Erschöpfung
- Stabilisierung und Optimierung der vorhandenen Sehfähigkeit
- Anregung und Stärkung der Selbstheilungskräfte des Sehsinnes
- Hilfe bei der Überwindung einer Abhängigkeit von Sehhilfen
- je nach Qualifikation des Sehlehrers/Sehtherapeuten Hilfe bei psychosomatisch bedingten Augenleiden oder emotionalen Problemen in Verbindung mit der Sehfähigkeit

Wie geht ganzheitliches Augentraining vor sich?
Ganzheitliches Augentraining ist Hilfe zur Selbsthilfe. Gelehrt wird das ganzheitliche Augentraining in der Regel in Kursen (Wochenend-, Ferienkursen), in kontinuierlichen Gruppen oder in Einzelstunden.
Eine Sehtherapie (Aufarbeitung psychisch bedingter Sehblockaden und Heilung psychosomatischer Augenleiden) ist von der Intensität her einer Psychotherapie vergleichbar, wobei Methoden des Augentrainings mitverwendet werden. Sehschulungskurse im Rahmen der betrieblichen und außerbetrieblichen Gesundheitsvorsorge und bei Krankenkassen („Augenschule", entwickelt von W. HÄTSCHER-ROSENBAUER) umfassen in der Regel 5 mal 2 Stunden.

Kosten der Therapie:
Beratung: € 35,-- bis € 50,--
Wochenendkurs: € 100,-- bis € 200,--
Sehtherapie: € 50,-- bis € 80,--

- **Literaturhinweise:** siehe **Seite 220.**
- **Therapeuten-Kontakt-Formular:** Anfrage-Nr. DPA 001013 TK
- **Therapiezentren-Kontakt-Formular:** Anfrage-Nr. DPA 001013TZ
- **Hinweis auf Ärzteverband:** derzeit keine Angaben verfügbar
- **La Vie-Datenblatt-Nr.:** PA 001013

Aura-Soma nach Vicky Wall

Was ist das Aura-Soma-Farb-Pflege-System?
Aura-Soma ist ein Farb-Pflege-System und wurde Anfang der 80er Jahre von der Engländerin VICKY WALL (gest. 1991) aus meditativer Inspiration und innerer Führung heraus entwickelt. Im Laufe der Erforschung der unwillkürlich nacheinander entstandenen Farbkombinationen zeigte sich vor allem die Bedeutung der individuellen persönlichen Farbauswahl. VICKY WALLS Leitsatz für Aura-Soma „Du bist die Farbe, die du wählst", bringt zum Ausdruck, wie tief die Verbindung des Menschen in Relation zu seinen Farbvorlieben ist. Hier setzt der Aura-Soma-Berater mit seiner Arbeit der Farbinterpretation an. Aura-Soma beinhaltet derzeit 104 Flaschen, die alle zweiphasig mit einer farbigen Öl/Wasser-Kombination gefüllt sind, wodurch zum größten Teil zweifarbige Variationen entstehen. Die Flaschen sind mit Pflanzenextrakten, ätherischen Ölen und Kristallenergien angereichert.

Wobei kann das Aura-Soma-Farb-Pflege-System helfen?
- Selbsterkenntnis
- Lösen *energetischer* Blockaden
- Stabilisierung und Energetisierung der Aura
- Bewältigung emotionaler Problematiken
- Erkennen und Lösen von eingefahrenen Verhaltensmustern
- Unterstützung bei Stresssituationen

Wie funktioniert das Aura-Soma-Farb-Pflege-System?
Bei einem qualifizierten Aura-Soma-Berater wählt der Klient aus den 104 Farbkombinationen die vier Flaschen aus, die ihn am meisten ansprechen. Der Berater interpretiert diese nach folgenden Schwerpunkten: die erste Flasche zeigt das Potential, die zweite Flasche beinhaltet die größte Herausforderung, die der Verwirklichung des Potentials entgegensteht, die dritte Flasche gibt den derzeitigen Entwicklungsstand an und die vierte Flasche die wahrscheinliche zukünftige Tendenz. Der Berater interpretiert die Flaschen in Relation zum spirituellen, mentalen und emotionalen Befinden des Klienten. Zur Anwendung wird die zweite Flasche empfohlen, um der größten Herausforderung zu begegnen. Die Flasche wird kräftig verschüttelt, um Wasser- und Öl-Anteil zu einer Emulsion zu verbinden. Diese wird entsprechend der Farben des korrespondierenden Körperbereichs aufgetragen.

Das von Vicky Wall entwickelte „nicht eingreifende System" basiert auf Farbtheorien und Farblehren, die nach schulwissenschaftlichen Erkenntnissen nicht gesichert sind. Das Aura-Soma System erhebt keinerlei Ansprüche auf Wirksamkeit, sondern vertraut auf subjektive Erfahrungen.

Kosten:
Zwischen € 50,-- und € 80,-- pro Sitzung / 50 ml Farbflasche: € 20,40

- **Literaturhinweise:** siehe **Seite 221**
- **Therapeuten-Kontakt-Formular:** Anfrage-Nr. DPA 001014 TK
- **Therapiezentren-Kontakt-Formular:** Anfrage-Nr. DPA 001014TZ
- **Hinweis auf Ärzteverband:** derzeit keine Angaben verfügbar
- **La Vie-Datenblatt-Nr.:** PA 001014

Aurasskopie und Aurastest

Was sind Aurasskopie und Aurastest?
HANNELORE AURAS–BLANK entdeckte vor ca. 34 Jahren beim Mikroskopieren von Blutausstrichen, dass das Blut in denjenigen Bereichen Informationen führte, in denen die Blutmenge dicker war als üblich. Sie verstärkte daraufhin die Blutmenge auf dem Objektträger und änderte das gängige Färbeverfahren ab, so dass die anfänglich wahrgenommenen Darstellungen im Blut in großer Vielzahl zu Tage treten konnten. Nach zehnjähriger Forschungsarbeit mit tausenden von fotografischen Aufnahmen durch das Mikroskop und vergleichenden Studien an Patientenbefunden und Röntgenaufnahmen, wurde diese Entdeckung öffentlich bekannt gegeben.

Seither helfen diese Erkenntnisse der Aurasskopie, Krankheiten und Belastungen anzuzeigen, Therapien zu überwachen und die Ursachen unklarer Krankheitsabläufe aufzudecken. Der Aurastest ist ein Untersuchungsverfahren, das im Gegensatz zur Aurasskopie das ungefärbte Blut untersucht. Nach Differenzierung dieser sichtbaren Veränderungen und ihrer Zuordnung zu organischen Störungen und Krankheiten wird dieses Verfahren als Vorsorge- und Früherkennungstest eingesetzt.

Was kann mit der Aurasskopie und dem Aurastest diagnostiziert werden?
- Stoffwechselstörungen, Lymphstau
- *Cancerose* mit Vorstadien
- Nierenausscheidungsstörungen
- Allergien
- Herz-Kreislaufbelastungen
- Rheuma

Wie geht die Diagnostik mit der Aurasskopie und dem Aurastest vor sich?
Das Blut wird aus der Fingerkuppe entnommen und auf einen Objektträger aufgetragen. Nach Trocknung unter natürlichen Bedingungen wird das Blut für die Aurasskopie fixiert und eingefärbt und unter 1250facher Vergrößerung mikroskopiert. Die dann sichtbaren Informationen zeigen das organische Störverhalten an. Ein entsprechend abgefasster Befundbericht wird erstellt und an den Therapeuten/Patienten weitergegeben.
Der Aurastest gewinnt seine Erkenntnisse aus dem ungefärbten Blutausstrich unter gleichen Bedingungen und wird unter einem belichteten Vergrößerungsgerät betrachtet.

Kosten:
Aurastest   € 120,--
Aurasskopie € 300,--

- **Literaturhinweise:** derzeit nur Fachliteratur verfügbar
- **Therapeuten-Kontakt-Formular:** Anfrage-Nr. DPA 001015 TK
- **Therapiezentren-Kontakt-Formular:** Anfrage-Nr. DPA 001015TZ
- **Hinweis auf Ärzteverband:** derzeit keine Angaben verfügbar
- **La Vie-Datenblatt-Nr.:** PA 001015

Aurikulotherapie (Ohrakupunktur) *

Was ist die Aurikulotherapie / Ohrakupunktur?
Der Gesamtorganismus ist über reflexmäßige Beziehungen mit dem Ohr verbunden und kann daher vorteilhaft über Ohrakupunktur therapiert werden. Eine Kartographie des Ohres wurde von Dr. P. NOGIER (gest. 1996) erstellt, der auch weitere Grundlagen des Diagnostik- und Therapieverfahrens fand. Basis der Methode ist die Beobachtung, dass am Ohr des Gesunden keine Reflexpunkte auffindbar sind, sondern erst durch periphere Störungen, Organbeschwerden oder Schmerzen entstehen.

Durch die Nähe des Ohrreflexbereiches zum Zentralnervensystem besteht eine schnelle und intensive Behandlungswirkung. Die Punkte werden über manuelle Testung auf Druckempfindlichkeit oder durch Messung des elektrischen Hautwiderstandes ermittelt und geben zu Lokalisation und Bezug des Krankheitsgeschehens Hinweise.

Wobei kann die Aurikulotherapie / Ohrakupunktur helfen?
- Funktionsstörungen der Organe und Eingeweide
- akute chronische Schmerzzustände (z.B. an Wirbelsäule, Gelenken, Kopf, Nerven, Muskeln, Organen etc., außer Schmerzen mit Operations*indikation*)
- Psychosomatische und psychische Störungen (Einschränkung)
- Allergien, Heuschnupfen, Asthma

Gewisse Punkte dürfen in der Schwangerschaft nicht behandelt werden.

Wie geht Aurikulotherapie / Ohrakupunktur vor sich?
Nach Erstellung einer eingehenden Krankengeschichte, Vorbefund-Sicht, Vorgespräch und Entscheidung, ob diese Methode individuell geeignet ist, werden eine Routine-Untersuchung, Befunderhebung, Ohrinspektion und Punktortung über elektronische Hautwiderstandsmessung durchgeführt.

Je nach Ergebnis werden weitere Rückfragen zur Vorgeschichte gestellt und evtl. erfolgt eine ergänzende körperliche Untersuchung. Die Ohr-Nadelung erfolgt mit Sterilnadeln, die mindestens 20 Minuten verweilen oder im Sonderfall mit Dauernadeln, die 1-2 Wochen verweilen. Eine Wirkungsverstärkung kann durch Nadelerwärmung oder Anwendung von Laser-Frequenzen erfolgen.

Kosten der Therapie:
Ohrakupunktur (mindestens 20 Minuten) ab ca. € 50,--
Sonderleistungen mit Extraabrechnung.
Beihilfe wird nur für Schmerzakupunktur nach vorheriger Beantragung gewährt.

- **Literaturhinweise:** derzeit nur Fachliteratur verfügbar
- **Therapeuten-Kontakt-Formular:** Anfrage-Nr. DPA 001016 TK
- **Therapiezentren-Kontakt-Formular:** Anfrage-Nr. DPA 001016TZ
- **Hinweis auf Ärzteverband:** siehe **Seite 203** Nr. 9, 10, **Seite 204** Nr. 16
- **La Vie-Datenblatt-Nr.:** PA 001016

Autogenes Training

Was ist Autogenes Training?
Das Autogene Training wurde 1920-1929 von Prof. Dr. J. H. SCHULTZ (1884-1970), Internist, Haut und Nervenarzt, entwickelt. Es ist eine wissenschaftlich anerkannte Methode, die sich als psychotherapeutische Hilfe zur Selbsthilfe in Klinik, Praxis und Alltag bewährt hat. Es ist eine konzentrative Selbstentspannungsmethode (Autosuggestion), die mit Vorstellungsbildern der Ruhe, Schwere und Wärme als Einleitung mit Herz-*Sonnengeflechts*- (Leib- und Unterleibübung) und Kopfübungen als Organübungen, mit gezielten Vorsatzbildungen (als Mittelstufe, erweiterte Basisstufe) und mit meditativen (Oberstufe) Konfliktlösungen arbeitet. Es entwickelt, aktiviert, stabilisiert und erhält die gesunden Kräfte im körperlichen und seelischen Bereich auf physiologischer, naturwissenschaftlicher und natürlicher Grundlage. Das Autogene Training ist eine Eigenhilfe zur Selbsterkennung und Entwicklung eigener Fähigkeiten im organisch-seelischen Bereich. Es ist eine Selbstsuggestion (Autosuggestion). Durch die in Selbsthypnose gesteuerten Vorsatzbilder wirkt das Autogene Training über das autonome Nervensystem der Organe und Organsysteme auch günstig auf die Psyche.

Wobei kann das Autogene Training helfen?
- Leistungsförderung im Beruf, Sport und Alltag; Konzentrationsmangel
- bessere Schmerzverarbeitung
- Fehlverhaltensweisen (Rauchen, „Fress"-Fettsucht, Medikamentenabhängigkeit, Alkoholmissbrauch)
- psychosomatische Krankheiten
- Neurosen als Fehlanpassung an die Erfordernisse der Umwelt (Erschöpfungskonflikt; Angst-, Hysterie- und Versagensreaktionen)

Wie geht das Autogene Training vor sich?
1. Übungen der Grundstufe
   - Ruhe
   - Schwereübung
   - Wärme
   - Herzübung
   - Sonnengeflechtsübung
   - Kopfübung
2. Mittelstufe mit gezielten selbsterarbeiteten Vorsatzbildungen
3. Einblick in die Oberstufe als gezielte meditative Übung

Kosten der Therapie:
Ca. € 60,-- für eine Gruppentherapie (14 Tage).

- **Literaturhinweise:** siehe **Seite 221 f.**
- **Therapeuten-Kontakt-Formular:** Anfrage-Nr. DPA 001017 TK
- **Therapiezentren-Kontakt-Formular:** Anfrage-Nr. DPA 001017TZ
- **Hinweis auf Ärzteverband:** derzeit keine Angaben verfügbar
- **La Vie-Datenblatt-Nr.:** PA 001017

Ayurveda *

Was ist Ayurveda?
Ayurveda ist die Bezeichnung für die klassische Heilkunde Indiens, die bis in die heutige Zeit lebendig geblieben ist. Der Ayurveda beschreibt die Physiologie als ein Wirkungsgefüge von drei Grundkräften, den so genannten Doshas, nämlich Vata (Aktivität), Pitta (Transformation) und Kapha (Substanzaufbau). Das Mischungsverhältnis dieser energetischen Prinzipien bestimmt die individuelle Konstitution eines Menschen, die ausschlaggebend für die Gestaltung des Therapieplans ist. Krankheit wird als ein Ungleichgewicht der Doshas definiert und entsteht durch falsche Lebensführung sowie veränderte Einflüsse von außen. Grundprinzip des Ayurveda ist die umfassende Betrachtung aller Aspekte, die den Gesundheitszustand beeinflussen können, dazu gehören Ernährung, Lebensrhythmus, Art der Aktivität, geistige Verfassung, Klima, Wetter, Umweltgegebenheiten und sogar der Einfluss der Gestirne. Die Symptome werden phänomenologisch erfasst und den Doshas zugeordnet. Wichtiges diagnostisches Hilfsmittel ist dabei die Pulsdiagnostik. In Indien gibt es ca. 200 000 ayurvedische Ärzte, zahlreiche Colleges und Universitäten für die Ausbildung, sowie Kliniken in den meisten großen Städten. In Deutschland hat der Ayurveda seit ca. zehn Jahren größere Beachtung gefunden. Die wissenschaftliche Erforschung dieses Systems steht noch in den Anfängen. Das alte Erfahrungswissen des Ayurveda birgt sicher noch zahlreiche Schätze, die für die heutige Medizin nutzbar gemacht werden können.

Wobei kann Ayurveda helfen?
- Allergien, Angstzustände, Asthma
- Bluthochdruck
- Chronische Bronchitis, Gastritis, Schmerzzustände und Durchfall
- Darmträgheit, Diabetes, Durchblutungsstörungen
- Ekzeme, ernährungsabhängige Erkrankungen
- Hämorrhoiden, Hauterkrankungen, Herzleistungsschwäche, Heuschnupfen
- Immunstabilisierung
- Kopfschmerzen
- Leistungsabfall
- Magengeschwüre, Managerkrankheit, Menstruationsbeschwerden
- *Metabolisches Syndrom*, Migräne, Muskelverspannungen
- Nahrungsmittelallergien, Nasennebenhöhlenentzündung, Nervöse Herzbeschwerden, Neurodermitis
- *Onkologische* Nachsorge
- Panikattacken, Psychosomatische Erkrankungen
- Revitalisierung, Rheuma
- Stärkung des Immunsystems, Schlafstörungen, Stoffwechselstörungen, Stressabbau, Schuppenflechte, Über- und Untergewicht, Unruhe
- Verdauungsstörungen
- Wechseljahrebeschwerden

Wie geht die Ayurveda-Therapie vor sich?

Die traditionelle Diagnostik erfolgt über die genaue Untersuchung des gesamten Körpers, dabei können alle fünf Sinne eingesetzt werden, sowie durch Befragung und Pulsfühlen. Die Therapie beinhaltet Hinweise zur Ernährung und Lebensführung, ayurvedische Präparate und spezielle Anwendungen wie Massage, Wärme, Inhalation, Einlauf, Aderlass u.a. Bekannt und im Westen bereits präsent ist die *Panchakarma*-Therapie, die ein System von aufeinander abgestimmten Kuranwendungen darstellt; diese wird als Reinigungskur auch präventiv eingesetzt.

Kosten:
Siehe Klinischer Ayurveda und Maharishi Ayur-Veda.

- **Literaturhinweise:** siehe **Seite 222 f.**
- **Therapeuten-Kontakt-Formular:** Anfrage-Nr. DPA 001018 TK
- **Therapiezentren-Kontakt-Formular:** Anfrage-Nr. DPA 001018TZ
- **Hinweis auf Ärzteverband:** siehe **Seite 203** Nr. 11
- **La Vie-Datenblatt-Nr.:** PA 001018

Ayurvedische Pulsdiagnostik

Was ist ayurvedische Pulsdiagnostik?
Die Pulsdiagnose ist das wichtigste diagnostische Verfahren des Ayurveda (AV), das als älteste Heilkunde der Welt gilt. Der AV entstammt der uralten vedischen Tradition Indiens. Es wurde von MAHARISHI MAHESH YOGI neu belebt und dem Westen in modernisierter Form zugänglich gemacht.
Der Puls wird mit Zeige-, Mittel- und Ringfinger am Unterarm des Patienten ertastet. Der erfahrene AV- Arzt erhält dadurch Informationen über den Zustand der drei Doshas: Vata, Pitta und Kapha. Das sind drei Wirkprinzipien oder grundlegende Energien, die nach der Vorstellung des AV alle physiologischen und auch psychologischen Abläufe lenken und regulieren: Vata = Bewegung und Kommunikation, Pitta = Stoffwechsel und Wärmehaushalt, Kapha = Strukturaufbau und Wasserhaushalt. Gesundheit stellt sich im AV als harmonisches Gleichgewicht der drei Doshas im Puls dar.
Krankhafte Zustände werden als Qualitätsänderung, Über- oder Unterfunktion, falscher Wirkort usw. eines oder mehrerer Doshas im Puls erkannt. Die Diagnose wird verfeinert und komplexer durch Einbeziehung der 15 Unterdoshas mit verschiedenen Lokalisationen im Körper, die mit verschiedenen Segmenten der Fingerkuppe auf verschiedenen Ebenen der Arterie abgegriffen werden. Der erfahrene Untersucher erhält auf diese Weise eine Art *holographisches* Bild vom Körper.

Wobei kann die ayurvedische Pulsdiagnostik eingesetzt werden?
- Finden einer individuellen Therapie nach Feststellen des spezifischen Ungleichgewichtes

Wie geht die ayurvedische Pulsdiagnostik vor sich?
Zu einer AV Beratung gehört neben der Analyse des Pulses eine genaue Befragung über Vorgeschichte, Ernährung, Lebensgewohnheiten usw., um krank machende Einflüsse durch Fehlverhalten des Patienten zu erfassen. Die therapeutischen Empfehlungen erstrecken sich von der Umstellung der Ernährung und der Lebensführung über Einnahme von AV-Kräuterpräparaten, Yoga, Atemübungen, Meditation, Aroma- und Musiktherapie bis hin zu AV-Reinigungsverfahren *(Panchakarma)*.

Kosten:
€ 50,-- bis € 150,-- je nach Zeitaufwand.

- **Literaturhinweise:** siehe **Seite 223**
- **Therapeuten-Kontakt-Formular:** Anfrage-Nr. DPA 001019 TK
- **Therapiezentren-Kontakt-Formular:** Anfrage-Nr. DPA 001019TZ
- **Hinweis auf Ärzteverband:** siehe **Seite 203** Nr. 11
- **La Vie-Datenblatt-Nr.:** PA 001019

Ayurvedischer Aderlass

Was ist der ayurvedische Aderlass?
Der Aderlass (Sanskrit: raktamoksana) ist eine wichtige Behandlungsform in der Ayurveda-Medizin. Das Blut gilt im Ayurveda als wichtige Gewebeart (dhatu), welche die anderen Gewebe (Muskelgewebe oder Haut als „Nebengewebe") nährt, eine gute Hautbeschaffenheit fördert und für Vitalfunktionen im Allgemeinen bedeutsam ist. Der Aderlass dient – nach ayurvedischer Vorstellung – zur Entfernung von „verunreinigtem Blut" (z.B. bei einigen Hauterkrankungen) und zur Hilfestellung bei der Heilung bzw. Linderung vieler Erkrankungen. *Toxine*, die vom Magen-Darmtrakt in die Blutbahn gelangen, sich unter der Haut oder in Gelenkhohlräumen manifestieren und Krankheiten verursachen, können durch den Aderlass ausgeschieden werden. Zugleich wird die Bildung von *antitoxischen* Substanzen im Blut angeregt, wodurch der Immunmechanismus aufgebaut wird.

Wobei kann der ayurvedische Aderlass helfen?
- Blutreinigung und Erneuerung des Blutes
- Aufbau des Immunsystems
- Krankheiten des Blutes und der Knochen
- Hauterkrankungen wie Ekzem, Ausschlag, Akne, Krätze oder Leukodermie
- Gicht und andere Stoffwechselerkrankungen, Leberstörungen
- Magenübersäuerung und Mundfäule
- Körpergeruch
- Weißfleckenkrankheit („Vitiligo")
- Hämorrhoiden

Wie geht der ayurvedische Aderlass vor sich?
Der ayurvedische Aderlass sollte möglichst am Anfang des Herbstes oder an Tagen, an denen mittlere Außentemperaturen herrschen, durchgeführt werden. Voraussetzung für die Durchführung des Aderlasses ist eine gründliche Diagnostik auf der Grundlage der Ayurveda-Medizin. Neben einer eingehenden Konstitutionsdiagnostik spielen aktueller Zustand der Körperenergien und des Blutes sowie der Allgemeinzustand des Patienten eine besondere Rolle.
Zur Mobilisierung krank machender Substanzen werden am Tage vor dem Aderlass eine Öl-Synchronmassage und ein Kräuterdampfbad durchgeführt, damit Verunreinigungen des Blutes zuerst und vornehmlich ausgeschieden werden. Beim großen Aderlass wird das Blut aus dem Gebiet entnommen, in dem es sich gestaut hat. Beim mittleren und kleinen Aderlass fließt das Blut aus der Vene der Armbeuge. Im Ayurveda kann der Aderlass durch Venen*inzision*, Venenpunktion, Blutegel oder Schröpfen erfolgen.

Kosten der Therapie:
Ambulant oder im Rahmen eines Klinkaufenthaltes. Pro Sitzung € 45,--

- **Therapiezentren**: derzeit keine Angaben verfügbar
- **Fachliteratur**: siehe Ayurveda **Seite 307**
- **Co-Autor**: Ananda S. **Chopra**, Kassel-Wilhelmshöhe, **Seite 282**
- **Hinweis auf Ärzteverband**: siehe **Seite 221** Nr. 11
- **La Vie-Datenblattnummer**: AE001020

Azidosetherapie

Was ist Azidosetherapie?

Die Naturheilärztin DR. RENATE COLLIER hat in über 40jähriger praktischer Erfahrung eine einfache aber wirkungsvolle Methode zur Entschlackung des Körpers entwickelt. Es handelt sich hierbei um eine Therapie, die auf Massagen und Schröpfbehandlungen und einer unterstützenden, basischen Kost aufbaut, um das Säure-Basen-Gleichgewicht des Körpers wieder herzustellen.

Falsche Ernährung, Essgewohnheiten, *Poly-* und *Dysbakterien* sowie Umwelt*toxine* lassen ein säureüberschüssiges Milieu im menschlichen Organismus entstehen. Dies führt dazu, dass *kollagene* Fasern aufquellen und gelieren und schließlich richtige Blockaden bilden in Form von *Gelosen* (Verhärtungen im Bindegewebe), die nur noch spärlich durchblutet sind.

Es kommt zur latenten *Azidose*, weil die natürlichen Ausscheidungsorgane zur Elimenierung der anfallenden Säure nicht mehr genügen. Schließlich entsteht eine „Säurestarre", in der viele biologische Funktionen nicht mehr genügend ablaufen können. Die Erfahrung zeigt, dass chronische Erkrankungen immer mit einer *Azidose* des Gewebes einhergehen, die z.B. bei Krebserkrankungen Maximalwerte erreichen.

Wobei kann die Azidosetherapie helfen?
- alle Stoffwechselerkrankungen als kausale Basistherapie
- sämtliche Gelenk- und Wirbelsäulenerkrankungen
- Übersäuerung

Wie geht die Azidosetherapie vor sich?

PH-Messungen des Morgenurins geben Aufschluss über den Grad der Übersäuerung des Körpers, was Art und Umfang der Therapie bestimmt.

Die anschließende Behandlung ist eine Kombination aus manueller Therapie mit bestimmten Massagegriffen und Schröpfbehandlungen zum Lockern und Entgiften des Bindegewebes und einer begleitenden Ernährungstherapie aus basenreicher Kost, um die Übersäuerung zu neutralisieren.

Kosten der Therapie:

€ 500,-- bis € 750,-- pro 14tägigem Kurseminar mit Diät.
€ 25,-- bis € 75,-- pro Einzelbehandlung.

- **Literaturhinweise:** siehe Seite 223
- **Therapeuten-Kontakt-Formular:** Anfrage-Nr. DPA 001021 TK
- **Therapiezentren-Kontakt-Formular:** Anfrage-Nr. DPA 001021TZ
- **Hinweis auf Ärzteverband:** derzeit keine Angaben verfügbar
- **La Vie-Datenblatt-Nr.:** PA 001021

Bach-Blütentherapie

Was ist die Bach-Blütentherapie?

Die fehlende Übereinstimmung zwischen dem Denken und Handeln eines Menschen und tiefen inneren seelischen Bedürfnissen ist nach Auffassung des englischen Arztes EDWARD BACH (1886-1936) die wahre Ursache des Krankseins.

Mit einem besonderen Empfinden für die Wirkung von Pflanzen fand er in Selbstanwendungen 38 Mittel (37 Pflanzen und Quellwasser), die bei den alltäglichen Disharmonien und Spannungszuständen helfen können. Dies geschieht durch Freilegen der positiven Charakterpotentiale, die dann den negativen Seelenzustand überwinden helfen und zu einer inneren Harmonie führen.

Die Pflanzen werden nach verschiedenen, von BACH entwickelten sanften Methoden verarbeitet, die eine gewisse Verwandtschaft mit der *Spagyrik* und der Homöopathie aufweisen. Die Verfahren sollen den ganzheitlichen Wesenscharakter der Pflanze erhalten und dadurch die feinstoffliche Wirkung auf die Psyche des Behandelten ermöglichen.

Wobei kann die Bach-Blütentherapie helfen?
- alle seelischen Zustände, bei denen wir uns „aus dem Lot geraten" fühlen
- chronische psychische Disharmonien, die zu psychosomatischen Beschwerden führen
- Unterstützung aller Gesundungsprozesse

Wie geht die Bach-Blütentherapie vor sich?

Bach-Blütenkonzentrate sind Tropfen. Gewöhnlich werden bis zu sechs ausgesuchte Konzentrate mit Wasser und Alkohol angesetzt und mehrmals täglich eingenommen. Die Auswahl erfolgt nach Beratung durch einen Behandler, nach Intuition, durch Ausarbeiten eines Fragebogens oder durch Messung mit verschiedenen naturheilkundlichen Diagnostikverfahren.

Neben den individuell zusammengestellten Einnahmemischungen gibt es ein Kombinationsmittel zur seelischen Stabilisierung für kleinere und größere Notfallsituationen, „Rescue", die Ersthilfetropfen. Die Rescue-Creme dient der lokalen äußeren Anwendung bei kleineren Verletzungen. Die Methode wird auch zur Behandlung von Pflanzen und Tieren eingesetzt.

Kosten der Therapie:
Zwischen € 15,-- und € 45,-- pro Behandlung.

- **Literaturhinweise:** siehe **Seite 223 f.**
- **Therapeuten-Kontakt-Formular:** Anfrage-Nr. DPA 001022 TK
- **Therapiezentren-Kontakt-Formular:** Anfrage-Nr. DPA 001022TZ
- **Hinweis auf Ärzteverband: Seite 204** Nr. 16, **Seite 206** Nr. 25
- **La Vie-Datenblatt-Nr.:** PA 001022

Balneotherapie

Was ist die Balneotherapie?
Schon in der Antike gab es ein Badewesen in Kurorten mit warmen oder schwefelhaltigen Quellen. Das lateinische Wort „Balneum" bedeutet Bad. Unter Balneotherapie wird heute nicht nur Baden, sondern auch Inhalieren oder Trinken von Heilwässern verstanden. Die moderne Kurortmedizin erweitert das balneotherapeutische Angebot noch um physikalische Therapien (z.B. Massage, Thermotherapie, Elektrotherapie, Bewegungstherapie). Darüber hinaus wird einer gesunden Ernährung sowie einer umfassenden Gesundheitserziehung und -bildung eine große Bedeutung beigemessen.

Wobei kann die Balneotherapie helfen?
- Rehabilitation nach schweren Erkrankungen oder Operationen (z.B. Herzinfarkt, Bandscheibenvorfall)
- Abbau von Risikofaktoren (z.B. *Adipositas*, Fettstoffwechselstörungen)
- Vorsorge gegen Komplikationen oder Rückfälle bei schweren chronischen Erkrankungen (z.B. Asthma, Neurodermitis)

Wie geht die Balneotherapie vor sich?
Im Rahmen einer Kur werden Behandlungen (z.B. Bäder, Bewegungstherapie) serienmäßig („kurgemäß") verordnet. Der Begriff „Kur" ist dabei medizinisch und nicht verwaltungssprachlich zu verstehen. Auch das regelmäßige Trinken eines Glases warmen Wassers vor dem Frühstück stellt in diesem Sinne eine Kur dar.
Diese Behandlungen sind Reize für den Organismus, auf die dieser entsprechend reagieren muss. Sind die Reize in ihrer Häufigkeit und Intensität richtig gewählt, so passt sich der Organismus an, er adaptiert eine solche systematisch übende Reizbelastung. Auch der kranke oder geschwächte Organismus ist zu solchen Anpassungsprozessen meist noch fähig.

Die einzelnen balneologischen Behandlungsformen sind:
Bäder (z. B. als Halb-, Dreiviertel- oder Vollbad, kalt, warm oder als Überwärmungsbad mit Zusätzen von Kohlensäure, Schwefel, Radon, Sole, Peloiden oder Kräutern), Trinkkuren mit Heilwässern (z.B. Sulfat-, Natriumhydrogenkarbonat-, Kalzium-, Magnesium-Hydrogenkarbonat-, Fluorid-, Natriumchlorid-, eisen- oder jodhaltigen Wässern), Inhalationen (z.B. mit Meerwasser, Sole, Medikamenten).

Kosten der Therapie:
Wenige Euro (z.B. bei einer ambulant durchgeführten Trinkwasser- oder Bäderkur) bis zu einigen Tausend Euro im Rahmen eines mehrwöchigen klinisch-stationären Aufenthaltes.

- **Literaturhinweise:** siehe Seite 224
- **Therapeuten-Kontakt-Formular:** Anfrage-Nr. DPA 001023 TK
- **Therapiezentren-Kontakt-Formular:** Anfrage-Nr. DPA 001023TZ
- **Hinweis auf Ärzteverband:** derzeit keine Angaben verfügbar
- **La Vie-Datenblatt-Nr.:** PA 001023

Baunscheidtieren

Was ist Baunscheidtieren?

Die Ursprünge für dieses ausleitende und das Immunsystem stimulierende Hautreizverfahren kommen aus der Zeit ca. 2000 v. Chr. CARL BAUNSCHEIDT (1809-1872), Feinmechaniker und Naturwissenschaftler, hatte an sich selbst „sein" spezielles Hautreizverfahren mit einem Metallstichler (Lebenswecker) und einem Hautreizöl ca. 1848 entwickelt. Seine Heilerfolge waren groß und seine Bücher wurden in allen wichtigen Weltsprachen gedruckt.

Die Reizwirkung erfolgt über die Hautzonen in das dazugehörende Organ, wobei sich die Wirkung durch folgende wissenschaftlich nachgewiesene Erscheinungen erklärt: Das zelluläre und das im Blut und im Bindegewebe liegende Abwehrsystem werden angeregt. Die Durchblutung und der Stoffwechsel in den Reflexzonen und den zugehörigen Organen werden aktiviert, die Lymphe wird gereinigt und das Bindegewebe wird entsäuert. Es kommt vorübergehend zu einer Steigung des Blutdrucks.

Wobei kann Baunscheidtieren helfen?
- Zustand nach Infektionen
- Immunschwächen aller Art
- Gelenk- und Muskelschmerzen, Rückenschmerzen
- Lungenfellschwarten und Restergüsse nach Entzündungen der Lunge
- Kieferhöhleneiterungen
- Organdurchblutungsstörung mit nachfolgender Funktionsschwäche
- Gewebeübersäuerung

Wie geht das Baunscheidtieren vor sich?

Die Haut wird mittels eines Metallstichlers über den erkrankten Organen (in den Reflexzonen) leicht gereizt. Anschließend werden Öle oder Reizpasten eingerieben und die Haut wird drei Tage lang mit Watte abgedeckt. Während dieser Zeit entsteht ein (Heil-) Ausschlag. Bei richtigem Vorgehen entsteht keine Narbenbildung. Gelegentlich treten Pigmentierungen (Hautverfärbungen) auf, die wieder zurückgehen.

Kosten der Therapie:

Zwischen € 20,-- und € 50,-- je Sitzung.

- **Literaturhinweise:** derzeit nur Fachliteratur verfügbar
- **Therapeuten-Kontakt-Formular:** Anfrage-Nr. DPA 001024 TK
- **Therapiezentren-Kontakt-Formular:** Anfrage-Nr. DPA 001024TZ
- **Hinweis auf Ärzteverband:** derzeit keine Angaben verfügbar
- **La Vie-Datenblatt-Nr.:** PA 001024

BFD-Decoderdermographie *

Was ist die BFD-Decoderdermographie?
Die Decoderdermographie ist eine Reizstromuntersuchung des Körpers (oder auch des Kopfes) und geht auf eine Idee von Dr. W. SCHMIDT (Nürnberg, gest. 1969) zurück. In den 70er Jahren wurde sie von Dr. H. VILL (Erlangen) und O. BERGSMANN (Wien) vom *Impulsdermogramm* zur jetzigen Form der Decoderdermographie weiterentwickelt.

Durch die zweimalige Aufzeichnung definierter Reizstromgrößen an verschiedenen Messstrecken kann man Einblicke in die Regulationsfähigkeit des Bindegewebes und seiner angeschlossenen Organe gewinnen.

Nach den Bindegewebsforschern PISCHINGER und HEINE gewährleistet nur eine gute Regulationskapazität des Bindegewebes gesundheitliche Stabilität. Vier senkrechte und drei waagerechte Messstrecken erlauben dabei eine Zuordnung auffälliger Befunde zu den Körperstrukturen, die innerhalb der einzelnen Messstrecken liegen. Dieses objektive, weil vom Arzt und Helfern unabhängige, vollautomatisch durchgeführte Diagnostikverfahren eignet sich somit sehr gut zur Überblicks- und Hinweisdiagnostik vor und während einer naturheilkundlichen Therapie, weil primäres Ziel solcher Behandlungsformen die Verbesserung der Regulationsfähigkeit des Bindegewebes ist.

Was kann mit der BFD-Decoderdermographie diagnostiziert werden?
- Diagnostik und Regulationsstörungen im Bindegewebe
- Hinweise für akute und chronische Entzündungen (Herde)
- Hinweise auf den Säure-Basen-Haushalt
- Präventivmedizin

Wie geht BFD-Decoderdermographie vor sich?
Dem Patienten werden zwei Stirn-, zwei Hand- und Fußelektroden angelegt. In definierter Reihenfolge werden dann in sieben verschiedenen Messstrecken je zwei Potentialmessungen und zwei Reizströme mit ihren Rückströmen durchgeführt und aufgezeichnet. Nach der ersten Schreibung in roter Farbe wird die zweite in grüner Farbe exakt auf die erste platziert, wodurch Regulationsblockaden besser zu erkennen sind. Die Untersuchung dauert ca. 20 Minuten.

Kosten:
Zwischen € 40,-- bis € 100,-- je Sitzung.

- **Literaturhinweise:** derzeit nur Fachliteratur verfügbar
- **Therapeuten-Kontakt-Formular:** Anfrage-Nr. DPA 001025 TK
- **Therapiezentren-Kontakt-Formular:** Anfrage-Nr. DPA 001025TZ
- **Hinweis auf Ärzteverband:** siehe **Seite 205** Nr. 22, **Seite 206** Nr. 25
- **La Vie-Datenblatt-Nr.:** PA 001025

BFD-Kurztest *

Was ist der BFD-Kurztest?
Der BFD-Kurztest wurde Anfang der 70er Jahre von Dr. H. VILL aus Erlangen aus den Erfordernissen der internistischen Praxis heraus entwickelt. Er ist im Wesentlichen ein energetischer Medikamententest an zwei Akupunkturpunkten mit sehr geringem Auflagedruck der Messelektroden.

Mit einer simplen Ja/Nein-Logik können in schneller Folge viele Medikamente und Substanzen auf Kompatibilität mit dem Patienten geprüft werden. Je geschickter die Fragestellung durch Auswahl der Testsubstanzen ist, desto mehr lassen sich kausale Zusammenhänge pathophysiologischer Verhältnisse beim Patienten erkennen.

Als Denkmodell fungiert die Annahme, dass eine passende Substanz mit ihrer Schwingungsinformation eine Resonanz im Schwingungsspektrum des Patienten auslöst und so in Bruchteilen einer Sekunde zu Widerstandsänderung zur Norm hin am Akupunkturpunkt führt.

Was kann mit dem BFD-Kurztest diagnostiziert werden?
- Diagnose und Therapie von Infektionen aller Art
- Umwelt- und Amalgambelastungen
- Herderkrankungen
- Bachblüten- und Konstitutionsmittelwahl
- *orthomolekulare* Medikation
- individuelle Einstellung jeder *allopathischen* Medikation
- individuelle Testung von Zähnen nach lokaler Reizstromapplikation

Wie geht der BFD-Kurztest vor sich?
Während der Patient eine zylinderförmige Elektrode in der linken Hand hält, setzt der Tester die Griffelelektrode abwechselnd auf die Endpunkte des 3E und Allergie*meridians* auf. Eine Assistenz gibt währenddessen nacheinander Prüfsubstanzen in die angeschlossene Messwabe. Schlägt bei einer Substanz der Zeiger an beiden Punkten auf den Normwert 40 aus, so gilt dies als Zustimmung, alle anderen Zeigerausschläge als Ablehnung.

Kosten:
Je nach Aufwand zwischen € 25,-- und € 250,--

- **Literaturhinweise:** derzeit nur Fachliteratur verfügbar
- **Therapeuten-Kontakt-Formular:** Anfrage-Nr. DPA 001026 TK
- **Therapiezentren-Kontakt-Formular:** Anfrage-Nr. DPA 001026TZ
- **Hinweis auf Ärzteverband:** derzeit keine Angaben verfügbar
- **La Vie-Datenblatt-Nr.:** PA 001026

BFD-Regulationstest *

Was ist der BFD-Regulationstest?
Ende der 70er Jahre wurde von Dr. H. PFLAUM ein standardisierter Elektroakupunkturtest entwickelt, um die energetische Lage, Reaktions- und Regulationsfähigkeit des Körpers innerhalb der fünf Funktionskreise (aus der Akupunkturlehre) einschätzen zu können. Da alle Organe auch Funktionskreisen zugehörig sind, gewinnt man auch Einblicke in deren Verfassung.

Das Besondere an diesem Test ist die zweite und dritte Messung nach einem definierten, elektrischen Reiz und seine graphische Darstellung analog zu den Forschungen über das Bindegewebe nach PISCHINGER und seinen Reizantwortmöglichkeiten nach SEYLE. Dadurch können sehr schnell Regulationsstarren und besonders hohe Normwertabweichungen erkannt werden. Anschließend gelingt mit einem Medikamententest die kausalorientierte Auflösung von schlechten Messwerten. Die ideale Therapie resultiert aus den gefundenen Medikamenten jeglicher Art.

Was kann mit dem BFD-Regulationstest diagnostiziert werden?
- unklare Erkrankungen aller Art
- vegetative Befindungsstörungen
- chronische Erkrankungen
- Präventivmedizin

Wie geht der BFD-Regulationstest vor sich?
An 58 ausgewählten Akupunkturpunkten der Hände und Füße werden mit einem Elektroakupunkturgerät, welches mit Silberelektroden ausgestattet ist, Widerstandsmesswerte erhoben. Nach Applikation eines standardisierten Reizstroms an die Ober- und Unterlippenkante werden alle Punkte sofort erneut gemessen (bei Interesse noch einmal nach ein bis zwei Stunden).
Die Messwerte werden in einer Balkengrafik als Abweichung vom Normalwert eingetragen und anschließend ausgewertet. Die Messwerterhebung dauert ca. 20 bis 30 Minuten, der anschließende Medikamententest je nach Problem 10 bis 60 Minuten.

Kosten:
Messwerterhebung ca. € 50,-- bis € 110,--
Medikamententest ca. € 38,-- bis € 125,--

- **Literaturhinweise:** derzeit nur Fachliteratur verfügbar
- **Therapeuten-Kontakt-Formular:** Anfrage-Nr. DPA 001027 TK
- **Therapiezentren-Kontakt-Formular:** Anfrage-Nr. DPA 001027TZ
- **Hinweis auf Ärzteverband:** siehe **Seite 206** Nr. 23, 25
- **La Vie-Datenblatt-Nr.:** PA 001027

Biochemie nach Schüßler

Was ist die Biochemie nach Schüßler?
Dr. WILHELM HEINRICH SCHÜSSLER (1821-1898) entwickelte ein Behandlungssystem mit 12 verschiedenen Salzen, die aus Eisen, Kalium, Natrium, Calcium und Magnesium und deren Verbindungen mit Chlor, Fluor, Phosphor- oder Schwefelsäure sowie aus Kieselsäure bestehen. Diese anorganischen Stoffe sind essentielle Bestandteile im menschlichen Organismus, deren Funktion SCHÜSSLER vor allem über die Chemie der Körperzelle erklärte.
So führt ein Mangel an bestimmten notwendigen Mineralstoffen zu Krankheiten, die durch die Gabe dieser Stoffe behoben werden können. SCHÜSSLERS Denkansatz ist gewissermaßen ein Vorläufer der heutigen *Orthomolekularen* Medizin.
Die biochemischen Mineralsalze werden in der sechsten und zwölften Dezimalpotenz (D6 und D12) mit Milchzucker verrieben als Tabletten hergestellt. Die Verdünnung hat den Sinn, eine gute Aufnahme über die Mundschleimhaut zu erreichen.

Wobei kann die Biochemie nach Schüßler helfen?
- Prophylaxe
- Unterstützung des Körpers bei allen Störungen, die mit einer Veränderung im Mineralhaushalt einhergehen
- Behandlung von Befindlichkeitsstörungen

Wie geht die biochemische Behandlung nach Schüßler vor sich?
Gewöhnlich wird, der Konstitution und der Erkrankung des Patienten entsprechend, nur ein Mittel verordnet. Sollen mehrere Mittel eingenommen werden, sind diese im täglichen Wechsel, nur im akuten Fall in stündlichem Wechsel zu nehmen.
Die Mittel werden möglichst nicht zu den Mahlzeiten eingenommen, sondern bis zu einer ½ Stunde vorher oder 1 Stunde danach. Die Tabletten soll man dabei langsam im Mund zergehen lassen. In akuten Fällen nimmt man etwa alle 5 Minuten 1-2 Tabletten ein, in chronischen Fällen 3-6mal täglich 1-2 Tabletten.

Kosten der Therapie:
Apothekenpreise für die Medikamente sowie Beratungskosten für den Behandler.

- **Literaturhinweise:** siehe **Seite 224.**
- **Therapeuten-Kontakt-Formular:** Anfrage-Nr. DPA 001028 TK
- **Therapiezentren-Kontakt-Formular:** Anfrage-Nr. DPA 001028TZ
- **Hinweis auf Ärzteverband:** siehe **Seite 206** Nr. 25
- **La Vie-Datenblatt-Nr.:** PA 001028

Bio-Elektronik nach Vincent (BEV)

Was ist die Bio-Elektronik nach Vincent?
Die Bio-Elektronik ist eine physikalische und auch biochemische Messmethode, mit deren Hilfe mathematisch exakt das so genannte biologische Terrain bestimmt und beschrieben wird. Sie ist eine ideale Früherkennungsmethode.

Jedes Lebewesen braucht ein ganz bestimmtes Terrain, um leben zu können. Gesunde Bakterien (*Symbionten*) vermehren sich in einem anderen Terrain als *pathogene* Keime; Viren benötigen wiederum ein Terrain, das von dem der bakteriellen Krankheitserreger völlig verschieden ist. Das Terrain, in dem der Krebs entsteht, ist ebenso bekannt wie das von Thrombose, Infarkt, das von Neurosen, der Tuberkulose und der *Poliomyelitis*.

Was kann mit der Bio-Elektronik nach Vincent diagnostiziert werden?
- die Disposition für bestimmte Erkrankungen
- die Wahrscheinlichkeit einer bakteriellen, viralen, *mykotischen* Erkrankung
- die Wahrscheinlichkeit einer Krebserkrankung
- der Erfolg einer Behandlung

Wie geht die Bio-Elektronik nach Vincent vor sich?
Folgende physikalische Messwerte werden an den Proben von Blut, Speichel und Urin des Patienten erfasst:

1. Der pH-Wert als Maß für die Wasserstoffionenkonzentration.
   Er gibt Aufschluss über den Säure-Basen-Haushalt.

2. Der rH2-Wert als Maß für den Wasserstoffgasdruck einer Lösung auf die Kathode in Atmosphären/cm^3.
   Der rH2-Wert gibt Aufschluss über den Grad der Reduktion oder Oxidation einer Lösung und auch über ihre Polarisation. Er entsteht in direkter Relation zur Anzahl der vorhandenen Elektronen.

3. Der r-Wert zeigt den spezifischen Widerstand einer elektrolythaltigen Flüssigkeit an. Gemessen wird der Widerstand in Ohm/cm/cm^2. Der r-Wert gibt Auskunft über den Gehalt der vorhandenen Mineralien und Mineralsalze.

Kosten:
€ 95,-- bis € 185,-- pro Diagnostik.

- **Literaturhinweise:** derzeit nur Fachliteratur verfügbar
- **Therapeuten-Kontakt-Formular:** Anfrage-Nr. DPA 001030 TK
- **Therapiezentren-Kontakt-Formular:** Anfrage-Nr. DPA 001030TZ
- **Hinweis auf Ärzteverband:** derzeit keine Angaben verfügbar
- **La Vie-Datenblatt-Nr.:** PA 001030

Biofeldtest

Was ist der Biofeldtest?
Der von dem Physiker Dr. PAUL SCHWEITZER in den letzten 15 Jahren entwickelte Biofeldtest ist ein medizinisches Test- und Diagnostikverfahren mit der Methodik der physikalischen *Radiästhesie*. Das Testgerät ist ein abstimmbares Horizontalpendel (H-Dipol). Ohne besondere Vorkehrungen sind *radiästhetische* Messungen weder reproduzierbar noch intersubjektiv. Dieses Problem wird mit Hilfe einer speziell dafür entwickelten Substanz, dem Suppressor, überwunden, der beim Test am Körper getragen wird, wodurch er das Eigenfeld des Testers verändert und stabilisiert, so dass keine methodischen Fehler auftreten. Der Biofeldtest wird an Blutproben von Patienten durchgeführt.
Er misst die durch Testpräparate (potenzierte Substanzen von Krankheiten und Mikroben von Körperorganen, Giften und anderen speziellen Substanzen) verursachten Änderungen des menschlichen Mikrowellenfeldes. Mit dem Biofeldtest hat man die Möglichkeit, Funktionsstörungen und Belastungen durch Felder, Gifte und Mikroben unmittelbar quantitativ messen zu können. Diese sind für die Entstehung und das Verständnis chronischer Krankheiten von entscheidender Bedeutung.

Wobei kann der Biofeldtest helfen?
- Verträglichkeit von Medikamenten, Dentalwerkstoffen, Nahrungsmitteln, Kleidungsstücken
- Belastungen durch biophysikalische Felder (Erdstrahlen) und jede Art von physikalisch/technischen Feldern
- Disposition zu Allergien, Pseudoallergien und Unverträglichkeiten, Bestimmung von Allergenen
- Diagnose von Krankheiten, Organbefunden und Funktionsstörungen
- *Intoxikationen* durch metallische und andere chemische Gifte, Infektionen durch Viren, Bakterien, Pilze
- psychische, emotionale, genetische und *zerebrale* Störungen

Wie geht der Biofeldtest vor sich?
Dem Patienten wird eine Blutprobe entnommen. Diese enthält, eingetrocknet auf Filterpapier, dauerhaft den medizinischen Zustand des Patienten zum Zeitpunkt der Messung. Mit Hilfe des Horizontalpendels und des Suppressors werden die durch die Testpräparate verursachten Änderungen des menschlichen Mikrowellenfeldes gemessen. Die Medikamente sowie die Dosis und die Dauer der Medikation werden mit dem Verträglichkeitstest bestimmt.

Kosten der Therapie:
Diagnostik € 125,-- bis € 250,--; Therapie entsprechend Medikamentenaufwand.

- **Literaturhinweise:** siehe **Seite 225**
- **Therapeuten-Kontakt-Formular:** Anfrage-Nr. DPA 001031TK
- **Therapiezentren-Kontakt-Formular:** Anfrage-Nr. DPA 001031TZ
- **Hinweis auf Ärzteverband:** derzeit keine Angaben verfügbar
- **La Vie-Datenblatt-Nr.:** PA 001031

Bionator-Therapie

Was ist die Bionator-Therapie?
Die Bionator-Therapie als Grundlage der ganzheitlichen Kieferorthopädie wurde von Prof. Dr. Dr. WILHELM BALTERS um 1950 entwickelt. Diese Methode wurde von seinem jüngsten Schüler CHRISTOPH HERRMANN zu einer Kieferorthopädie ohne *Extraktion* weiterentwickelt. Kieferanomalien sind keine eigentlichen Krankheiten, sie sind vielmehr Symptome einer psychosomatischen Störung des Menschen.
Die Regulierung eines Gebisses beginnt mit einer Änderung des Bewusstseins des Patienten und wirkt sich auf Haltung, Atmung und Ernährung aus. Die Apparate Bionator, Crozat/Simon dienen als Hilfe bei dem Einsatz der Selbstheilungskräfte des Patienten.

Wobei kann die Bionator-Therapie helfen?
- Umformung anomaler Zahnreihen und Kiefer zu einem harmonischen und gesunden Gebiss
- Kiefergelenk- und Schulter-Nackenschmerzen
- Unterstützung einer Paradontosebehandlung
- Nebenhöhlenentzündungen
- Atmungsstörungen
- Hilfe bei Pressen und Knirschen der Zähne
- Schnarchtherapie

Wie geht die Bionator-Therapie vor sich?
Nach eingehender allgemeinmedizinischer *Anamnese*, ganzkörperlichem Befund und Gesprächstherapie werden Gebissabdrücke, Röntgenaufnahmen des Gebisses und des Schädels mit Halswirbelsäule angefertigt. Je nach Untersuchungsergebnis werden die abnehmbaren, sanft wirkenden Apparate Bionator oder Crozat/Simon eingesetzt. Diese Apparaturen werden nachmittags und nachts im Mund getragen.
Es entstehen keine Schmerzen, sie behindern nicht die Sprache. Die Dauer der Behandlung liegt zwischen 2 und 3 Jahren. Daneben werden Bewusstseins-, Atem- und Haltungsübungen verordnet, ebenso Magnetfeld- und Sauerstoffbehandlungen zur Stoffwechselaktivierung. Es können auch Lymphtherapie und eine (massageähnliche) *Gelose*behandlung zur Anwendung kommen.
In besonderen Fällen sind auch Psychoanalysen und -therapien nötig. Häufig kommt es über die körperliche Behandlung zu positiven psychischen Veränderungen.

Kosten der Therapie:
Für die gesamte Behandlungsdauer von ca. 3 Jahren entstehen Kosten von ca. € 3.000,-

---

- **Literaturhinweise:** siehe **Seite 225**
- **Therapeuten-Kontakt-Formular:** Anfrage-Nr. DPA 001032 TK
- **Therapiezentren-Kontakt-Formular:** Anfrage-Nr. DPA 001032TZ
- **Hinweis auf Ärzteverband:** derzeit keine Angaben verfügbar
- **La Vie-Datenblatt-Nr.:** PA 001032

Biophysikalische Informations-Therapie (B-I-T) *

Was ist die Biophysikalische Informations-Therapie (B-I-T)?
B-I-T ist der Sammelbegriff für die Therapie mit ultraschwachen elektromagnetischen Signalen, die in das übergeordnete Steuersystem des Organismus eingreifen und als Informationsträger zu verstehen sind. Dahinter verbirgt sich die Vorstellung, dass Zellen und Gewebe ständig miteinander Informationen austauschen, und zwar durch elektromagnetische Impulse.

Dieses Wissen ist bereits sehr alt. In der Akupunktur spricht man vom Qi. Chronische Krankheiten zeigen eine Kommunikationsstörung zwischen Entzündungsherd und Immunsystem an. Mit der B-I-T wird diese überbrückt und das Abwehrsystem über ein „Aufmerksamkeitssignal" aktiviert. Notwendig für das Ansprechen auf diese Art der Therapie ist das Auftreten eines Resonanzphänomens.

Deshalb der frühere Name „Bioresonanz-Therapie". Unter dem Namen Biophysikalische Informations-Therapie wird die Behandlung mit körpereigenen Signalen, sowie mit externen Frequenzen (Farben, Töne, Edelsteine, Metalle) subsumiert.

Wobei kann die Biophysikalische Informations-Therapie helfen?
- alle chronischen Erkrankungen, entweder allein oder in Kombination
- degenerative Prozesse wie *Arthrosen, Osteochondrosen* u.ä.
- Funktionsstörungen der Organe
- Schwächezustände und Organinsuffizienzen
- Schmerzen, wenn sie durch Blockaden ausgelöst werden
- Allergien und Unverträglichkeiten von Nahrungsmitteln
- Ekzeme und *Dermatosen*
- Suchtentwöhnung
- toxische Belastungen aller Art (Schwermetalle usw.)

Wie geht die Biophysikalische Informations-Therapie vor sich?
Ein Krankheitssymptom tritt immer nur am schwächsten Punkt im Organismus auf. Die Ursache hierfür liegt woanders (delokalisiert) und verursacht selbst keine Beschwerden (z.B. Schulter-Arm-Syndrom rechts durch chron. *Cholecystitis*). Über *bioenergetische* Testverfahren (*EAV, Vegatest, Kinesiologie* o.ä.) wird die tiefer liegende Ursache ermittelt. Dann erfolgt zunächst eine Vorbehandlung zur energetischen Anregung des Organismus, entweder durch Stoffwechselkorrektur mit dem VEGA-STT, einer Farb-Ton-Therapie mit VEGA-Audiocolor, der Matrix-Regenerations-Therapie VEGA-MRT oder einer so genannten Grundtherapie mit dem Vegaselect (oder einem anderen BIT-Gerät).

Danach wird über Eingangs-Elektroden das pathologische Signal (Schwingungsmuster) vom Krankheitsherd abgegriffen und via B-I-T-Gerät symmetrisch zur Gegenseite geleitet. Das erzeugt im gesunden (!) Gewebe Stress, was dort zu einer Reiz-Reaktions-Antwort führt. Dieser Heil-Impuls stellt nicht nur im gesunden Gewebe die *Homöostase* wieder her, sondern breitet sich im gesamten Organismus aus und geht in Resonanz mit dem Krankheitsgebiet. Dadurch wird hier das Immunsystem zu einer Heilreaktion angeregt.

Die gleiche Behandlung wird in der Regel bis zu 3x durchgeführt, und zwar im Wochenabstand. Die Art der Therapie richtet sich nicht nach der Art der Erkrankung, sondern den individuellen Besonderheiten des Patienten. Es steht eine breite Palette von Anwendungsmöglichkeiten zur Verfügung, die je nach Ausrüstung und Können des Therapeuten zum Einsatz kommt. Je nach Erkrankung sind zwischen einer und zehn Behandlungen denkbar. Eine Behandlung dauert zwischen 15 und 30 Minuten.

Kosten der Therapie:
€ 20,-- bis € 70,-- pro Sitzung je nach Zeit und Aufwand
(z.B. mehrere Behandlungsschritte).

- **Literaturhinweise:** siehe **Seite 225**
- **Therapeuten-Kontakt-Formular:** Anfrage-Nr. DPA 001036 TK
- **Therapiezentren-Kontakt-Formular:** Anfrage-Nr. DPA 001036TZ
- **Hinweis auf Ärzteverband:** siehe **Seite 205** Nr. 22, **S. 206** Nr. 25
- **La Vie-Datenblatt-Nr.:** PA 001036

Bioresonanz-Therapie (BRT) *

Was ist die Bioresonanz-Therapie?
Die Bioresonanz-Therapie ist ein neues, in der naturheilkundlich-regulativen Therapie bei vielfältigen Krankheitsbildern angewandtes Therapiekonzept mit patienteneigenen, elektromagnetischen Schwingungen im ultrafeinen Bioenergiebereich. Den theoretischen naturwissenschaftlichen Hintergrund bilden Biophysik und Biokybernetik.
Die Bioresonanz-Therapie nutzt das in allen Organismen vorhandene Frequenzspektrum. Wird dieses durch innere oder äußere Einflüsse gestört, kann sich so eine Krankheit auf zellulärer und/oder organischer Ebene aufbauen, für die der Organismus nicht mehr die Kraft hat, gegenzusteuern. In der Bioresonanz-Therapie werden diese gesunden und krankhaften Schwingungen elektronisch erfasst, krankhafte Schwingungen physikalisch invertiert (Spiegelbildschaltung), gesunde verstärkt oder abgeschwächt und an den Organismus zurückgegeben. Somit entsteht eine energetisch stabile Situation für den Patienten. Seine Selbstheilungskräfte werden aktiviert.

Wobei kann die Bioresonanz-Therapie helfen?
- Allergien und Unverträglichkeiten aller Art, insbesondere *Pollinosen*, Nahrungsmittelunverträglichkeiten, allergisches Asthma bronchiale, Neurodermitis, *Colitis* u.v.a.
- akut-entzündliche und chronisch-degenerative Erkrankungen
- Schmerzzustände aller Art wie Nervenschmerzen, *Neuralgien*, Sportverletzungen, Rheuma
- organische Erkrankungen, insbesondere Bronchitis, Gastritis, Migräne, Herz-Kreislauferkrankungen
- *toxische* Belastungen mit Schwermetallen (z.B. Amalgam), Umwelt- und Wohngiften

Wie geht die Bioresonanz-Therapie vor sich?
Mit Hilfe spezieller Elektroden werden die patienteneigenen Schwingungen aufgenommen, in das Gerät geleitet, dort in Therapieimpulse umgewandelt und wieder an den Patienten zurückgeleitet. Die dabei entstehenden Interferenz-Phänomene beeinflussen das Krankheitsgeschehen durch Anregung und Freisetzung der Selbstheilungskräfte. Körpersekrete und -exkrete können wirkungsvoll mit einbezogen werden. Die Behandlung chronischer Erkrankungen erfolgt normalerweise in Wochenabständen, bei akuten Krankheiten auch täglich.

Kosten der Therapie:
Die erste zeitaufwendige Sitzung ca. € 250,--. Die weiteren Therapiesitzungen nach Zeitaufwand zwischen € 50,-- und € 75,--

- **Literaturhinweise:** siehe **Seite 225**
- **Therapeuten-Kontakt-Formular:** Anfrage-Nr. DPA 001034 TK
- **Therapiezentren-Kontakt-Formular:** Anfrage-Nr. DPA 001034TZ
- **Hinweis auf Ärzteverband:** siehe **Seite 204** Nr. 13, **Seite 205** Nr. 20, 22 **S. 206** Nr. 25, **S. 207** Nr. 27
- **La Vie-Datenblatt-Nr.:** PA 001034

Biotensor

Was ist der Biotensor (Bioantenne, Universalrute, Einhandrute, Pendel)?
Alle Namen bezeichnen ein Testgerät einfachster Art, mit dessen Hilfe man äußere Einflüsse auf den Organismus und die Reaktion darauf feststellen kann. Es handelt sich um ein Diagnostikverfahren. Die Form des Testgerätes kann je nach Hersteller stark differieren, besteht aber immer aus einem Handgriff, einer Antenne, die in einem bestimmten Verhältnis zum Griff steht, und einem Sensor-Element, das durch seine Schwingung das Ergebnis anzeigt. Die Materialien der drei Bauteile des Gerätes können sehr unterschiedlich sein (Metall, Holz, Plastik).

Die Biophotonen-Forschung hat gezeigt, dass alle Lebensvorgänge von elektromagnetischen Wellen – den Biophotonen oder Lichtquanten – gesteuert werden. Die Qualität des Biophotonenfeldes entscheidet darüber, ob Menschen, Tiere oder Pflanzen gesund sind und über das Maß der Vitalität. Dieses Biophotonenfeld wird durch das Testgerät in Form von Schwingungen erfasst.

Was kann mit dem Biotensor getestet werden?
- Vitalität von Obst und Gemüse
- Störungen im Organismus
- Annahme und Ablehnung von Medikamenten sowie Dosierung
- Wirksamkeit von Therapien, z.B. Fortschritt oder Ende der Therapiezeit
- Belastung durch Viren, Bakterien, Pilze, Protozoen, Impfungen, Medikamente (Identifikationstest)

Wie geht die Messung mit dem Biotensor vor sich?
Um das Testgerät optimal einsetzen zu können, muss der Anwender eine Reihe von Regeln einhalten. Der Patient wird bei der Testung nicht berührt. Nach Möglichkeit sollte laut getestet werden, einmal um die offene Atmosphäre zu wahren, zum anderen um die eigene Konzentration zu steigern. Die Zeit richtet sich nach dem Umgang der zu testenden Substanzen.

Kosten:
Die Testkosten fließen meist in die Behandlungskosten mit ein. Wenn Serien getestet werden, wird unterschiedlich nach Zeitaufwand abgerechnet oder z.B. pro Testampulle € 3,-- bis € 6,--

---

- **Literaturhinweise:** siehe **Seite 225**
- **Therapeuten-Kontakt-Formular:** Anfrage-Nr. DPA 001035 TK
- **Therapiezentren-Kontakt-Formular:** Anfrage-Nr. DPA 001035TZ
- **Hinweis auf Ärzteverband:** derzeit keine Angaben verfügbar
- **La Vie-Datenblatt-Nr.:** PA 001035

Blutegeltherapie

Was ist die Blutegeltherapie?
Diese Therapieform war schon in der Antike bekannt und wurde in griechischen Schriften erstmals erwähnt. Verwendet werden kleine, schwarze, den Ringelwürmern ähnliche Tiere (hirudo medicinalis), die über oder an erkrankten Körperstellen aufgesetzt werden und sich (schmerzlos) mit ihren Mundwerkzeugen eine kleine Öffnung durch die Haut zu den oberflächlichsten Hautäderchen „sägen". Dann *sezernieren* sie mehrere Wirkstoffe in die Blutbahn, welche örtlich das Blut des „Wirtes" bei der Gerinnung hemmen und saugen Blut in sich hinein, bis sie gesättigt abfallen. Es kommt danach zu einer geringen Nachblutung. Die Wirkungsweise der Therapie liegt in den Mundsekreten der Tiere begründet. Sie sind heute im Wesentlichen bekannt und repräsentieren hoch effiziente Enzymsysteme. So blockiert z. B. das Hirudin den Thrombosefaktor Thrombin besser, als es irgendein Medikament vermag und löst so Thromben auf.
Bdellin hemmt das bei Entzündungen oft überschüssig gebildete *fibrinolytische* und Abwehrzellen zerstörende Plasmin. Eglin hemmt bakterielle *Proteasen* und Hementin löst Blutgerinnsel auf. Unter Blutegelwirkstoffen kommt es zu einer *Ödem*ausleitung in entzündeten Geweben. Entzündete Körperstellen hören auf zu schmerzen (Wirkung des Blutegelsekrets „substantia anaesthetica" und des verschwindenden *Ödem*druckes).
Das Blut im gesamten Körper des Patienten verliert seine Klebrigkeit (Viskoseerniedrigung). Das Besondere dieser Methode liegt in ihrer Gefahrlosigkeit. Bisher sind lediglich Allergien auf das Histamin festgestellt worden, welches in Spuren im Blutegelmundsekret enthalten ist.

Wobei kann die Blutegeltherapie helfen?
- Venenentzündungen und -thrombosen
- entzündete Gelenke, Gichtgelenke und *Arthrosen*
- chronische Mittelohrentzündung
- Mikrozirkulationsstörung im Gehirn alter Menschen mit Blutverdickung
- Gallengangentzündungen
- allgemeine Blutverdickung

Wie geht die Blutegeltherapie vor sich?
Die Therapiesitzung dauert mindestens zwanzig Minuten und bei Verwendung von ca. 10 Tieren oftmals einen vollen Arbeitstag (10 Stunden). Das liegt an der Nachblutung, die für den Erfolg der Therapie sehr wichtig ist. Die Kosten einer solchen Therapie können daher stark variieren. Blutegel sollen von Laien nicht angewendet werden.

Kosten der Therapie:
Ca. € 18,-- bis € 180,--

- **Literaturhinweise:** siehe **Seite 225**
- **Therapeuten-Kontakt-Formular:** Anfrage-Nr. DPA 001037 TK
- **Therapiezentren-Kontakt-Formular:** Anfrage-Nr. DPA 001037TZ
- **Hinweis auf Ärzteverband:** derzeit keine Angaben verfügbar
- **La Vie-Datenblatt-Nr.:** PA 001037

Blutsteigbild nach Kaelin

Was ist das Blutsteigbild nach Kaelin?
Die Entwicklung dieses Verfahrens durch KAELIN (1888-1973) begann in den 20er Jahren an einem Institut in der Schweiz, in dem auch die ersten Erprobungen eines Mistelpräparates (angeregt durch RUDOLF STEINER) vorgenommen wurden. KAELIN war auch an der Entwicklung des Herstellungsverfahrens zu diesem Heilmittel beteiligt und gründete später den „Verein für Krebsforschung – Forschung und Therapie" auf der Grundlage geisteswissenschaftlicher Ergebnisse von Dr. RUDOLF STEINER.
Vor dem Hintergrund der anthroposophischen Krebsforschung wurde mit der Entwicklung der Diagnostik des Blutsteigbildes angestrebt, jene geistigen, seelischen und Lebensprozesse, die als übersinnliche Prozesse auf den Leib wirken, durch ein sinnlich wahrnehmbares „Bild" zur Darstellung zu bringen.

Was kann mit dem Blutsteigbild nach Kaelin diagnostiziert werden?
- Disposition zu entzündlichen, sklerotischen oder bösartigen Erkrankungen
- Organ-Gestaltungskräfte, die sich nicht mehr ausreichend in die Kräfte des Gesamtorganismus einordnen
- Organ-Gestaltungskräfte, die störend in die Gestaltungskräfte anderer Organe eingreifen und dadurch die Regenerationsfähigkeit behindern
- Verhältnis der Abbauprozesse zu den Aufbauprozessen

Wie geht die Diagnostik mit dem Blutsteigbild nach Kaelin vor sich?
Ein Blutsteigbild wird auf Chromatographiepapier erstellt, in dem mit Wasser verdünntes Blut aufsteigt, das durch Laborarbeiten in die Lage gebracht wurde, Formen/Gesten zu entwickeln. Dieses Entstehen und Vergehen von Formen dauert ca. 3 Stunden und wird permanent beobachtet, um aussagefähige Normalabweichungen fixieren zu können. Diese dynamischen Formen/Gesten werden in einem Bericht an den Behandler in Worte gefasst, so dass er die Belastungen durch Aktivität (Disposition) und durch Passivität (Regenerations/Abwehrschwäche) neben den klinischen Befund stellen kann.

Kosten:
€ 95,-- bis € 125,--

- **Literaturhinweise:** derzeit nur Fachliteratur verfügbar
- **Therapeuten-Kontakt-Formular:** Anfrage-Nr. DPA 001038 TK
- **Therapiezentren-Kontakt-Formular:** Anfrage-Nr. DPA 001038TZ
- **Hinweis auf Ärzteverband:** derzeit keine Angaben verfügbar
- **La Vie-Datenblatt-Nr.:** PA 001038

Bradford®-Bluttest

Was ist der Bradford®-Bluttest?
HENRI HEITAN, PHILIPE LEGARDE und ROBERT W. BRADFORD führten Forschungen zur Entwicklung des Bluttestes durch, der seit 1985 angewandt wird. Grundlage der Diagnostik ist die Oxidologie, die Lehre von der Wirkung aggressiver Sauerstoffderivate auf Körper- und Blutzellen. Diese Stoffe sind bekannter unter dem Namen *„freie Radikale"* und werden mit dem Begriff ROTS (= reaktive oxygene toxische Substanzen) abgekürzt. Ein kranker Körper kann freie Radikale, die sich ständig bilden, nicht mehr ausreichend abbauen, so dass sie u.a. mit den Blutzellen reagieren und hier zu spezifischen Veränderungen führen.

Dies kann an einem getrockneten Blutstropfen unter dem Mikroskop beurteilt werden, wo sowohl die Anzahl der ROTS, als auch die verschiedenen Arten der ROTS bestimmt werden können. Die Gesamtmenge der ROTS ist äquivalent der allgemeinen Körperbelastung. Die einzelnen Sauerstoffderivate und Radikale geben Hinweis auf bestimmte Stoffwechselprozesse und -störungen. Eine Organdiagnostik kann mit diesem Test nicht durchgeführt werden.

Was kann mit dem Bradford®-Bluttest diagnostiziert werden?
- Grad der krankheitsauslösenden Stoffwechselaktivität
- Neigung und Ausmaß von Allergien, rheumatischen Erkrankungen, Entzündungen, körperlichem Stress, seelischem Stress
- allgemeine Leberbelastung
- Hormonstörungen allgemein
- Hinweis auf ein mögliches Krebsgeschehen
- Grad eines vorhandenen Krebsgeschehens als Ausdruck der krankhaften Stoffwechselaktivität
- Beurteilung der Abwehrkräfte
- Vorsorgeanalyse zur Selektion eventuell notwendiger klinischer Diagnostik

Wie wird der Bradford®-Bluttest durchgeführt?
Eine gereinigte *Fingerbeere* wird mit einer kleinen Lanzette punktiert. Der Blutstropfen wird mit leichtem Druck fünfmal auf einen Objektträger aufgetragen. Nach dem Trocknen wird der Blutstropfen im Labor mikroskopisch untersucht und von ausgebildeten Fachkräften beurteilt.

Kosten:
€ 38,-- bis € 65,--

- **Literaturhinweise:** siehe **Seite 225 f.**
- **Therapeuten-Kontakt-Formular:** Anfrage-Nr. DPA 001039 TK
- **Therapiezentren-Kontakt-Formular:** Anfrage-Nr. DPA 001039TZ
- **Hinweis auf Ärzteverband:** derzeit keine Angaben verfügbar
- **La Vie-Datenblatt-Nr.:** PA 001039

Buchinger-Fasten *

Was ist das Buchinger-Fasten?
Fasten bedeutet – sprachlich vom Gotischen abgeleitet – festhalten/einhalten, sich an die Gebote halten. Andererseits heißt es auch, sich auf Feste vorzubereiten.

Dr. OTTO BUCHINGER (1878-1966), ein ganzheitlich denkender und behandelnder Arzt, hatte sich im Selbstversuch mittels Fasten von einem schweren Gelenkrheuma heilen können. Das Fasten aktiviert den „inneren Arzt", das heißt, die Selbstheilungskräfte des Organismus kommen zum Zuge.

Es geht also um die Aspekte der körperlichen Reinigung und Regeneration, der Bewusstwerdung und Selbstfindung.
Eine gewisse Bereitschaft, sich selbst zu begegnen, statt vor sich selbst zu fliehen, eigene Bedürfnisse zu verspüren, evtl. darin auch sinngebende religiöse Aspekte zu sehen, sollte vorhanden sein.

Die Wirkung des Fastens ist eine körperliche (Normalisierung pathologischer Laborwerte/Besserung von Gelenkbeschwerden etc.) und geistig-seelische (sich leichter fühlen/positiver sein/aktiver sein etc.).

Die Energiegewinnung im Fasten geschieht hauptsächlich aus *Triglyzeriden* (aber auch aus Eiweißen). Im Volksmund als „Schlacken" bezeichnete verschiedenartige Substanzen (Alterungsenzyme/Cholesterinplaques/*Antigen*-Antikörperkomplexe etc.) werden abgebaut.

Wobei kann das Buchinger-Fasten helfen?
- ernährungsabhängige Krankheiten (erhöhte Blutfette/ Harnsäure/ Blutzucker/ Leberwerte/ erhöhter Blutdruck/ Übergewicht)
- rheumatische Erkrankungen sowie Verschleiß*arthrosen*
- Verdauungsstörungen
- Hautkrankheiten, Allergien, Asthma bronchiale
- Prävention, angestrebte Änderung des Lebensstils

Wie geht das Buchinger-Fasten vor sich?
Fasten nach Dr. OTTO BUCHINGER ist keine „Null-Diät", sondern eine niederkalorische Trinkdiät, die methodisch richtig durchgeführt werden muss.

Die Fastentherapie besteht aus der Anfangsuntersuchung durch den Arzt (*Anamnese*/Untersuchung/Labor/EKG etc.), einem einleitenden „Entlastungstag" (z.B. Obst), einem „Glaubersalz-Tag" (= 1. Fastentag), bestimmten Fastengetränken (Mineralwasser/Tees/Säfte/Gemüsebrühen/evtl. Buttermilch), Leberwickeln und Einläufen, einem Ausdauerbewegungsprogramm (regelmäßig/täglich durchzuführen), regelmäßigen Arzt-Sprechstunden, *balneophysikalischen* Anwendungen, dem „Fastenbrechen" (danach stufenweiser Diätaufbau *ovolactovegetarisch* der Stoffwechselsituation entsprechend), der Heranführung an gesunde Vollwerternährung (Schulung/Beratung) und der Abschlussuntersuchung (ärztlich).

Im Hinblick auf einen gesunden Lebensstil (kein Nikotin/kein Alkohol/regelmäßig Ausdauersport/gesunde Ernährung) sollte man nach dem Fasten konsequent bleiben!

Kosten der Therapie:
Die stationäre Behandlung ist erstattungs- und beihilfefähig.

- **Literaturhinweise:** siehe **Seite 226**
- **Therapeuten-Kontakt-Formular:** Anfrage-Nr. DPA 001040 TK
- **Therapiezentren-Kontakt-Formular:** Anfrage-Nr. DPA 001040TZ
- **Hinweis auf Ärzteverband:** derzeit keine Angaben verfügbar
- **La Vie-Datenblatt-Nr.:** PA 001040

Calligaris-Diagnostik

Was ist die Calligaris-Diagnostik?
Dr. CALLIGARIS (1876-1944, Italien) erforschte die Zusammenhänge zwischen Körper, Geist und Seele. Aufgrund dieser wissenschaftlichen Forschungen stellte er lineare Zusammenhänge, so genannte Linearketten, zwischen den Organen, der Haut des Menschen, aber auch zu Gedanken und Gefühlen fest. Die Linearketten stehen in Verbindung mit allen Lebensbereichen auch außerhalb des Körpers, also z.B. Farben, Wetterverhältnisse etc.
Mit der Untersuchung dieser Zusammenhänge kann der Therapeut eine Diagnose stellen und seine individuelle Therapie bestmöglich einsetzen.
Grundsätzlich kann man daher sagen, dass die Diagnostik von einzelnen Teilen der Linearkette [also z.B. die Organdiagnostik oder die Haut-Linien-(*Meridian-*)Analyse] immer Rückschlüsse auf alle Zusammenhänge zulässt.

Was kann mit der Calligaris-Diagnostik diagnostiziert werden?
- Beschwerden unklarer Herkunft
- Krankheitssymptome, die durch geistige, mentale oder spirituelle Entwicklung ausgelöst wurden
- Fälle von Krankheiten, die durch Mitmenschen, das Zusammenleben von Menschen (Familien, Gruppen etc.) oder durch Umwelteinflüsse ausgelöst worden sind

Wie geht die Calligaris-Diagnostik vor sich?
Für die Untersuchung der Linearketten ist die Anwesenheit des Patienten oder ein Foto, eine Blutprobe oder eine Haarprobe des Patienten erforderlich. Der Therapeut ermittelt gezielt nach Symptomatik oder Fragestellung des Patienten und deckt Kausalitäten und Zusammenhänge auf, die zu einer Lösung der Symptomatik führen können.
Weitere spezifische Untersuchungen, eine erneute, gezielte Befragung des Patienten oder die Einleitung einer geeigneten Behandlung runden das Befundergebnis ab. Die Untersuchung dauert 3-60 Minuten. In Deutschland ist die Ferndiagnose nicht erlaubt, der Patient muss also während der Untersuchung selbst anwesend sein.

Kosten:
€ 65,-- bis € 310,-- für eine Diagnostik.

- **Literaturhinweise:** derzeit nur Fachliteratur verfügbar
- **Therapeuten-Kontakt-Formular:** Anfrage-Nr. DPA 001041 TK
- **Therapiezentren-Kontakt-Formular:** Anfrage-Nr. DPA 001041TZ
- **Hinweis auf Ärzteverband:** derzeit keine Angaben verfügbar
- **La Vie-Datenblatt-Nr.:** PA 001041

C.E.I.A.-Flockungstest

Was ist der C.E.I.A.-Flockungstest?
WELLMANN und WUNDERLING führten ausgiebige Forschungen über die Proteine des menschlichen *Serums* durch. Beruhend auf diesen Erkenntnissen entwickelte die Arbeitsgruppe um Dr. E. REYMOND, bestehend aus Medizinern und Biochemikern, in den 60er Jahren eine standardisierte und reproduzierbare Methode der Ausflockung von derzeit 58 Bluteiweißstoffen.
Bei dieser komplementären Untersuchungsmethode werden aus 5 ml Patientenserum mit Hilfe von verschiedenen Fällungsreagenzien spezifische Eiweiße ausgefällt. In Abhängigkeit vom pH-Wert werden vier verschiedene Proteingruppen *photometrisch* gemessen, welchen bestimmte Eiweißfraktionen des Körpers zuzuordnen sind. Die Ergebnisse werden graphisch dargestellt und ergeben im Idealfall eine v-förmige Kurve um den Nullpunkt innerhalb eines Bereiches von ±0,2 der Standardabweichung. Anhand der Veränderungen lassen sich Rückschlüsse ziehen auf den Schweregrad einer Krankheit, auf die befallenen Organe oder Organsysteme und auf die Prognose. Der Flockungstest erfasst den Patienten in seiner leiblichen, seelischen und geistigen Einheit und erkennt Fehlsteuerungen und Funktionsstörungen lange bevor sie im Routinelabor erkennbar werden.

Was kann der C.E.I.A.-Flockungstest diagnostizieren?
- Stoffwechselstörungen
- Abwehrstörungen
- hormonelle Störungen
- seelische Störungen
- Regulationsvermögen des Körpers

Wie geht der C.E.I.A.-Flockungstest vor sich?
Nach Auswertung einer Blutprobe wird ein Therapieplan erstellt. Eine halbjährliche Verlaufskontrolle ist empfehlenswert.

Kosten:
€ 155,-- bis € 185,-- pro Test, Interpretation und Therapieplan.

- **Literaturhinweise:** derzeit nur Fachliteratur verfügbar
- **Therapeuten-Kontakt-Formular:** Anfrage-Nr. DPA 001042 TK
- **Therapiezentren-Kontakt-Formular:** Anfrage-Nr. DPA 001042TZ
- **Hinweis auf Ärzteverband:** derzeit keine Angaben verfügbar
- **La Vie-Datenblatt-Nr.:** PA 001042

Chakra-Farbtest

Was ist der Chakra-Farbtest?

Um psychische Leiden besser erfassen zu können, entwickelte FRANZ MATZ den Chakra-Farbtest. Er bestimmte 23 Farben, die er analog den 23 menschlichen Chromosomenpaaren mit bestimmten Urprogrammen belegte, dazu schwarz und weiß für die Themen Werden und Vergehen. Dieses Farbset nannte er „Kosmochromfarben". Die Kosmochromfarben werden u.a. für verschiedene psychologische Farbtests als Hinweise für anschließende psychotherapeutische Gespräche und Therapien genutzt.

Im Chakra-Farbtest bringt der Patient die Kosmochromfarben in Beziehung zu den sieben Chakren (Energiezentren mit spezifischen Funktionen). Der Therapeut hat so die Möglichkeit, Störungen einzelner Chakren zu erkennen und bekommt zugleich fundierte Hinweise über die Art der Störung. Diese kann mit eigens entwickelten Chakrakomplexen therapiert werden. Das Verfahren wird als Kosmochromtherapie bezeichnet.

Wobei kann der Chakra-Farbtest helfen?
- Erkrankungen, denen verborgene psychische Ursache zugrunde liegen, um Komplexe und Blockaden ins Bewusstsein zu heben
- Depressionen, Neurosen und Psychosen
- lang anhaltende, therapieresistente Störungen

Wie geht der Chakra-Farbtest vor sich?

Der Patient wählt aus 23 Kosmochromfarben sieben aus und legt sie auf ein Schema, welches die Chakren darstellt. Eine ausführliche Legende zeigt auf, in welcher Lebenssituation sich der Patient befindet. Es werden Lösungsvorschläge aufgezeigt und Hinweise für therapeutische Gespräche gegeben.

Der Chakra-Farbtest ist das Diagnostikinstrument, um dem Patienten verborgene Belastungen bewusst zu machen. Zur anschließenden Therapie wird der Patient über eine spezielle „Chakra-Massage" in den Alphazustand geführt. Dann wird das im Test eruierte Chakra das eruierte Thema angesprochen und der Patient in einer Rückführung zur Ursache seines Traumas geführt. In Trance werden nun positive Affirmationen erarbeitet, die dieses Thema einer positiven Lösung zuführen.

Kosten:
Erstuntersuchung € 155,--, Einzelsitzung € 95,--
Intensivtherapie in der Gruppe, eine Woche € 650,--

- **Literaturhinweise:** siehe **Seite 226**
- **Therapeuten-Kontakt-Formular:** Anfrage-Nr. DPA 001043 TK
- **Therapiezentren-Kontakt-Formular:** Anfrage-Nr. DPA 001043TZ
- **Hinweis auf Ärzteverband:** derzeit keine Angaben verfügbar
- **La Vie-Datenblatt-Nr.:** PA 001043

Chelat-Therapie

Was ist die Chelat-Therapie?
Bei der Chelat-Therapie handelt es sich um eine Infusionsbehandlung zur Förderung der Durchblutung mittels Bindung gefäßverengender Ablagerungen durch den Wirkstoff EDTA, einer Essigsäure, unter Zusatz von Vitaminen und Mineralen. Der Wirkstoff EDTA, welcher von dem Amerikaner FREDERICH C. BERSWORTH 1945 synthetisiert wurde, hat etwas Einzigartiges. Er besitzt die Fähigkeit, mit seiner Ringstruktur Metalle und Minerale binden zu können und unschädlich zu machen, was besonders bei einer Gefäßverkalkung durch pathologisch abgelagertes Kalzium von Bedeutung ist.

Da die größte Bindungsneigung aber gegenüber toxischen Schwermetallen wie Blei, Cadmium, Quecksilber und Arsen besteht, wurde die Chelat-Therapie zuerst bei Schwermetallvergiftungen eingesetzt. Hierbei beobachtete der Kardiologe NORMAN E. CARKE schon seit 1960, dass sich bei Schwermetallvergifteten durch eine Chelat-Therapie gleichzeitig die Durchblutung von Herz, Gehirn und Beinen besserte, ebenso wie die Blutzuckerwerte bei Diabetikern. Weitere Autoren berichteten später über eine Besserung des Fett- und Cholesterinstoffwechsels, sowie über eine Normalisierung des Bluthochdrucks und des Immunsystems.

Wobei kann die Chelat-Therapie helfen?
- akute und chronische Schwermetallvergiftungen
- Arteriosklerose (Gefäßverkalkung), Bluthochdruck, Diabetes mellitus
- *zerebrale* Durchblutungsstörungen mit Vergesslichkeit und Schwindel
- zur Vorbeugung gegen Schlaganfall und Herzinfarkt
- Durchblutungsstörungen mit Angina pectoris (Herzschmerzen)
- periphere Durchblutungsstörungen mit *Claudicatio intermittens*, kalten Füßen
- Prophylaxe gegen das Altern über Ausleiten von Schwermetallen

Wie geht die Chelat-Therapie vor sich?
Nach gründlicher Voruntersuchung werden 10 bis 20 Einzelbehandlungen durchgeführt. Jede Einzelbehandlung dauert 3-4 Stunden. Maximal können pro Woche 2 bis 3 Behandlungen durchgeführt werden. Engmaschig werden während der Therapie blutchemische Untersuchungen durchgeführt. Die Behandlungen können sowohl ambulant als auch stationär in Spezialsanatorien durchgeführt werden. Während eines stationären Aufenthaltes wird gleichzeitig eine Spezialdiät verabreicht und zur erfolgreichen Stabilisierung eingehend an einer Umstellung der Ess- und Lebensgewohnheiten gearbeitet. Eine Besserung der Symptome einer Erkrankung stellt sich in der Regel 6 bis 8 Wochen nach einer abgeschlossenen Behandlung ein.

Kosten der Therapie:
Ca. € 125,-- bis € 185,-- je Behandlung.

- **Literaturhinweise:** siehe **Seite 226**
- **Therapeuten-Kontakt-Formular:** Anfrage-Nr. DPA 001045 TK
- **Therapiezentren-Kontakt-Formular:** Anfrage-Nr. DPA 001045TZ
- **Hinweis auf Ärzteverband:** derzeit keine Angaben verfügbar
- **La Vie-Datenblatt-Nr.:** PA 001045

Chinesische Pflanzenheilkunde

Was ist Chinesische Pflanzenheilkunde?
In China besitzt die Pflanzenheilkunde eine 5000-jährige Tradition. Die hierbei angewendete große Vielzahl von bewährten Heilmitteln enthalten Wirkstoffe sowohl aus dem Pflanzenreich, dem Tierreich als auch Mineralien. Chinesische Pflanzen und Kräuter werden im Allgemeinen in Kombinationen (Rezepturen, Formulas) verordnet. Eine Rezeptur setzt sich im Durchschnitt aus 4 bis 15 verschiedenen Pflanzen bzw. Kräutern zusammen, aus denen eine Abkochung (Dekokt) zubereitet wird. Die chinesischen Kräuterärzte haben ein beachtliches Geschick und Wissen erworben, um die Kräuter so zu kombinieren, dass ein Heilkraut die Wirkung des anderen unterstützt, verstärkt, schwächt oder seine Nebenwirkungen (Toxizität) verringert. Die Kräuter werden auf der Basis einer Syndromdiagnose ausgewählt, ähnlich wie der Akupunkteur die Akupunkturpunkte bestimmt.

Chinesische Kräuter werden klassifiziert, kombiniert und verabreicht entsprechend ihrer Natur (kalt, kühl, neutral, warm oder heiß), ihres Geschmacks (bitter, scharf, salzig, sauer, süß oder neutral), unter Einbeziehung einer Anzahl saisonaler, kosmologischer Bezugspunkte (fünf Wandlungsphasen der Elemente), ihrer Energie, die *aszendierend* oder *deszendierend*, schwebend oder sinkend sein kann und ihres *meridianen* Tropismus (Orbisbezug), der eine Kräutermischung zu einem spezifischen Organ oder Gewebe dirigieren kann.

Wobei kann die Chinesische Pflanzenheilkunde helfen?
- Zellregeneration, Entgiftung
- Bluterkrankungen
- Infektions- und immunologische Erkrankungen
- *Gastro-intestinale* Beschwerden
- Therapieergänzung bei Schmerzsyndromen, Autoimmunerkrankungen, chronischem Müdigkeitssyndrom, in der Dermatologie und in der Krebstherapie
- Kopfschmerz
- Gynäkologie

Wie geht die Chinesische Pflanzenheilkunde vor sich?
Nach der ersten *Anamnese* wird eine persönliche Kräuterrezeptur entsprechend der spezifischen Pathologie des Patienten zusammengestellt. Die Rezepturen und ihre Modifikationen gibt es in Form von getrockneten Kräutern, aus denen zu Hause ein Tee gebraut werden muss, oder in Form konzentrierter Kräuterextrakte (in Pulver- oder Tablettenform). Nach einem Zeitraum von 1-3 Wochen wird das Fortschreiten der Genesung beurteilt. Entsprechend dem Ergebnis wird die Kräutermischung abgesetzt, fortgesetzt oder modifiziert und die Dosierung angepasst.

Kosten der Therapie:
Von € 1,-- bis € 2,-- pro Tag.

- Literaturhinweise: siehe **Seite 226**
- Therapeuten-Kontakt-Formular: Anfrage-Nr. DPA 001125 TK
- Therapiezentren-Kontakt-Formular: Anfrage-Nr. DPA 001125TZ
- Hinweis auf Ärzteverband: siehe **Seite 203 Nr. 9**
- La Vie-Datenblatt-Nr.: PA 001125

Chinesische Pulsdiagnostik

Was ist Chinesische Pulsdiagnostik?
Die Pulsdiagnostik ist neben der Zungendiagnostik nach der Befragung und der allgemeinen Untersuchung das wichtigste Mittel zur Zuordnung der Gesundheitsstörungen des Patienten zu den entsprechenden Krankheitsbildern der Traditionell Chinesischen Medizin (TCM).
Ursprünglich entstand diese Methode aus der Problematik, die Patienten untersuchen zu müssen, ohne dass diese sich entkleiden, da dies im China des Altertums aus moralischen Gründen abgelehnt wurde.
Die Pulsdiagnostik wurde dabei so verfeinert, dass sie heute ein wichtiges Heilmittel aller Therapeuten ist, die Traditionell Chinesische Therapie verwenden.

Was kann mit der Chinesischen Pulsdiagnostik diagnostiziert werden?
- Befunde nach dem chinesischen Zuordnungssystem
- Kontrolle des Erfolgs einer Behandlung
- Hinweise auf Erkrankungen nach westlichem Verständnis

Wie geht die Chinesische Pulsdiagnostik vor sich?
Bei der Pulsdiagnostik wird vom Untersucher der Puls beider Unterarme an jeweils drei verschiedenen nebeneinander liegenden Stellen auf der *Arteria Radialis* gefühlt; das ist in etwa die Stelle, an der normalerweise auch in der westlichen Medizin der Puls getastet wird. Dabei wird nicht nur auf Geschwindigkeit und Druck des Pulsschlages geachtet, sondern auch auf die Unterschiede der Pulsqualität an den verschiedenen Taststellen der Pulsdiagnostik.
Qualitäten sind beispielsweise hart oder weich, fließend oder angespannt und voll oder leer. Der Befund lässt Rückschlüsse auf Gesundheitsstörungen zu und führt zu gezielten Behandlungen nach der TCM.

Kosten:
Ca. € 13,-- bis € 35,-- pro Untersuchung.

- **Literaturhinweise:** siehe **Seite 227**
- **Therapeuten-Kontakt-Formular:** Anfrage-Nr. DPA 001133TK
- **Therapiezentren-Kontakt-Formular:** Anfrage-Nr. DPA 001133TZ
- **Hinweis auf Ärzteverband:** siehe **Seite 203** Nr. 9
- **La Vie-Datenblatt-Nr.:** PA 001133

Chinesische Zungendiagnostik

Was ist Chinesische Zungendiagnostik?
Das Beobachten des Zungenkörpers (Größe, Form, Konsistenz), dessen Bewegungsmuster und des Zungenbelags gehört zu den „vier Untersuchungen" und stellt einen der Grundpfeiler der Diagnostik in der Traditionellen Chinesischen Medizin (TCM) dar. In der TCM-Lehre ist die Zunge der „Öffner" des Funktionskreises (im folgenden FK abgekürzt) „Herz", vor allem in seiner Funktion als eines der Sprachorgane. Dementsprechend werden disharmonische Bewegungen der Zunge und anderweitig bedingte Sprachstörungen über den FK „Herz" und seine Leitungsbahn therapiert. Als blankgelegter Muskel zeigt der Zungenkörper Störungen des Blutes (Xue), des Qi und der Körperflüssigkeiten (Jin Ye) an. Der Zungenbelag steht in erster Linie mit der Verdauung (FK „Milz" und FK „Magen") in Verbindung, verändert sich aber als erster, wenn eine Krankheit den Menschen befällt. Häufig müssen die pathologischen Veränderungen der Zunge zusammen mit den anderen diagnostischen Methoden der TCM interpretiert werden.

Was kann mit der Chinesischen Zungendiagnostik diagnostiziert werden?
- chinesische Befunderhebung
- Verlaufsbeobachtung
- Evaluation der Prognose

Wie geht die Chinesische Zungendiagnostik vor sich?
Die Beobachtung der entspannten und ausgestreckten Zunge und des Zungenbelags sowie das Abstreifen des letzteren können nach den diagnostischen Kriterien der TCM folgende Befunde ergeben: Ein Zustand der Leere zeigt einen schlaffen (Qi), evtl. blassen (Yang), dünnen (Xue) oder trockenen (Jin Ye) Zungenkörper mit dünnem Belag. Die Yin-Leere bewirkt eine rote, dünne Zunge. Ein Füllezustand wird von einem dicken Belag und von einem großen Zungenkörper widergespiegelt. Befindet sich die Krankheit an der Oberfläche des Körpers, verändert sich nur der Belag.
Dringt sie tiefer in den Körper ein, wird auch der Zungenkörper betroffen. Die Hitze (echte Hitze: Yang vermehrt, falsche Hitze: Yin vermindert) bewirkt einen gelben, trockenen Belag auf einer roten Zunge, die Kälte einen weißen, feuchten Belag auf einer blassen Zunge. Sind diese Zustände extrem ausgeprägt, kann ein schwarzer Belag auftreten. Die Stagnation von Qi und Blut (Xue) bewirkt eine purpurne Zunge. Wird der Geist (Shen) betroffen, z.B. bei einer Psychose, oder ist eine „Wind"-Krankheit, z.B. bei Apoplex, vorhanden, treten auch Sprachstörungen auf.

Kosten:
Teil der TCM-Diagnostik.

Literaturhinweise: siehe **Seite 227**
Therapeuten-Kontakt-Formular: Anfrage-Nr. DPA 001046 TK
Therapiezentren-Kontakt-Formular: Anfrage-Nr. DPA 001046TZ
Hinweis auf Ärzteverband: siehe **Seite 203** Nr. 9
La Vie-Datenblatt-Nr.: PA 001046

Chirotherapie

Was ist die Chirotherapie?

Unter Chirotherapie versteht man nach der Wortbedeutung eine mit den bloßen Händen ausgeführte Behandlungsmethode. Die Anfänge der Chirotherapie reichen über den griechischen Arzt HIPPOKRATES (460 bis 377 v. Chr.) bis in den altägyptischen Kulturkreis. Die Väter der heute ausgeübten Chirotherapie sind zwei Amerikaner, der Laienheiler DANIEL DAVID PALMER und der Arzt Dr. ANDREW TAYLOR STILL, dessen Lehre bis zum Ende des 19. Jahrhunderts auch Osteopathie genannt wurde.

Zum Verstehen der Therapie geht man von dem Begriff der Subluxation (luxare = lat. verrenken) aus. Dieser Begriff beschreibt funktionelle Anomalien der Gelenke innerhalb ihres anatomischen Bewegungsspielraumes. Bei der Behandlung wird durch Druck, bzw. Zug mittels genau festgelegter Griffe meist eine rasche Krafteinwirkung auf ein Gelenk ausgeübt. Dieser Vorgang wird oft als „Einrichten" oder „Manipulation" bezeichnet. Die meisten dieser Griffe betreffen die Gelenke im Bereich der Wirbelsäule und des Beckens.

Wobei kann die Chirotherapie helfen?
- Schmerzzustände, die durch mechanisch bedingte Nervenreizungen verursacht werden
- Lumbago (Hexenschuss, *Ischialgie*)
- Kopfschmerz, Migräne
- Muskelverspannung, Muskelverhärtung
- Schmerzzustände in inneren Organen bzw. auch andere *pathologische* Zustände an diesen Organen

Wie geht die Chirotherapie vor sich?

Der geübte Chirotherapeut ertastet seine Befunde mit den Fingern. Zusätzlich ist aus juristischen (forensischen) Gründen vor Beginn einer chirotherapeutischen Behandlung die Anfertigung von Röntgenbildern obligatorisch, um Risikofaktoren auszuschließen. Erst nach sichernder Diagnosestellung sollte die Chirotherapie erfolgen. Die richtige Lagerung des Patienten ist von entscheidender Bedeutung. Dann wird meistens die Wirbelsäule oder das Becken in kleineren oder größeren Abschnitten gedreht, gedehnt oder ruckartig gedrückt. Ziel der Chirotherapie ist es, nicht nur die Wirbelsäule als solche zu behandeln, sondern auch Folgebeschwerden aus dieser Störung zu beheben.

Kosten der Therapie:

€ 18,-- bis € 50,-- für die eigentliche Manipulation je nach Aufwand. Beratung und Diagnostik werden zusätzlich berechnet.

Literaturhinweise: siehe **Seite 227**
Therapeuten-Kontakt-Formular: Anfrage-Nr. DPA 001047 TK
Therapiezentren-Kontakt-Formular: Anfrage-Nr. DPA 001047TZ
Hinweis auf Ärzteverband: derzeit keine Angaben verfügbar
La Vie-Datenblatt-Nr.: PA 001047

Chronobiologie *

Was ist die Chronobiologie?

Unter dem Begriff Chronobiologie versteht man eine Disziplin, die sich mit den Biorhythmen auseinandersetzt. Schon in den Beobachtungen der Sternenläufe konnte eine Periodik, eine sich immer wiederholende Rhythmik, wahrgenommen werden. Für unser individuelles Sein spielen Rhythmen wie Lebensspannen, Jahresläufe, Jahreszeitenwechsel, Monatszyklen und Tageszeiten eine unmittelbare Rolle. Die Zusammenhänge unserer Lebens- und Stoffwechselvorgänge mit den Rhythmen der umgebenden Natur und des Kosmos waren in der antiken Heilkunst bekannt und wurden streng beachtet. Die chinesische Organuhr z.B. macht die rhythmische Wiederkehr von relativer Energiefülle und Energieleere im Wandel von 24 Stunden deutlich. Alle zwei Stunden wechselt die Hauptaktivitätszeit unserer Organtätigkeit, abhängig vom Energiefluss innerhalb unserer Wesenheit.

Die rhythmische Steuerung der Monatszyklen der Frau und die Abhängigkeit der Schwangerschaft und der Geburt von Mondrhythmen ist ebenfalls vielfältig bestätigt. Auch die jahreszeitliche Häufung von bestimmten Krankheiten ist klar nachzuweisen. Unsere Atmung ist rhythmisch, unser Kreislauf unterliegt einer Periodik, selbst die Stoffwechselaktivitäten der einzelnen Zelle haben ihre rhythmische Eigendynamik. Leben ist Rhythmik. Wo diese Rhythmik verloren geht, wird der Mensch krank. Die Bio-Rhythmik wird zunehmend von der modernen Naturwissenschaft bestätigt.

Wobei kann die Chronobiologie helfen?
- Auswahl der geeigneten Tageszeit zur Behandlung
- rhythmische Lebensgestaltung als Ordnungstherapie (regelmäßige Schlafzeiten, Mahlzeiten, Ruhephasen usw.)
- Planung von Behandlungen, Operationen, Reizen, Wettkämpfen usw. mit dem Biorhythmus.

Wie wird die Chronobiologie eingesetzt?

Mit individuellen Horoskopen können Einflüsse der Wandelplaneten auf den Menschen berechnet werden. Der Biorhythmus mit seiner körperlichen, seelischen und geistigen Kurve kann errechnet und graphisch dargestellt werden.

Kosten:
Beratungskosten für den Therapeuten.

- **Literaturhinweise:** siehe Seite 227
- **Therapeuten-Kontakt-Formular:** Anfrage-Nr. DPA 001048 TK
- **Therapiezentren-Kontakt-Formular:** Anfrage-Nr. DPA 001048TZ
- **Hinweis auf Ärzteverband:** derzeit keine Angaben verfügbar
- **La Vie-Datenblatt-Nr.:** PA 001048

CO_2-Insufflationstherapie

Was ist die CO_2-Insufflationstherapie?

Kohlensäure (CO_2) wird wegen der durchblutungsfördernden Wirkung einerseits für Bäder verwendet, andererseits seit ca. 1950 für Injektionen benutzt.

Dr. ERNST VOLKMIER standardisierte diese Methode mit einem von ihm entwickelten CO_2-Insufflationsgerät.

Durch das CO_2 werden lokal die Blutgefäße (Arterien) erweitert. Diese örtliche Gefäßerweiterung (Headsche Zone) wird reflektorisch auf tiefer liegende Organe und Gewebe übertragen. Über diese Mechanismen werden zelluläre Stoffwechselprozesse eingeleitet, Entzündungen gehemmt, Schlackenstoffe entfernt und Schmerzen gemindert, damit ein Heilungsprozess einsetzen kann. Nebenwirkungen gibt es nicht, da CO_2 ein Stoffwechselendprodukt ist.

Wobei kann die CO_2-Insufflationstherapie helfen?
- Schmerzen allgemein, z.B.: Kopfschmerz, Migräne, Muskel- und Gelenkschmerzen, Wirbelsäulenschmerzen, Nervenschmerzen
- Durchblutungsstörungen verschiedener Art: venös, arteriell, *koronar, zerebral* etc.
- Hauterkrankungen
- Lungenerkrankungen
- Ohrgeräusche

Wie geht die CO_2-Insufflationstherapie vor sich?

Es werden 25-50 ml medizinisch reines CO_2 mit einem Handdosiergerät unter die Haut *insuffliert*. Die Einstichstelle der Kanüle soll in einem Hautbereich liegen, der über dem zu behandelnden Organ oder Gewebe liegt, auch Schmerz und Akupunkturpunkte eignen sich dazu. An diesen Stellen bildet sich ein CO_2-Gasemphysem, welches nach wenigen Minuten verschwindet.

Es sind mindestens zehn Behandlungen (möglichst täglich) erforderlich. Bei chronischen Erkrankungen (z.B. *Ulcus cruris*) kann weiterhin 2-3 mal pro Woche über eine längere Zeit behandelt werden.

Kosten der Therapie:

€ 95,-- bis € 125,-- pro Behandlungsserie (10 Behandlungen).

- **Literaturhinweise:** derzeit nur Fachliteratur verfügbar
- **Therapeuten-Kontakt-Formular:** Anfrage-Nr. DPA 001049TK
- **Therapiezentren-Kontakt-Formular:** Anfrage-Nr. DPA 001049TZ
- **Hinweis auf Ärzteverband:** derzeit keine Angaben verfügbar
- **La Vie-Datenblatt-Nr.:** PA 001049

Colon-Hydro-Therapie *

Was ist die Colon-Hydro-Therapie?
Seit ca. 20 Jahren (seit 1987 in Deutschland) gibt es zur Reinigung des Dickdarmes eine geschlossene Apparatur, die mit Wasserspülungen den Darm entleert, massiert und aktiviert. Alte Verdauungsreste können entfernt werden und die manchmal gedehnte oder verkrampfte Darmmuskulatur kann sich wieder normalisieren. Ist die Darmflora gestört, kann durch die Therapie eine Grundlage geschaffen werden für eine Neubesiedlung des Darms mit *Symbionten* (gesundheitsfördernden Mikroorganismen).
Über Reflexzonen im Darm soll die Aktivität der Organe angeregt und die Durchblutung verbessert werden. Bei häufigeren Anwendungen erfolgt eine Entgiftung des gesamten Körpers über das Lymphsystem des Darms. Zusätzlich soll das im Darm lokalisierte Immunsystem stimuliert werden. Die Apparatur ermöglicht zusätzlich die Beurteilung der Stuhlbeschaffenheit durch ein Schauglas, wodurch Rückschlüsse auf die Verdauungstätigkeit gezogen werden können. Ziel ist, die gesamte Darmfunktion neu zu beleben und das allgemeine Wohlbefinden wieder herzustellen.

Wobei kann die Colon-Hydro-Therapie helfen?
- Verstopfung und Darmträgheit
- Störungen der Darmflora (z.B. *Mykosen*)
- Entgiftung des Körpers (z.B. bei Hauterkrankungen, Migräne etc.)
- Aktivierung des Immunsystems
- Begleitung bei Fastenkuren
- unterstützend bei *Divertikulitis* und *Reizkolon*
- chronische Entzündungen (z.B. Rheuma)

Wie geht die Colon-Hydro-Therapie vor sich?
Über ein kleines Darmröhrchen wird im Liegen angewärmtes, gefiltertes, evtl. mit Sauerstoff oder pflanzlichen Wirkstoffen versetztes Wasser in den Darm geleitet. Mit Hilfe von äußeren Massagen des Darmes wird der z.T. abgelagerte Stuhlgang aufgeweicht und die Darmwände werden gespült. Der Stuhlgang wird dann über die normale Darmaktivität ausgeschieden und läuft über die geschlossene Apparatur und ein Schauglas geruchsfrei in den Abfluss.
Das Füllen und Entleeren dauert ca. 30-45 Minuten und wird dabei mehrfach wiederholt, bis der Dickdarm weitgehend entleert ist. Es sind je nach Behandlungsziel 3 bis 15 Darmspülungen notwendig, um das gewünschte Ergebnis zu erreichen.

Kosten der Therapie:
Ca. € 75,-- bis € 125,-- je Sitzung.

Literaturhinweise: siehe **Seite 227**
Therapeuten-Kontakt-Formular: Anfrage-Nr. DPA 001050TK
Therapiezentren-Kontakt-Formular: Anfrage-Nr. DPA 001050TZ
Hinweis auf Ärzteverband: derzeit keine Angaben verfügbar
La Vie-Datenblatt-Nr.: PA 001050

CranioSacral-Therapie

Was ist die CranioSacral-Therapie?

Die CranioSacral-Therapie wurde u.a. von Dr. J. UPLEDGER auf der Grundlage der Osteopathie entwickelt und basiert auf den wissenschaftlichen Forschungen des so genannten CranioSacralen-Systems. Dieses Membransystem, das sich vom Kreuzbein (Sacrum) über das Rückenmark zum Schädel (Cranium) ausdehnt, ist Träger der im Gehirn rhythmisch produzierten und im CranioSacral-System zirkulierenden *zerebrospinalen* Flüssigkeit (Liquor). Die Qualität des CranioSacralen Rhythmus kann z.B. Auskunft über strukturelle Probleme und Funktionsstörungen im Körper geben.

Physische und psychische Traumen sind Energien, die sich als Verhärtungen, Verdickungen und Verklebungen im Muskel-Bindegewebe festsetzen können. In rigiden, unelastischen Geweben wird enorme Energie gespeichert, die den freien Rhythmus der *zerebrospinalen* Flüssigkeit hemmt und ein optimales Funktionieren bioneuronaler Vorgänge im Körper behindert. Die „Entwirrung" von Muskel-Bindegewebe sowie die Qualitätsverbesserung des CranioSacralen Rhythmus sind Ziel der Behandlung.

Wobei kann die CranioSacral-Therapie helfen?
- neuronale sowie *myofasziale Dysfunktion* (z.B. bei chronischen Schmerzen, *zerebralparesen, hyperkinetischen Syndromen*)
- Bandscheibendegeneration, Spannungskopfschmerz und Migräne
- restriktive Veränderungen in Bindegewebe und Muskulatur (Verdickungen, Verklebung und Überspannungen)
- stressbedingte Erkrankungen, neurovegetative Störungen
- geburtstraumatische Störungen, Entwicklungsverzögerung

Wie geht die CranioSacral-Therapie vor sich?

Die Behandlung wird vornehmlich im Liegen ausgeführt. Nach einer Untersuchung des Körpers und der Erfassung des Rhythmus' werden mit sanftem Druck die Bewegungen von Schädelknochen, Membranen und Körpergewebe unterstützt, um Ungleichgewichte des CranioSacralen-Systems auszugleichen. Auf diese Weise helfen wir dem Patienten mit Widerständen von Spannungen in Kontakt zu treten, um Zugang zu alten energiegeladenen physischen/psychischen Verletzungen zu finden.

Es kommt zu einer tiefen Entspannung und Regeneration im ganzen Körper. Traumata und Erinnerungen im „Zellgedächtnis" können sich lösen und Selbstheilungskräfte aktiviert werden. Eine Behandlung dauert in der Regel ca. 30-90 Minuten.

Kosten der Therapie:
€ 36,-- bis € 110,--

- **Literaturhinweise:** siehe **Seite 228**
- **Therapeuten-Kontakt-Formular:** Anfrage-Nr. **DPA 001051TK**
- **Therapiezentren-Kontakt-Formular:** Anfrage-Nr. **DPA 001051TZ**
- **Hinweis auf Ärzteverband:** derzeit keine Angaben verfügbar
- **La Vie-Datenblatt-Nr.:** PA 001051

Cytolisa Nahrungsmittel Immunscreening Test

Was ist der Cytolisa Nahrungsmittel Immunscreening Test?
Der Cytolisa-Test ist ein *immunenzymatisches* Laborverfahren, das zum Nachweis spezifischer Antikörper aus dem Blut gegen *antigene* Bestandteile aus Nahrungsmitteln eingesetzt wird. Der Test wurde 1989 von Prof. Dr. GUSTAV JIRIKOWSKI in Zusammenarbeit mit dem Cyto-Labor als modifiziertes Elisa-Verfahren entwickelt. Er ermöglicht, die sonst sehr teure Elisa-Untersuchung als kostengünstige Screeningmethode mit einer großen Bandbreite an Nahrungsmitteln, insgesamt 181, anbieten zu können. Die Bildung von überhöhten *IgG Antikörpern* im Blutkreislauf ist bedingt durch eine Dünndarminsuffizienz, die das Eindringen von makro-molekularen antigenen Nahrungspartikeln erlaubt.
Die Präsenz von biochemisch komplexen Nahrungsmittelbestandteilen im Blutkreislauf führt zu einer Vielzahl von pathologischen Symptomen. Nahrungsmittelallergien, Stoffwechselerkrankungen und endokrinologische Irritationen bis hin zu autoaggressiven Erscheinungen sind Auswirkungen dieses Phänomens.

Wobei kann die Ernährungstherapie auf der Basis des Cytolisa Nahrungsmittel Immunscreening Tests helfen?
- *atopische Dermatits, Urticaria, Psoriasis*
- *gastroenterologische* Beschwerden
- Migräne, *hyperkinetisches Syndrom*, PMS, *Mykosen*
- rheumatische Erkrankungen
- Herz-Kreislauf-Erkrankungen
- Über- und Untergewicht
- alle Nahrungsmittelallergien mit verzögertem Reaktionsmechanismus

Wie wird der Cytolisa Nahrungsmittel Immunscreening Test durchgeführt?
Der Test kann entweder vom Cyto-Labor oder in der Praxis des Therapeuten durchgeführt werden. Im ersten Fall muss die Blutprobe des Patienten mit einem ausführlich ausgefüllten *Anamnese*bogen an das Cyto-Labor geschickt werden. Der Test wird durchgeführt. Zur Auswertung der Testplatten wird ein am PC angeschlossener Flachbettscanner verwendet. Die Cytolisa-Software ermöglicht die semiquantitative Bestimmung der Antikörper und erstellt ein Testergebnis und einen Nahrungsmittelrotationsplan, der als Basis für die patientenspezifische klinische Ernährungstherapie eingesetzt wird. Während der acht- bis zwölfwöchigen Diätphase bietet das Labor telefonische und persönliche Ernährungsberatung an. Therapeuten, die den Test in der eigenen Praxis durchführen, sind vom Cyto-Labor in der Technik des Tests, in der Befundung der Ergebnisse und der *ökotrophologischen* Beratung geschult.

Kosten:
Ca. € 280,-- bei Austestung im Cyto-Labor.

- **Literaturhinweise:** derzeit nur Fachliteratur verfügbar
- **Therapeuten-Kontakt-Formular:** Anfrage-Nr. DPA 001052TK
- **Therapiezentren-Kontakt-Formular:** Anfrage-Nr. DPA 001052TZ
- **Hinweis auf Ärzteverband:** derzeit keine Angaben verfügbar
- **La Vie-Datenblatt-Nr.:** PA 001052

„Dance Alive" – Heilpädagogischer Tanz

Was ist „Dance Alive"?
Professor JULIANNA LAU, Lehrstuhlinhaberin für Tanztherapie an der York-Universität in Toronto/Kanada, hat aus den Erfahrungen in der Behandlung von kranken, behinderten, bewegungsverarmten und alten Menschen „Dance Alive" entwickelt. Ihre Forschungsarbeit mit autistischen Kindern und der Vergleich mit den ritualisierten Wiederholungsgesten jugendlicher Discobesucher zeigte ihr, wie wichtig für jeden Menschen eine Erweiterung seines Bewegungsrepertoires ist.

Das „Dance Alive" Modell erlaubt jedem, ob jung oder alt, krank oder gesund, seine eigene Persönlichkeit mit Hilfe der Bewegung zu entfalten. Es vermittelt Freude an der Bewegung mit dem Ziel, den authentischen Bewegungsfluss zu entwickeln, ihn zu stärken und somit das Selbstwertgefühl zu steigern. „Dance Alive" kann im Einzeltanz, partnerbezogen oder in Gruppen erlebt werden. Es gibt kein Falsch und kein Richtig, es geht auch nicht um Nachmachen vorgegebener Bewegungen und es gibt keine festgelegten Tanzformen. Nur der eigene Körperrhythmus, die Wahrnehmung der inneren Befindlichkeit führt zum eigenen persönlichen Tanzausdruck. Nur nichts wollen, nichts erringen, nur zulassen, geschehen lassen ohne Leistungsdruck oder Wertung. Die Bewegungserlebnisse stimmen immer mit den Gefühlserlebnissen überein. Im Gruppengespräch wird dann über die persönlichen Bewegungsmuster berichtet. Das unterstützt die Kommunikation, macht die eigenen Gefühle deutlich, vertieft das Verständnis für eigenes und fremdes Verhalten und fördert die Selbständigkeit. In jede „Dance Alive"-Stunde wird eine Musikentspannung oder das Autogene Training eingebaut.

Wobei kann „Dance Alive" helfen?
- Steigerung der Kreativität, des Selbstwertgefühls, der Entspannungsfähigkeit, der Kontaktfähigkeit und der Beweglichkeit
- Unterstützung in der Prävention und Rehabilitation

Wie geht „Dance Alive" vor sich?
Dance Alive vermittelt ein höheres Selbstwertgefühl, neue Entfaltungsmöglichkeiten, bessere Reaktionen. Ältere Menschen werden aus ihrer Isolation befreit. Ihre Bewegungen werden aktiviert, die Spontaneität, der Einfallsreichtum und die Phantasie werden gefördert. Durch neues Erleben, Empfinden und Kreativität mit dem selbstbestimmten Leistungsvermögen wird der Mensch in ein gesundes Gleichgewicht gebracht. Deshalb ist „Dance Alive" in Verbindung mit Autogenem Training ein wirkungsvoller Weg der Gesundheitsvor- und -nachsorge.

Kosten der:
Ca. € 9,-- bis € 13,--

- **Literaturhinweise:** siehe **Seite 228**
- **Therapeuten-Kontakt-Formular:** Anfrage-Nr. DPA 001053TK
- **Therapiezentren-Kontakt-Formular:** Anfrage-Nr. DPA 001053TZ
- **Hinweis auf Ärzteverband:** derzeit keine Angaben verfügbar
- **La Vie-Datenblatt-Nr.:** PA 001053

Dauerbrause

Was ist die Dauerbrause?
Die Dauerbrause ist eine hydro- und thermotherapeutische Maßnahme, die bei verschiedenen exo- und *endogenen* Krankheiten erfolgreich eingesetzt wird. Sie wirkt über die Wärme und den mechanischen Reiz der aus der Höhe auf den liegenden Körper fallenden Wassertropfen. Es kommt zu einer zarten Massage durch die feindüsige Brause. Die Wärme erzeugt lokal eine *Vasodilatation*.

Über *cutiviscerale* Reflexe werden auch die inneren Organe günstig beeinflusst. Neben einer durchblutungssteigernden und stoffwechselaktivierenden Wirkung wird insbesondere die Haut in ihrer Funktion als Ausscheidungsorgan benutzt, um den Körper zu entschlacken. Aber auch andere Organe (z.B. Lunge, Nieren, Blase, Leber und Darm) werden in ihrer Ausscheidungsfunktion gefördert. Das Immunsystem des Körpers wird aktiviert und zur Selbstheilung angeregt.

Wobei kann die Dauerbrause helfen?
- Aktivierung des Immunsystems
- Blut- und Gewebereinigung, *Ödeme* (z.B. Lymphödeme)
- Allergien, *vegetative Dystonie*, Diabetes u.a. *Indikationen* wie Grauer Star
- Ausscheidung von Stoffwechselschlacken, Stoffwechselstörungen
- Erkrankungen innerer Organe (z.B. Galle, Magen, Darm, Nieren)
- Erkrankungen des Bewegungsapparates (z.B. *Arthrose, Myalgie, Ischialgie*)
- Hauterkrankungen (z.B. Neurodermitis)
- *Hypertonie*
- Schwindel, Migräne, funktionelle Hörstörungen, Kopfschmerz
- Lockerung der Körpermuskulatur, Angstzustände, Depression
- Leberschädigungen, *Intoxikationen*

Wie geht die Dauerbrause vor sich?
Bei der Dauerbrause liegt der Patient auf einer weichen Unterlage, auf einem bettähnlichen Gestell. Aus einem auf einer Schiene über der Liege in 1,5 bis 2 m Höhe angebrachten Brausekopf tritt 41° bis 42° (bei Auftreffen auf den Körper 37°-38°) warmes Wasser so aus, dass es einen ca. 30 cm durchmessenden Bezirk des Körpers bebraust. Der Strahl soll zuerst die leicht aufgestellten Knie, dann Füße, Bauch, Brust und Kopf sowie nach Umwenden, Nacken, Rücken, Kreuz und Rückseite der Beine treffen. Die Gesamtbadezeit kann eine halbe bis mehrere Stunden betragen. Schmerzhafte Stellen oder kranke und belastete Organe können mit sehr gutem Erfolg länger bebraust werden.

Kosten der Therapie:
Ca. € 50,-- bis € 65,--. Für Kassenpatienten kostenlos.

Literaturhinweise: derzeit nur Fachliteratur verfügbar
Therapeuten-Kontakt-Formular: Anfrage-Nr. DPA 001054TK
Therapiezentren-Kontakt-Formular: Anfrage-Nr. DPA 001054TZ
Hinweis auf Ärzteverband: derzeit keine Angaben verfügbar
La Vie-Datenblatt-Nr.: PA 001054

Dermapunktur *

Was ist die Dermapunktur?
Dermapunktur ist eine physikalische Massage-Behandlung mit einem Dermapunktur-Roller. Diese nach Anleitung durch einen Arzt einfach anzuwendende Massagetechnik dient besonders der Schmerz- und Cellulitebehandlung. Mittels des Dermapunktur-Rollers werden durch Reize über die Rezeptoren des Hautorgans körpereigene Systeme aktiviert, die nachfolgend schmerzhemmende Wirkungen auslösen. Es ist eine „Hilfe zur Selbsthilfe", die nicht nur schmerzstillend, sondern auch durchblutungsfördernd, entspannend und das auf Bindegewebe entlastend, wirkt. Der geschlechtstypische Degenerationsprozess (als Folge eines hydraulischen Druckes der *Lipozyten* auf das Gefäßsystem in der *Subcutis*) leitet das später fortschreitende Erscheinungsbild der Cellulite ein, das die betroffenen Hautareale vorzeitig altern lässt. Diesem Geschehen lässt sich ebenfalls durch die Dermapunkturmassage begegnen.

Insgesamt werden über das Hautorgan durch die Massage die Selbstheilungskräfte und die Regulationsfähigkeit des Organismus aktiviert, Schmerzsignale moduliert und immunregulative Vorgänge unterstützt.

Wobei kann die Dermapunktur helfen?
- Schmerzen verschiedener Genese, Kopfschmerzen und Migräne, Rückenschmerzen, Hals-Schulter-Arm-Syndrom, Hals-Wirbelsäulenbeschwerden
- rheumatische Erkrankungen
- vegetativ bedingte Störungen, Stress- und Schlafbeschwerden
- Asthma und Bronchitis, Infektanfälligkeit
- Störungen der Mikrozirkulation, Cellulite
- Sportverletzungen (Zerrungen, Verspannungen)

Wie geht die Dermapunktur vor sich?
Die Behandlung mit dem Dermapunktur-Roller soll nur mit leichtem Druck großflächig das gesamte Behandlungsareal erfassen. Keinesfalls darf der Druck dabei zu groß sein. Die beweglichen und abgestumpften pyramidenförmigen Spitzen, die auf den beweglichen Rädchen des Dermapunktur-Rollers sitzen, erzeugen auf den verschiedenen Rezeptoren des Hautorgans die angestrebten Reize.

Um einen optimalen Behandlungserfolg zu erreichen, sollte die Anwendung regelmäßig (z.B. täglich) etwa 10 bis 15 Minuten durchgeführt werden. Der Erfolg einer Dermapunkturbehandlung ist im Falle einer Schmerzbehandlung schon in sehr kurzer Zeit spürbar. Es kann eine Reduktion der Beschwerden von über 50 % erreicht werden.

Kosten der Therapie:
Schmerzbehandlung: einmalig ca. € 65,-- bis € 95,--.
Cellulitebehandlung: ca. € 100,-- für den Dermapunktur-Roller und
ca. € 100,-- für Präparate.

- **Literaturhinweise:** siehe **Seite 228**
- **Therapeuten-Kontakt-Formular:** Anfrage-Nr. DPA 001055TK
- **Therapiezentren-Kontakt-Formular:** Anfrage-Nr. DPA 001055TZ
- **Hinweis auf Ärzteverband:** derzeit keine Angaben verfügbar
- **La Vie-Datenblatt-Nr.:** PA 001055

Dunkelfelddiagnostik nach Enderlein

Was ist die Dunkelfelddiagnostik nach Enderlein?

Erste Beobachtungen zu diesem Thema machte schon 1866 der französische Professor für Physik und Toxikologie ANTOINE BECHAMP. Im Jahre 1916 veröffentlichte Prof. ENDERLEIN (1872-1968) sein Buch „Die Bakterien-Cyclogenie" in der er Mikroorganismen im Blut beschrieb. Enderlein ging davon aus, dass Viren, Bakterien und Pilze nicht als eine Eingestalt zu sehen sind (Monomorphismus), sondern sich wandeln können (Pleomorphismus). Er behauptet, dass im gesamten Säuretierkreis ein Urparasit (Mucor racemosus Fresen) vorhanden ist.

Eine Erkrankung liegt dann vor, wenn aus den Primitivphasen (Protit), *hochvalente* Formen wie Bakterien oder Pilzphasen werden. Ursachen für diese Veränderung sind häufig zu eiweißreiche Kost, Übersäuerung, Umwelt- und *Toxin*belastungen. Diese einzelnen Stufen können im Dunkelfeld beobachtet werden. Bei einer Nativblutuntersuchung durch ein Mikroskop mit einer Dunkelfeldeinrichtung können Mikroben beobachtet werden, die nicht im Hellfeld sichtbar sind. Je nachdem welche Entwicklungsformen sichtbar sind, werden dem Patienten so genannte Regulatoren zur Umwandlung der *pathogenen* Stufen (hochvalente Formen) in die apathogene Form (Primitivform) gegeben. Nach einer wiederholten Blutuntersuchung im Dunkelfeld kann der Therapeut sehen, ob die Umwandlung in die Primitivformen erfolgt ist.

Was kann mit der Dunkelfelddiagnostik nach Enderlein diagnostiziert werden?
- Erkennen des allgemeinen Gesundheitszustandes: „Wie gesund bin ich?"
- Vorfelddiagnostik für gezielte weitere Diagnostiken, wie z.B. Herdsuche
- Säure-Basen-Haushalt
- Hinweise für Therapie und Diätetik

Wie geht die Diagnostik/Behandlung vor sich?

Die Blutabnahme sollte nüchtern vorgenommen werden. Es wird ein kleiner Tropfen Blut aus dem Ohrläppchen oder aus der *Fingerbeere* entnommen und ohne irgendwelche Zusätze auf einen Objektträger übertragen. Da das Blut mit einem Deckgläschen abgedeckt wird, trocknet es nicht sofort aus und kann mehrere Stunden beobachtet werden.

Bei der Untersuchung werden die *Erythrozyten*, Leukozyten, Lymphozyten und die Mikroben im *Plasma* beobachtet. Die Anzahl, die Art und die Form der Mikroorganismen geben Hinweise auf die Belastung des Organismus. Die Beobachtung sollte so lange dauern, bis das Blut eingetrocknet ist.

Kosten:
Zwischen € 65,-- und € 125,--

- **Literaturhinweise:** derzeit nur Fachliteratur verfügbar
- **Therapeuten-Kontakt-Formular:** Anfrage-Nr. DPA 001056TK
- **Therapiezentren-Kontakt-Formular:** Anfrage-Nr. DPA 001056TZ
- **Hinweis auf Ärzteverband:** derzeit keine Angaben verfügbar
- **La Vie-Datenblatt-Nr.:** PA 001056

Dynamis®-Therapie

Was ist die Dynamis®-Therapie?
Dynamis stammt aus der Schweiz und ist eine Weiterentwicklung im Bereich der nieder- und mittelfrequenten Elektrotherapie. Das multifunktionale System stimuliert über großflächige und körpergerechte Elektrodenmatten verschiedene Körperpartien. Nerven- und große Muskelsegmente werden aktiviert und durch ein in die Matten eingebautes Heizsystem wird eine tiefe Durchwärmung erzielt. Dynamis ruft eine Gleitwelle hervor, die den Körper oder die zu behandelnden Körperpartien dynamisch durchströmt. Durch die Kombination verschiedener Matten können Körper und Gliedmaße gleichzeitig und wechselweise großflächig behandelt werden. Das Ergebnis ist eine intensive, angenehme massageartige Elektrobehandlung, unterstützt durch einen *Fango*-Effekt, der durch die beheizten und befeuchteten Matten entsteht.

Durch die individuell über den Computer programmierbare Behandlung kann je nach Einstellung eine schmerzlindernde, entspannende oder aktivierende Wirkung erzielt werden.

Wobei kann die Dynamis®-Therapie helfen?
- Schmerzen und funktionelle Störungen des Stütz- und Bewegungsapparates, besonders Schulter-, Rücken-, Nacken-, Hüft- und Kreuzschmerzen
- Cellulite

Wie geht die Dynamis®-Therapie vor sich?
Der Patient wird auf den vorgewärmten Matten bequem gelagert. Die Anwendung ist einfach. Meist wird die gesamte Wirbelsäule oder die Nacken-Schulter-Partie behandelt. Wirkungsvoll ist auch die Behandlung von Kreuz, Bauch und Oberschenkeln durch das Umwickeln mit den Elektrodenmatten.
Der Patient verspürt ein sanftes Klopfen und/oder Streichen, Muskelkontraktionen, eine Durchwärmung und gesteigerte Durchblutung. Die Behandlung dauert 20 bis 40 Minuten.

Kosten der Therapie:
Die Kosten pro Behandlung werden unterschiedlich abgerechnet. Vorstellbar sind, je nach Region und Praxis, zwischen € 30,-- und € 50,--.
Die gesetzlichen Krankenkassen erstatten diese Kosten selten; Privatkrankenversicherungen bezahlen in der Regel.

- **Literaturhinweise:** derzeit nur Fachliteratur verfügbar
- **Therapeuten-Kontakt-Formular:** Anfrage-Nr. DPA 001057TK
- **Therapiezentren-Kontakt-Formular:** Anfrage-Nr. DPA 001057TZ
- **Hinweis auf Ärzteverband:** derzeit keine Angaben verfügbar
- **La Vie-Datenblatt-Nr.:** PA 001057

Edelsteintherapie

Was ist Edelsteintherapie?
Die älteste Aufzeichnung über die Verwendung von Edelsteinen zu Heilzwecken findet man im Ayur-Veda, der altindischen Naturheilkunde. 1978 wurde sie von JOACHIM ROLLER neu belebt und systematisch weiterentwickelt. Edelsteine werden entsprechend ihrer Frequenzen (Heilschwingungen) bestimmten Energiezentren (Chakras), die sich zwischen Steiß und Scheitel entlang der Wirbelsäule befinden, zugeordnet, um deren Energiefluss zu harmonisieren. Durch die Chakras, die in ihrer Lage dem Sitz der *endokrinen* Drüsen entsprechen, werden die mit einem Chakra verbundenen Drüsen und Organe mit Vitalenergie versorgt. Edelsteine sind Lichtleitkörper, die ihre Informationen an die Zellen weiterleiten, deren gesundes Funktionieren auch durch Licht aufrechterhalten wird. EEG-Messungen zeigen, dass während der Edelsteinbestrahlung die linke und rechte Hälften des Gehirns gleichmäßige Hirnströme erzeugen.

Weitere Auswertungen der Hirnströme zeigen, dass es sich vermehrt um Alpha-, noch mehr um Theta-, am häufigsten um gleichmäßige Hirnwellen im Delta-Bereich handelt. Das weist auf tiefe Entspannung und Regeneration hin. Dadurch werden tief verwurzelte Stresse gelöst. Die Selbstheilungskräfte können wieder in Gang kommen.

Wobei kann die Edelsteintherapie helfen?
- psychosomatische Beschwerden, Depression, Ängste, Schlafstörungen
- Folgen von Stress, Verspannungen, Migräne
- Allergien, Atembeschwerden
- Altersbeschwerden, Ablagerungen
- Vitalitätssteigerung

Wie geht die Edelsteintherapie vor sich?
Durch einen Edelsteinstrahlertest wird festgestellt, welche Edelsteine für die Testperson die richtigen und welche Energiezentren (Chakras) nicht ausgeglichen sind. Anschließend erfolgen Bestrahlungen mit den ausgewählten Edelsteinstrahlern an Energiezentren, Akupunkturpunkten oder Organen. Während der Bestrahlungen werden sehr tiefe Stadien der Entspannung erfahren, die mit Wohlbefinden, Leichtigkeit, Harmonie, Freude bis hin zu Glücksgefühlen beschrieben werden.

Um diese Eigenschaften zu intensivieren, verwendet man Edelstein-Strahlengeräte, die den Edelstein mit einem kohärenten Licht durchstrahlen, welches die Wirkung des Edelsteins so verstärkt, dass sanft spürbare Empfindungen auftreten. Zusätzlich zur Edelsteinbestrahlung gibt es Edelsteinbalsame zum Auftragen auf die Haut, die nach ayurvedischen Prinzipien Edelsteine in feinstpulverisierter Form enthalten.

Kosten der Therapie:
Erstgespräch mit Test und Bestrahlung € 55,-- bis € 95,--
Einzelbehandlung € 35,-- bis € 65,--

- **Literaturhinweise:** siehe Seite 228 f.
- **Therapeuten-Kontakt-Formular:** Anfrage-Nr. DPA 001058 TK
- **Therapiezentren-Kontakt-Formular:** Anfrage-Nr. DPA 001058TZ
- **Hinweis auf Ärzteverband:** derzeit keine Angaben verfügbar
- **La Vie-Datenblatt-Nr.:** PA 001058

Eigenbluttherapie *

Was ist die Eigenbluttherapie?
Die Eigenbluttherapie basiert auf der Erfahrung: „Blut ist ein besonderer Saft". Neben den vielen lebenswichtigen Bestandteilen enthält es spezifische Antikörper, *Toxine* und mitunter Krankheitserreger. Wird das Blut seinem funktionellen Raum entnommen und dem Körper dann wieder zurückgegeben, werden Abwehrvorgänge neu angefacht, die sich gegen die krankheitsauslösenden *Noxen* richten. Die Eigenblutbehandlung mit ihren verschiedenen Verfahren ist somit eine Reiz- und Umstimmungstherapie.

Wobei kann die Eigenbluttherapie helfen?
Große Eigenbluttherapie:
- Durchblutungsstörungen, vor allem arterieller Art
- Stoffwechselstörungen, Leberschäden
- Atembeschwerden
- ergänzend bei Krebs

Kleine Eigenbluttherapie:
- Abwehrschwäche, *Furunkulose*, chronische Infekte

Potenzierte Eigenbluttherapie:
- Allergien, Abwehrschwächen, chronische Infekte

Wie geht die Eigenbluttherapie vor sich?
Große Eigenbluttherapie: Bei diesen Behandlungsformen wird eine Menge bis 100 ml Blut entnommen und ungerinnbar gemacht. Außerhalb des Körpers wird es dann mit Sauerstoff angereichert, eventuell mit UV-Licht bestrahlt oder mit Ozon oder Medikamenten versetzt. Danach wird es dem Körper wieder zugeführt. In der Regel werden 6-12 Sitzungen benötigt.

Kleine Eigenbluttherapie: Hierbei wird Blut aus der Vene entnommen und entweder unverdünnt oder unter Zugabe von biologischen Heilmitteln sofort wieder in den Muskel zurückgespritzt. Aus Erfahrung hat sich die langsame Steigerung von 2 ml bis 5 ml von Sitzung zu Sitzung bewährt. Die Intervalle betragen in der Regel 3-7 Tage. Bis zu 10 Behandlungen sind notwendig.

Potenzierte Eigenbluttherapie: Hierbei handelt es sich um eine *Nosoden*therapie (siehe Nosodentherapie). Es gibt Fremdnosoden (Bakterien, Viren, Chemikalien) und Eigennosoden (Körpersäfte oder Gewebe). Die wirksamste Eigennosode stellt das potenzierte Eigenblut dar. Es wird entweder eingenommen oder unter die Haut gespritzt.

Kosten der Therapie:
Große Eigenbluttherapie: ca. € 50,-- bis € 125,-- je Sitzung.
Kleine Eigenbluttherapie: ca. € 8,-- bis € 11,-- je Sitzung.
Herstellung der potenzierten Eigenblut-Nosoden: ca. € 25,-- bis € 55,--

---

- **Literaturhinweise:** siehe **Seite 229**
- **Therapeuten-Kontakt-Formular:** Anfrage-Nr. DPA 001059 TK
- **Therapiezentren-Kontakt-Formular:** Anfrage-Nr. DPA 001059TZ
- **Hinweis auf Ärzteverband:** siehe **Seite 202** Nr. 3
- **La Vie-Datenblatt-Nr.:** PA 001059

Eigenharntherapie (EHIT)

Was ist die Eigenharntherapie?
Das Trinken von eigenem Urin wird in anderen Kulturen, so in Indien, seit Langem als wirksam gegen vielerlei Krankheiten und als „gesunderhaltend" beschrieben. Durch Laienberichte von Urintrinkern, die von einer Rundfunkjournalistin zusammengestellt worden waren, wurde 1994 in Deutschland eine Therapiewelle mit Eigenharn ausgelöst. Der wissenschaftliche Ansatz von HERTZ und in der Nachfolge ABELE drohte dabei in Vergessenheit zu geraten. Besonders ABELE hat nachgewiesen, dass das Eigenharntrinken bei indikationsbezogener Dosis und Anwendungsform durchaus wirksam sein kann. Schon ABELE schlägt vor, den Urin mit einer keimtötenden Substanz zu versetzen und ihn dann unverdünnt zu injizieren.

Bei allergiebelasteten Patienten (eine Haupt*indikation* der EHIT) kann eine solche Substanz zu unerwünschten Reaktionen führen. Aus diesem Grund wendet HOLZHÜTER zur sicheren Sterilisation der anzuwendenden Urinlösung die Kombinationsbehandlung mit Ozon an. Gleichzeitig führte er das homöopathische Grundprinzip in die EHIT ein. Es bedeutet, dass eine Substanz, die in ursprünglicher Konzentration eine Erkrankung hervorruft, genau diese Erkrankung heilen kann, wenn sie in bestimmter Verdünnung gegeben wird. Es ist gesichert, dass mit dem Urin krankheitsspezifische Ausscheidungsprodukte ausgeschieden werden. Wenn dieser Urin nun bearbeitet (verdünnt) und intramuskulär gespritzt wird, kann er die angezeigte Erkrankung günstig beeinflussen oder sogar heilen. Um Kindern Spritzen zu ersparen, werden für sie aus dem Eigenurin Tropfen hergestellt, die nach einem individuellen Schema einzunehmen sind.

Wobei kann die Eigenharntherapie helfen?
- Neurodermitis, Schuppenflechte, Akne
- Allergien
- rheumatische Erkrankungen
- Asthma

Wie geht die Eigenharntherapie vor sich?
Die EHIT wird bei Erwachsenen in Spritzenform, bei Kindern in Tropfenform angewendet. Bis zur sicht- und spürbaren Besserung sind in aller Regel 20 bis 40 Injektionen (1-2x pro Woche) erforderlich, bei Kindern vergeht 1/4 bis 1/2 Jahr. Danach kann es sinnvoll sein, zur Stabilisierung alle 3-6 Wochen eine Spritze zu geben, oder Kinder von Zeit zu Zeit einige Tage zu behandeln.

Kosten der Therapie:
€ 22,-- pro Injektion, Behandlung mit Tropfen für 1/4 bis 1/2 Jahr ca. € 500,--

---

- **Literaturhinweise:** derzeit nur Fachliteratur verfügbar
- **Therapeuten-Kontakt-Formular:** Anfrage-Nr. DPA 001180TK
- **Therapiezentren-Kontakt-Formular:** Anfrage-Nr. DPA 001180TZ
- **Hinweis auf Ärzteverband:** derzeit keine Angaben verfügbar
- **La Vie-Datenblatt-Nr.:** PA 001180

Elektroakupunktur nach Voll (EAV) *

Was ist die Elektroakupunktur nach Voll?
Vor 40 Jahren entwickelten der deutsche Arzt Dr. REINHOLD VOLL und seine Mitarbeiter die medizinische Systemdiagnostik und Systemtherapie EAV. Sie ist ein ganzheitliches komplementäres Verfahren. Durch Messungen an anatomisch exakt lokalisierten Hautarealen werden aktueller Zustand und die Regulationsdynamik im menschlichen Organismus erfasst und eventuelle Störungen der Steuerungsmechanismen festgestellt.
Durch Resonanzkopplung von Patient und Medikament erfolgt die Aufdeckung der ursächlichen Krankheitsfaktoren. Über *Resonanzphänomene* werden die individualspezifischen Heilmittel beim Messvorgang ausgewählt. Der Einsatz der EAV-Diagnostik und -Therapie erfolgt in nahezu allen medizinischen Fachgebieten unter systemischen, *ätiologischen* und regulationsmedizinischen Gesichtspunkten.

Wobei kann die Elektroakupunktur nach Voll helfen?
- Allergien
- Autoimmunerkrankungen, Infektanfälligkeit
- Kopfschmerz, Migräne
- Hautkrankheiten
- chronisches Müdigkeitssyndrom
- phobische Syndrome
- Zahn-, Mund- und Kieferkrankheiten, Unverträglichkeit zahnärztlicher Werkstoffe
- Leber-, Nieren-, Magen-, Darm- und Pankreaserkrankungen
- Gesundheitsvorsorge

Wie geht die Elektroakupunktur nach Voll vor sich?
Die Messung an den Akupunkturpunkten erfolgt mit von der EAV-Gesellschaft zugelassenen EAV-Standard-Messgeräten. Als Ergebnis liefert die Messung Informationen über die elektrophysikalischen Gewebseigenschaften im Bereich des Messpunktes, vor allem aber über die Regulationsfähigkeit des zum Messpunkt gehörigen Regelkreises (Subsystems) des Organismus. Die Auswertung erfolgt gemäß den Modellen der Systemtheorie und Kybernetik unter Berücksichtigung der klassischen Akupunkturphysiologie und der Lehre der schulmedizinischen Wissenschaft.

Kosten der Therapie:
€ 300,-- bis € 1230,-- (nach Leistungsumfang).

- **Literaturhinweise:** derzeit nur Fachliteratur verfügbar
- **Therapeuten-Kontakt-Formular:** Anfrage-Nr. DPA 001060TK
- **Therapiezentren-Kontakt-Formular:** Anfrage-Nr. DPA 001060TZ
- **Hinweis auf Ärzteverband:** siehe **Seite 205** Nr. 22, **Seite 206** Nr. 25
- **La Vie-Datenblatt-Nr.:** PA 001060

Elektromagnetische Homöopathie (EMH)

Was ist die Elektromagnetische Homöopathie?
Elektromagnetische, hochfrequente Wellen mit äußerst geringer Energie (Homöopathie) wurden erstmals in den 80er Jahren von Prof. Dr. WATSON und Prof. Dr. BRANDIMARTE mit Erfolg bei Hautverbrennungen und zur Förderung von Knochenwuchs angewendet. Prof. Dr. F. A. POPP erkannte die feinsten elektromagnetischen Felder als die für biologische Systeme wichtigsten Informationsträger und -übermittler. Diese Therapie wird auch als Hochfrequenz-Informations-Therapie bezeichnet. Ähnlich wie ein Nervensignal auf eine Muskelzelle übertragen wird, erfolgt eine Informationsweitergabe über Ionenkanäle in der Zellmembran, die durch homöopathische Hochfrequenzen für den Ein- und Austritt von Natrium-, Kalium- oder Calciumionen geöffnet werden.
Durch die homöopathische Aktivierung weiterer Ionenkanal-Typen mit unterschiedlichen Aufgaben wird die Sicherheit des Systems Mensch gestärkt. Die Selbstheilungsfähigkeit erhöht sich und die Ansprechbarkeit auf gezielte Medikation wird gefördert.

Wobei kann die Elektromagnetische Homöopathie helfen?
- Migräne
- Asthma bronchiale
- Gelenkstörungen und -schmerzen
- Bandscheibenschäden
- Unterstützung von Akupunktur

Wie geht die Elektromagnetische Homöopathie vor sich?
Der therapeutische Einsatz dieses Verfahrens erfolgt bisher mit zusätzlichem Spezialzubehör zu den Diagnostikgeräten der Hochfrequenz-Somato-Densitometrie *(HF-SDM)*, denn die erforderlichen elektronischen Aggregate sind darin bereits enthalten. Zur „Befeldung" wird an die zu therapierende Körperstelle eine Sende-Elektrode (Generator mit gleich bleibender Hochfrequenz-HF, *amplitudenmoduliert*) angelegt.
Auch eine „Entfeldung" kann vorgenommen werden, indem die eingesendete HF über eine Ableitelektrode an Masse abgeführt wird. In beiden Fällen werden die meist scheibenförmigen Elektroden unterschiedlicher Größe isoliert (kapazitiv angekoppelt) am Körper aufgesetzt. Neu ist die aus der Erfahrung gewonnene Möglichkeit, gesetzte Akupunkturnadeln mit dafür konstruierten EMH-Elektroden zu verbinden und so die Wirkung der Akupunktur-Therapie zu erhöhen. Eine Sitzung dauert zwischen 15 und 45 Minuten. Je nach Beschwerdeart beträgt der Therapieeinsatz 1 bis 4 Monate bei sich verringernden Sitzungsabständen (2 Tage bis 2 Wochen).

Kosten der Therapie:
Ca. € 15,-- bis € 25,-- je Sitzung.

- **Literaturhinweise:** derzeit nur Fachliteratur verfügbar
- **Therapeuten-Kontakt-Formular:** Anfrage-Nr. DPA 001063TK
- **Therapiezentren-Kontakt-Formular:** Anfrage-Nr. DPA 001063TZ
- **Hinweis auf Ärzteverband:** derzeit keine Angaben verfügbar
- **La Vie-Datenblatt-Nr.:** PA 001063

Elektroneuraltherapie *

Was ist die Elektroneuraltherapie?
Die von Dr. RICHARD CROON (1910-1961) entwickelte Elektroneuraltherapie ist ein gezieltes Verfahren, das nach vorausgehender Messung und Erfassung energetisch schwacher Akupunktur- und Reaktionspunkte diese genau dosiert und mit Gleichstromimpulsen stabilisiert, bis der Normwert der Widerstandsmessung erreicht ist. Es werden Gleichstrom-Impulse in der Größenordnung von 0,5 bis 2 mA Spitzenwert und einer Impulsfrequenz von 400 bis 1000 Hertz verwendet.

Die Behandlung setzt nur an den zuvor als defizitär gemessenen Punkten an und ist exakt dosiert, da das Gerät bei Erreichen des normalen Widerstandes abschaltet. Durch Ausgleich des energetischen Defizits werden Heilungsvorgänge ausgelöst und der Körper wird wieder in die Lage versetzt, Krankheiten zu überwinden.

Wobei kann die Elektroneuraltherapie helfen?
- Wirbelsäulenleiden, rheumatische Beschwerden
- *Neuralgien*, Kopfschmerz, Phantomschmerzen
- Erschöpfungszustände, vegetative Störungen
- leichte Formen der Depression
- Entwicklungsstörungen im Kindesalter
- Multiple Sklerose

Wie geht die Elektroneuraltherapie vor sich?
Die ausgetesteten behandlungsbedürftigen Akupunkturpunkte werden ca. 2 bis 6 mal wöchentlich, je nach Anzahl der zu behandelnden Punkte, bis zu 20 Minuten behandelt. Nach jeweils 10 Behandlungen erfolgt eine erneute Messung, um zu kontrollieren, inwieweit sich die Messwerte zum Normalen hin geändert haben und welche Reaktionsstellen und Akupunkturpunkte noch zu therapieren sind. Es werden zumeist 3 Messungen sowie etwa 20 Behandlungen erforderlich sein. Mit der Normalisierung der Werte geht in der Regel die subjektive und objektive Besserung einher.

Kosten der Therapie:
€ 95,-- bis € 125,-- pro Messung.
€ 18,-- pro Behandlung.
Die Kosten der gesamten Behandlung liegen zwischen € 620,-- und € 950,--

- **Literaturhinweise:** derzeit nur Fachliteratur verfügbar
- **Therapeuten-Kontakt-Formular:** Anfrage-Nr. DPA 001061TK
- **Therapiezentren-Kontakt-Formular:** Anfrage-Nr. DPA 001061TZ
- **Hinweis auf Ärzteverband:** derzeit keine Angaben verfügbar
- **La Vie-Datenblatt-Nr.:** PA 001061

Energetische Terminalpunkt-Diagnose (ETD) nach Mandel

Was ist die ETD nach Mandel?
Ende der 30er Jahre entdeckten der russische Elektroingenieur SEMJON D. KIRLIAN und seine Frau VALENTINA, dass lebende Objekte, die in ein hochfrequentes Hochspannungsfeld gebracht werden, Strahlenkränze im Bereich des sichtbaren Lichtes aussenden. Die moderne Wissenschaft bezeichnet dieses Phänomen als Biophotonenabstrahlung. Dieses Phänomen ist die Grundlage der nach ihren Entdeckern benannten Kirliandiagnostik. Mit dem Verlassen eines kohärenten, stabilen Zustandes des Organismus verändert sich auch die Biophotonen-Emission, also die Strahlenqualität. Die Messpunkte sind die so genannten *Terminal*punkte, die Anfangs- und Endpunkte der *Meridiane*, die im Bereich der Finger- und Zehenkuppen liegen. Hier ist der Hautwiderstand am geringsten und damit die Abstrahlung am größten.

Der messbare Energiestatus gibt Hinweis auf die energetische Situation des Gesamtmeridians und somit auf die Situation der Systeme und Organe, die von diesem Meridian versorgt werden. Die ETD-Topographie nach PETER MANDEL ermöglicht eine genaue Interpretation der Gesamtabstrahlung, deckt verborgene Ursachen von Erkrankungen auf und führt damit weg von der symptomatischen hin zur ursächlichen Therapie. Durch die Kombination von ETD-Topographie mit einem speziell dafür entwickelten Kirliangerät ist die energetische Terminalpunkt-Diagnostik nach Mandel ein reproduzierbares Diagnostik- und Kontrollverfahren und gibt Hinweise auf erforderliche therapeutische Maßnahmen.

Was kann mit der ETD diagnostiziert werden?
- der gesamtenergetische Status des Menschen
- Aussagen über Krankheitsursachen und deren kausale Zusammenhänge

Wie geht die ETD nach Mandel vor sich?
Die Aufnahme erfolgt in einem abgedunkelten Raum mit Hilfe des ETD-Gerätes. Zuerst wird ein A4-Fotopapier auf die obere Ebene des Gerätes gelegt. Die zehn Fingerkuppen werden leicht auf die obere Hälfte des Fotopapiers gesetzt; sie sind für Sekunden einem nicht spürbaren Stromfluss ausgesetzt. Während dieser Zeit kommt es zu kleinen Entladungen an den Kontaktstellen. Für die Belichtung und Abstrahlung an den Zehenkuppen wird das Fotopapier danach auf die untere Ebene des Gerätes aufgelegt und der Vorgang wiederholt. Das Fotopapier wird anschließend sofort entwickelt. Bei der ETD werden ausschließlich Schwarzweißaufnahmen verwendet, da die Strahlenphänomene hier wesentlich deutlicher sichtbar gemacht werden können.

Kosten:
€ 50,-- bis € 110,-- je nach Zeitaufwand der Auswertung (inklusive Bild und Kontrollbild).

- **Literaturhinweise:** derzeit nur Fachliteratur verfügbar
- **Therapeuten-Kontakt-Formular:** Anfrage-Nr. DPA 001066TK
- **Therapiezentren-Kontakt-Formular:** Anfrage-Nr. DPA 001066TZ
- **Hinweis auf Ärzteverband:** derzeit keine Angaben verfügbar
- **La Vie-Datenblatt-Nr.:** PA 001066

Enzymtherapie *

Was ist die Enzymtherapie?
Die Gesamtheit aller Umsetzungen im Organismus wird als Stoffwechsel bezeichnet und ist nur in Anwesenheit bestimmter Biokatalysatoren möglich, die man Enzyme nennt. Letztere können von Schadstoffen aus der Umwelt und durch Belastungssituationen jedoch so geschädigt werden, dass sie ihre Funktion nur noch ungenügend ausüben. Enzyme werden nur von lebenden Strukturen gebildet und steuern, modulieren, beschleunigen oder inhibieren alle Funktionen des Organismus. Auch dienen sie unserem Schutz durch ihre besondere Stellung im Immunsystem. Die Enzyme werden für das Blut und Gerinnungssystem, für *kardiovaskuläre* Funktionen, die Leber, Nieren und die Elimination von toxischen Substanzen benötigt und beeinflussen die Ausscheidung und Arterhaltung sowie jede weitere Aktivität.

Von zahlreichen Reaktionsmöglichkeiten wird stets nur ein ganz bestimmter Weg katalysiert. Enzyme können durch ihre katalytische Wirkung zahlreiche Funktionen unterstützen, wie z.B. die Wirksamkeit von Chemotherapeutika unter Minderung der unerwünschten Arzneimittelwirkungen, können Form- und Farbveränderungen des Stuhls auslösen, wirken insbesondere auf sterile Entzündungen mit *Ödemen*, beeinflussen das Gerinnungssystem, wirken auf immunologische Parameter durch Aktivierung von *Makrophagen* und die Zerstörung von schädigenden Immunkomplexen und beeinflussen den Angriff von *pathogenen* Immunkomplexen auf körpereigene Strukturen und Zellen, die sonst virusbedingte autoaggressive Folgeerscheinungen auslösen.

Wobei kann die Enzymtherapie helfen?
- Sportmedizin
- Orthopädie
- Rheumatologie
- Gefäßerkrankungen
- Krebserkrankungen
- Viruserkrankungen

Wie geht die Enzymtherapie vor sich?
Der Einsatz von Enzympräparaten sollte stets nur auf ärztliche Anweisung hin erfolgen. Gerade die Spezialität der verschiedenen Enzyme kann gezielt genutzt werden, aber bei ungenügender Auswahl auch dazu führen, dass keine Änderung oder Besserung des Krankheitsgeschehens zu beobachten ist. Selbst in höheren Dosen sind Enzyme nahezu nebenwirkungsfrei, was Langzeitstudien am Menschen belegen.

Kosten der Therapie:
€ 25,-- bis € 155,-- pro Monat je nach Enzympräparat.

- **Literaturhinweise:** derzeit nur Fachliteratur verfügbar
- **Therapeuten-Kontakt-Formular:** Anfrage-Nr. DPA 001065 TK
- **Therapiezentren-Kontakt-Formular:** Anfrage-Nr. DPA 001065TZ
- **Hinweis auf Ärzteverband:** siehe **Seite 206 Nr. 25**
- **La Vie-Datenblatt-Nr.:** PA 001065

Ernährungstherapie

Was ist die Ernährungstherapie?
Seit dem Altertum gilt die Ernährung als ein wesentliches Element für die Behandlung von Erkrankungen und für die Erhaltung der Gesundheit.
Die zentrale Aufgabe ernährungstherapeutischer Behandlungen besteht darin, wesentliche Grundfunktionen des Organismus zu unterstützen, im Bedarfsfall zu verbessern und auf die individuellen Bedürfnisse abzustimmen. Neben einer allgemeinen Stoffwechselaktivierung konzentrieren sich die Bemühungen dabei auf die Herz-Kreislauffunktion, das körpereigene Immunsystem und den Verdauungstrakt.
Ernährungstherapie berücksichtigt quantitative und qualitative Aspekte bei der Auswahl und dem Einsatz unserer Lebensmittel. Eine falsche, ungesunde Ernährung kann akute Störungen und zahlreiche chronische Krankheiten zur Folge haben. Bei der Ernährungstherapie handelt es sich keinesfalls um kurzfristige, einseitige Diätformen, sondern vielmehr um eine ganzheitliche Behandlungsmethode, bei der allgemeine Ernährungsmuster und individuelle Ernährungsgewohnheiten zur Erhaltung oder Wiedererlangung der Gesundheit ermittelt, korrigiert, ergänzt und modifiziert werden.

Wobei kann die Ernährungstherapie helfen?
- Herz- und Kreislauferkrankungen (u.a. Bluthochdruck, Arteriosklerose)
- chronische Magen- und Darmerkrankungen
- Erkrankungen des rheumatischen Formenkreises
- Gallen- und Nierensteine
- Hauterkrankungen und Allergien
- Stoffwechselerkrankungen (u.a. Leber, Bauchspeicheldrüse)
- Über-/Untergewicht
- Osteoporose

Wie wird die Ernährungstherapie durchgeführt?
Nach einer allgemeinen Erstuntersuchung (*Anamnese*, körperlicher Befund, Laboruntersuchung) wird eine spezielle ernährungsmedizinische Befragung durchgeführt. Messungen zur Ermittlung des Ernährungszustandes liefern weitere wichtige Informationen. Nach Auswertung aller Daten können individuelle ernährungstherapeutische Maßnahmen eingeleitet werden.
Die Ernährungstherapie wird in der Regel über längere Zeiträume angewandt. Zwischenzeitliche Kontrollen dienen der Überprüfung des Behandlungserfolges.

Kosten der Therapie:
Beratungshonorar für den Therapeuten.
Die Therapie wird von Kassen und Versicherungen übernommen.

- **Literaturhinweise:** siehe **Seite 229**
- **Therapeuten-Kontakt-Formular:** Anfrage-Nr. DPA 001064 TK
- **Therapiezentren-Kontakt-Formular:** Anfrage-Nr. DPA 001064TZ
- **Hinweis auf Ärzteverband:** derzeit keine Angaben verfügbar
- **La Vie-Datenblatt-Nr.:** PA 001064

Eye Movement Desensitization and Reprocessing (EMDR)

Was ist Eye Movement Desensitization and Reprocessing (EMDR)?
Die Methode des Eye Movement Desensitization and Reprocessing ist eine Therapie von traumatischen Erlebnissen und Störungen mit typischen Verarbeitungssymptomen wie: sich aufdrängende Erinnerungen an ein belastendes Ereignis mit Schlafstörungen, Alpträumen und massiver Angstsymptomatik, die auftreten können bei Katastrophen- und Verbrechensopfern, nach Unfall oder Vergewaltigung. Die Methode wurde 1989 von Frau Dr. F. SHAPITO entwickelt und zunächst bei Vietnam-Kriegsveteranen mit erstaunlichem Erfolg eingesetzt. Seither ist die Wirkung dieser Psychotherapiemethode der Augenbewegung in vielfachen wissenschaftlichen Untersuchungen bestätigt worden, ohne dass ein genaueres Wirkprinzip erkennbar wurde. „Das Studium der Methode öffnet neue Türen unseres Verständnisses des menschlichen Geistes." (S. Lazrove, Yale Universität, USA).

Wobei kann die EMDR-Therapie helfen?
- Belastungsstörungen als Folge traumatisierender Ereignisse mit:
- massiven Ängsten und Panikanfällen, Schlafstörungen und Alpträumen
- sich aufdrängenden Erinnerungen an ein belastendes Ereignis
- Kontrollverlust und Hilflosigkeit
- Depressionen und resignativem Rückzug
- Angstzustände nach Schusswaffengebrauch im Dienst etc.

Wie geht die EMDR-Therapie vor sich?
Die traumatisierenden Ereignisse werden eingebettet in der Regel in tiefenpsychologische Psychotherapiegespräche in denen der traumatisierende Affekt wieder belebt wird auf verschiedenen Erlebnisbereichen wie: a) einem Bild der traumatischen Erinnerung, b) der damit in Verbindung stehenden negativen Selbstaussage (ich habe es nicht geschafft), und c) einer mit der Erinnerung auftretenden Körperempfindung als Angstäquivalent (Herz-Kreislauf-Sensationen, Magen-Darm-Symptomatik etc.). Danach führt der Patient unter Anleitung des Therapeuten in mehreren Sitzungen Sequenzen von 20 bis 30 *bilateralen* Augenbewegungen durch. Als eine Arbeitshypothese wird vermutet, dass der emotional wieder belebte traumatisierende Affekt durch Augenbewegungen zwischen den beiden Hirnhälften gleichsam „kurzgeschlossen" wird.
Bei Therapieerfolg erinnert sich der Patient noch genau an die Ereignisse, der traumatisierende Affekt ist jedoch wie „gelöscht", so dass die posttraumatischen Belastungssituationen weitgehend abklingen. Ein kurzer stationärer Aufenthalt besonders bei ausgeprägter posttraumatischer Belastungsreaktion ist empfehlenswert.

Kosten der Therapie:
Für Kassenpatienten kostenlos. Für Privatpatienten € 80,-- pro Sitzung.

- **Literaturhinweise:** derzeit nur Fachliteratur verfügbar
- **Therapeuten-Kontakt-Formular:** Anfrage-Nr. DPA 001062 TK
- **Therapiezentren-Kontakt-Formular:** Anfrage-Nr. DPA 001062TZ
- **Hinweis auf Ärzteverband:** derzeit keine Angaben verfügbar
- **La Vie-Datenblatt-Nr.:** PA 001062

Farbfolien-Energiekarten-Therapie

Was ist die Farbfolien-Energiekarten-Therapie?
Die Farbfolien-Energiekarten-Therapie stellt eine äußerst sanfte, feinstoffliche „Heilweise" für die bioenergetische Umwandlung von Körper, Geist und Seele dar. Mit diesem System wurde eine Möglichkeit geschaffen, sich den energetischen Änderungen und den mannigfaltigen Umweltbelastungen anzupassen. Licht und Farben sind reine Informationen; Informationen sind nichts anderes als Energie.

Betrachten wir die Biokommunikation der lebenden Zellen, so ist vorrangig das Licht in seinen verschiedenen Frequenzen – und damit die Farben – die Sprache, mit der die Zellen, Organe und Systeme miteinander kommunizieren. Gemäß dem hermetischen Gesetz: „wie oben so unten", spiegelt sich der Schwingungscharakter der Umgebung ganz getreu in jeder Zelle unseres Körpers wider.

Bei der Farbfolien-Energiekarten-Therapie wird ein Energiemuster oder -impuls aufgrund seiner Resonanzbeziehung auf die Ebene der Farbschwingungen übertragen und in einer Folie bzw. Farbkarte mit einer ganz bestimmten Farbsequenz festgehalten. Die Farbe, d.h. der Energieimpuls, der von der Farbfolien-Karte abgegeben wird, kann dann auf der vom Körper benötigten Ebene die Eigenschwingung anregen, die gestört ist. So besteht die Möglichkeit im Falle einer Krankheit den Gesundungsprozess zu unterstützen.

Wobei kann die Farbfolien-Energiekarten-Therapie helfen?
- Harmonisierung und Regeneration
- Anregung der Vitalenergie
- Unterstützung von Nerven, Drüsen, Organen sowie der Psyche
- Unterstützung aller Therapien
- Lösung von Therapieblockaden

Wie geht die Farbfolien-Energiekarten-Therapie vor sich?
Die Austestung und individuelle Herstellung der benötigten Farbfolien erfolgt durch einen in der Farbtherapie ausgebildeten Therapeuten.
Es stehen 22 Farbenergien zur Verfügung. Farbfolien werden am Körper getragen oder auf Körperbereiche aufgelegt, wodurch dem Körper harmonisierende und regenerierende Schwingungen zugeführt werden.

Kosten der Therapie:
€ 155,-- bis € 220,-- je nach individueller Austestung mit Farbstatus und Energie-Karte(n).
€ 355,-- Farbtherapie-Seminar (plus Schulungsmaterial) auch für interessierte Nicht-Therapeuten zur Eigenanwendung.

- **Literaturhinweise:** siehe Seite 230
- **Therapeuten-Kontakt-Formular:** Anfrage-Nr. DPA 001067 TK
- **Therapiezentren-Kontakt-Formular:** Anfrage-Nr. DPA 001067TZ
- **Hinweis auf Ärzteverband:** derzeit keine Angaben verfügbar
- **La Vie-Datenblatt-Nr.:** PA 001067

Farbtherapie

Was ist Farbtherapie?

Therapie mit Farben ist seit Menschengedenken Teil auch des medizinischen Grundwissens. Die systemische Spektro-Chrom-Farbtherapie, die vor nunmehr 100 Jahren von dem indischen Arzt und Forscher DINSHAH P. GHADIALI (1873-1966) entwickelt wurde, basiert auf der meist großflächigen direkten Bestrahlung der Haut mit farbigem Licht. Da die Farbinformationen über den Blut- und Lymphkreislauf im gesamten Körper verteilt werden, wird die Methode systemisch genannt. Sie wirkt also nicht über Augen oder Gehirn, sondern direkt auf alle Zellen im Körper.

Die Farbpunktur nach PETER MANDEL wendet die Farben über die Akupunkturpunkte an, was wesentlich angenehmer und häufig effektiver ist als die Nadelakupunktur. Die Syntonics-Methode nach dem amerikanischen Augenarzt H. R. SPITLER verwendet Brillen mit entsprechend gefärbten Gläsern, die von den Patienten einige Minuten bis Stunden täglich getragen werden. Allen Methoden ist gemeinsam, dass dem Körper bestimmte Informationen über die Farbschwingungen mitgeteilt werden, die die körpereigenen Heilungsvorgänge unterstützen können.

Wobei kann die Farbtherapie helfen?
- chronische Erkrankungen wie Diabetes, Bluthochdruck, Bronchitis
- akute und chronische Erkrankungen der Haut, Verbrennungen
- Asthma, Allergien und Abwehrschwäche
- Herz-Kreislauf-Erkrankungen
- neuro- und psychovegetative Störungen, Stress, Schlafstörungen
- *adjuvant* bei Tumoren, Reduktion der Nebenwirkungen von Radio- und Chemotherapie

Wie geht die Farbtherapie vor sich?

Der Therapeut entscheidet je nach Krankheitsbild, welche Methode und welche Farbkombinationen zur Anwendung kommen. Während die Farbpunktur meistens vom Therapeuten durchgeführt wird, können die anderen Methoden nach Anleitung auch zuhause vom Patienten durchgeführt werden. Für die systemischen Anwendungen (Ganzkörper-Bestrahlungen) ist ein angenehm warmer Raum erforderlich, in dem die Patienten unbekleidet liegen können.

Die Anwendungen werden in akuten Fällen höchstens zweimal täglich bis zu einer Stunde durchgeführt, bei chronischen Erkrankungen sollte behutsam mit ein bis zwei Behandlungen pro Woche begonnen werden.

Kosten der Therapie:

Je nach Methode und Aufwand € 25,-- bis € 75,-- pro Behandlung.

Literaturhinweise: siehe Seite 230
Therapeuten-Kontakt-Formular: Anfrage-Nr. DPA 001068TK
Therapiezentren-Kontakt-Formular: Anfrage-Nr. DPA 001068TZ
Hinweis auf Ärzteverband: derzeit keine Angaben verfügbar
La Vie-Datenblatt-Nr.: PA 001068

Feldenkrais-Methode

Was ist die Feldenkrais-Methode?
Die nach dem Physiker MOSHÉ FELDENKRAIS (1904-1984) benannte Lernmethode berücksichtigt in besonderer Weise neurophysiologische, wahrnehmungs- und lernpsychologische Aspekte menschlicher Bewegung. Danach ist Bewegung eine ebenso elementare menschliche Tätigkeit wie Denken und Fühlen. Sie wird vom Zentralnervensystem gesteuert und kontrolliert und ist der eigenen Wahrnehmung zugänglich. Mit Hilfe bewusster Wahrnehmung kann das bereits in der frühesten Kindheit mögliche, ursprüngliche Bewegungslernen reaktiviert werden. Schrittweise können ein sicheres Gefühl für angenehme und leichte Bewegungsqualität vermittelt und ein realistischeres Körperbild entwickelt werden. Neue Bewegungsmöglichkeiten werden erforscht und stehen zunehmend als Alternativen einer ökonomischen, leichteren und angenehmeren Neuorganisation von Bewegung und Haltung zur Verfügung.
Darüber hinaus scheinen Selbstwertgefühl, Selbstsicherheit, Ichbild und andere psychologische Aspekte positiv beeinflusst zu werden. Die Teilnahme am Unterricht ist jedem Menschen ohne besondere Voraussetzungen möglich.

Wobei kann die Feldenkrais-Methode helfen?
- Bewegungs- und Wahrnehmungsstörungen
- Lernbehinderungen bei Kindern
- neurologische und psychosomatische Störungen
- rheumatische und degenerative Erkrankungen des Bewegungsapparates
- Überbeanspruchungs-Syndrome bei Sportlern, Musikern, Künstlern, Arbeitern und Angestellten

Wie geht die Feldenkrais-Methode vor sich?
Während die Teilnehmer im Gruppenunterricht („Bewusstheit durch Bewegung") auf Anregung des Feldenkrais-Lehrers eigene Bewegungen erproben und die Wirkungen auf ihre Bewegungsorganisation beobachten, wird der Klient im Einzelunterricht („Funktionale Integration") durch den Lehrer so berührt und bewegt, dass die neuromuskuläre Gesamtorganisation des Körpers verbessert wird. Die Feldenkrais-Methode arbeitet nicht direktiv und vermeidet Korrekturen oder Modellvorgaben. Im Vordergrund stehen nicht Verhaltensregeln, sich auf eine bestimmte Art zu bewegen.
Vielmehr werden die Schüler schrittweise zur sicheren Unterscheidung von qualitativ angenehmer Bewegung angeleitet und zur selbständigen und individuellen Entwicklung neuer Bewegungsmöglichkeiten und Problemlösestrategien angeregt.

Kosten der Therapie:
Gruppenstunde ca. € 10,-- bis € 15,--; Einzelstunde ab € 50,--
Einige Krankenkassen erstatten die Kosten ganz oder teilweise.

- **Literaturhinweise:** siehe **Seite 230**
- **Therapeuten-Kontakt-Formular:** Anfrage-Nr. DPA 001069 TK
- **Therapiezentren-Kontakt-Formular:** Anfrage-Nr. DPA 001069TZ
- **Hinweis auf Ärzteverband:** derzeit keine Angaben verfügbar
- **La Vie-Datenblatt-Nr.:** PA 001069

Felke-Kur

Was ist eine Felke-Kur?
Pastor FELKE (1856-1926) entwickelte durch die sinnvolle Anwendung der vier tragenden Faktoren: Lehm, Wasser, Licht und Luft, ergänzt durch *lactovegetabile* Vollwertkost und Ordnungstherapie ein erfolgreiches Naturheilsystem. Beim Lehmbad, als wichtigstem und charakteristischstem Bestandteil der Kur, ist der Körper bis zu den Rippenbögen in Lehmbrei eingetaucht. Durch thermische und mechanische Einwirkung (Litergewicht des Lehms 1900 g) werden im Körper eine Vielzahl reflektorischer Regulationsmechanismen in Gang gesetzt. Die Wasseranwendungen werden in Form der für die Felke-Kur charakteristischen so genannten Sitz-Reibebädern durchgeführt.
In speziellen flachen Wannen, die etwa 10 cm hoch mit kaltem Wasser gefüllt sind, sitzen die Kurenden und schöpfen das Wasser mit den Händen ca. 50-100 mal gegen den Bauch und Oberkörper. Die Licht- und Luftbäder werden in den Badeparks je nach Witterung unbekleidet, nach Geschlechtern getrennt, dosiert durchgeführt. Massagen, Packungen, Wanderungen, Unterhaltung und Vorträge runden die Behandlung ab.

Wobei kann die Felke-Kur helfen?
- chronische Herz- und Kreislauferkrankungen, Durchblutungsstörungen
- Erkrankungen der Verdauungsorgane, Nahrungsmittelallergien
- Gelenk- und Wirbelsäulenerkrankungen
- vegetative Störungen
- Stoffwechselstörungen, hormonelle Störungen
- Abwehrsteigerung

Wie geht die Felke-Kur vor sich?
Nach der Eingangsuntersuchung werden der Kurplan erstellt und die einzelnen Anwendungsformen nach Art und Häufigkeit indiv. festgelegt. Der Tagesablauf beginnt gleich nach dem Aufstehen mit einem Sitz-Reibebad, danach Gymnastik und Frühstück. Im Laufe des Vormittags je nach Verordnung ein Bad in mit Lehm gefüllten Gruben. Der Kurende sitzt ca. 30-60 Minuten darin, schabt nach dem Ausstieg den noch anhaftenden Lehm grob ab, lässt den Rest eintrocknen und rubbelt ihn dann in frischer Luft vollständig ab (Massagewirkung). Bei kalter Witterung können die Lehmbäder in geheizten Hallen appliziert werden. Zu den drei Mahlzeiten wird entschlackende Vollwertkost gereicht, doch kann eine Fastenkur mit Gemüsesäften, Suppen und zusätzlichen Darmspülungen bei entsprechender *Indikation* mit der Kur verbunden werden. Eine Dauer von ein bis vier Wochen ist für die Kur angezeigt, durchschnittlich sind es 21 Tage.

Kosten:
Arztkosten und Sanatoriumsaufenthalt.

Literaturhinweise: derzeit nur Fachliteratur verfügbar
Therapeuten-Kontakt-Formular: Anfrage-Nr. DPA 001070 TK
Therapiezentren-Kontakt-Formular: Anfrage-Nr. DPA 001070TZ
Hinweis auf Ärzteverband: derzeit keine Angaben verfügbar
La Vie-Datenblatt-Nr.: PA 001070

Fiebertherapie

Was ist die Fiebertherapie?
Das Fieber stellt im Rahmen der unspezifischen Abwehrreaktionen des menschlichen Körpers auf zahlreiche Erkrankungen ein wichtiges Teilsymptom dar. Interessanterweise reduziert sich durch Infektionskrankheiten, die mit Fieber einhergehen, für die Betroffenen das Risiko, an Krebs zu erkranken. In der zweiten Hälfte des 19. Jahrhunderts gelang es unter anderem WILLIAM B. COLEY Krebspatienten durch die künstliche Erzeugung von *Erysipelen* erfolgreich zu therapieren. Heute sind nicht nur zahlreiche *immunmodulierende* Effekte des Fiebers bekannt, sondern auch eine große Anzahl von fiebererzeugenden Substanzen, so genannte *Pyrogene*. Hier werden mikrobielle Pyrogene, wie z.B. das Streptococcus haemolyticus Zellwandextrakt von viralen Pyrogenen unterschieden. Zu den viralen *Pyrogenen* gehören pflanzliche Substanzen (z.B. Viscum album), synthetische Stoffe (Lysergsäurederivate) und *Zytokine* (Interleukin-1).
Insbesondere über die den mikrobiellen Pyrogenen zugehörigen *Lipopolysaccharide* liegen eine Reihe von Studien vor, die immunstimulierende Effekte des Fiebers und eine Verbesserung der Therapieerfolge in der *Onkologie* nachweisen. Die Verabreichung der Pyrogene ist heute unter klinischen Bedingungen gefahrlos möglich.

Wobei kann die Fiebertherapie helfen?
- Erkrankungen des Bewegungsapparates, z.B. Polyarthritis, und der Atmungsorgane, z.B. Asthma bronchiale
- in der Onkologie, z.B. bei Lymphomen, Leukämie, Nierenzellkarzinomen, Ovarialkarzinomen und *Sarkomen* sowie Darm- und Brustkrebs

Wie geht die Fiebertherapie vor sich?
Die Pyrogene werden *subkutan*, intramuskulär oder intravenös injiziert. Wie bei normalem Fieber entsteht Schüttelfrost, der nach einer Viertelstunde einsetzt und zumeist nicht länger als eine Dreiviertelstunde anhält. Das künstlich erzeugte Fieber besteht mit Temperaturen unter 41°C für etwa drei Stunden. Während der gesamten Behandlung wird regelmäßig der Puls, der Blutdruck und die Körpertemperatur gemessen.
Die Patienten können bei Bedarf über eine Klingel jederzeit Hilfe herbeirufen. Oft entstehen unter der Behandlung Schmerzen im Tumorbereich sowie Kopfschmerzen. Auch Übelkeit, Muskelkrämpfe und Blutdruckanstiege können auftreten, sind allerdings gut behandelbar. Anschließend wird der Elektrolyt- und Flüssigkeitshaushalt ausgeglichen, so dass die Patienten spätestens einen Tag nach der Fiebertherapie frei von sämtlichen unerwünschten Wirkungen sind.

Kosten der Therapie:
Für Kassenpatienten kostenlos. Für Wahlleistungspatienten € 240,--

- **Literaturhinweise:** derzeit nur Fachliteratur verfügbar
- **Therapeuten-Kontakt-Formular:** Anfrage-Nr. DPA 001071 TK
- **Therapiezentren-Kontakt-Formular:** Anfrage-Nr. DPA 001071TZ
- **Hinweis auf Ärzteverband:** derzeit keine Angaben verfügbar
- **La Vie-Datenblatt-Nr.:** PA 001071

Frischzellentherapie *

Was ist eine Frischzellentherapie?
Die Frischzellentherapie wurde 1931 durch Prof. PAUL NIEHANS (1882-1971) begründet. Daraus entwickelte sich die Frischzellentherapie als biologische Behandlungsmethode, bei der fötale Zellen tierischer Herkunft durch intramuskuläre Implantationen verabfolgt werden. Als Spendertier hat sich die Gattung des gefleckten Bergschafes bewährt. Zur Anwendung gelangen Organe und Gewebeteilchen von ungeborenen Tierföten, die am Ende der Tragezeit und Abschluss ihrer Organentwicklung stehen.

Die Hauptgründe für die Verwendung fötaler Gewebe sind ihre geringe bis fehlende *antigene* Qualität sowie ihre hohe Konzentration an biochemischen Substraten und Enzymen. Die fachgemäß ausgeführten Implantationen von Frischzellen führen zur allgemeinen Regenerierung und Revitalisierung. Dabei bedeutet Revitalisierung zelltherapeutisch Verbesserung der Vitalität und damit die Steigerung der Aktivität, Stabilisierung des psychischen Geschehens und Zunahme der Widerstandskraft und Abwehrleistung.

Wobei kann die Frischzellentherapie helfen?
- Stress- und altersbedingter Leistungsabfall, psychophysisches Erschöpfungssyndrom,
- chronische degenerative und funktionelle Organerkrankungen
- Herz- und Kreislaufstörungen, Durchblutungsstörungen
- bei *allergischer Diathese*, wie Heuschnupfen, Asthma bronchiale, Störungen innersekretorischer Drüsen (Diabetes mellitus, sexuelle Störungen)
- vegetative und nervöse Funktionsstörungen aller Art, z.B. Schlafstörungen
- depressives Syndrom
- anlagebedingte Schädigungen und Entwicklungsstörungen im Säuglings- und Kindesalter, wie Mongolismus, frühkindliche Hirnschädigungen
- Zusatzbehandlung bei Krebserkrankungen nach Vorbehandlung

Wie geht die Frischzellenkur vor sich?
Zu Beginn erfolgt eine umfassende ärztliche Untersuchung sowie eine Laboruntersuchung, aufgrund deren Ergebnisse das individuelle Therapieprogramm für den einzelnen Patienten erstellt wird. Es folgt die Implantation der Frischzellen. Das Grundprogramm sieht eine Anzahl von etwa 45 verschiedenen Organ- und Gewebezellen vor, welche sich bei entsprechender *Indikation* erhöhen kann. Nach zwei Ruhetagen unter ärztlicher Beobachtung und einer Abschlussuntersuchung ist die Frischzellenkur nach 6 Tagen beendet.

Kosten:
Ca. € 1230,-- bis € 1300,-- je nach Anzahl der Injektionen, zuzüglich Arzthonorar und Unterbringung.

Lt. einem Beschluss des Bundesverfassungsgerichts vom 18.3.1997 wurde die Verordnung des Verbots der Frischzellenbehandlung durch die Bundesregierung aufgehoben, weshalb Frischzellen zunächst weiterhin verordnet werden dürfen.

- **Literaturhinweise:** derzeit nur Fachliteratur verfügbar
- **Therapeuten-Kontakt-Formular:** Anfrage-Nr. DPA 001073 TK
- **Therapiezentren-Kontakt-Formular:** Anfrage-Nr. DPA 001073TZ
- **Hinweis auf Ärzteverband:** siehe Seite 204 Nr. 16
- **La Vie-Datenblatt-Nr.:** PA 001073

Fußreflexzonentherapie

Was ist die Fußreflexzonentherapie?
Zu Beginn des 20. Jahrhunderts entwickelte sich die Reflexzonentherapie aus einem vermutlich jahrtausende alten indianischen Volkswissen, das intuitiv in verschiedenen Teilen der Erde gepflegt wurde. 1912 zeigte der amerikanische Arzt Dr. FITZGERALD therapeutische Zusammenhänge zwischen Füßen und Körper auf, indem er den Menschen in ein 10-Zonen-Rasterbild einteilte.
EUNICE INGHAM, eine amerikanische Masseurin, wandte sich in den dreißiger Jahren an gesundheitsbewusste Laien und nannte ihre Behandlung „Reflexology". Auf diesen Grundlagen entwickelte HANNE MARQUARDT seit 1968 zuerst in eigener Praxis und später in der Lehrstätte die Methode als Therapeutikum stetig weiter. Diese manuelle Behandlung ist heute eine differenzierte Therapie im „Mikrosystem Fuß" und stellt eine sinnvolle Alternative zur häufig überbetonten apparativen Patientenbehandlung dar. Sie wird von Therapeuten auf ärztliche Verordnung ausgeführt.

Wobei kann die Fußreflexzonentherapie helfen?
- akute und chronische Erkrankungen des Bewegungsapparates
- akute und chronische Beschwerden im Verdauungssystem
- Belastungen und Erkrankungen im *Urogenitaltrakt*
- Funktionsstörungen im Atmungs- und Herzbereich
- Kopfbelastungen verschiedenster Art und Genese

Wie geht die Fußreflexzonentherapie vor sich?
Es wird zu Beginn einer Serie von Behandlungen ein Erstbefund erstellt, der sich unterteilt in Sicht- und Tastbefund. Belastete Zonen werden mit speziellen therapeutischen Griffen behandelt, bei denen ein punktueller Reiz im Fußgewebe gesetzt wird. Reaktionen während der Behandlung sind Gradmesser für die passende Dosierung (Schmerz, feuchte Hände, Veränderungen in der Atem- und Herzfrequenz etc.).
Reaktionen in den Behandlungsintervallen zeigen die Veränderungen und Verbesserungen des Zustandes an (z.B. vermehrte Darm- und Nierentätigkeit, größere Beweglichkeit der Wirbelsäule, emotionale Stabilisierung). Mit dieser Ordnungs- und Regulationstherapie wird nicht die Krankheit bekämpft, sondern die Lebens- und Regenerationskraft unterstützt. Deshalb werden außer den Symptom- auch alle notwendigen Hintergrundzonen erfasst.

Kosten der Therapie:
Ca. € 25,-- bis € 40,-- pro Behandlung.

- **Literaturhinweise:** siehe **Seite 230**
- **Therapeuten-Kontakt-Formular:** Anfrage-Nr. DPA 001074 TK
- **Therapiezentren-Kontakt-Formular:** Anfrage-Nr. DPA 001074TZ
- **Hinweis auf Ärzteverband:** derzeit keine Angaben verfügbar
- **La Vie-Datenblatt-Nr.:** PA 001074

Gelopunktur nach Preußer

Was ist die Gelopunktur nach Preußer?
H. SCHADE fand Knotenbildungen im Bindegewebe, verursacht durch Kälteschäden bei Soldaten im Kriegswinter 1916/17 und nannte sie *Gelosen*. Die Veränderungen im Bindegewebe zeichnen sich durch Gelbildungen der extrazellulären Flüssigkeit aus. Gelosen finden sich auch im Kiefernbereich vornehmlich am Unterkiefer und intraoral im *Retromolarbereich*. Dr. WILHELM PREUSSER erkannte, dass mittels eines Nadelstiches in die Haut die darunter liegende Gelose zum Verschwinden gebracht werden kann. Nachdem dann das umgebende Gewebe sich leichter durchstreichen lässt, fühlt sich auch der entfernte Körperdeckenbereich entspannter an. Hierbei setzt eine vegetative Regulation und damit eine Auflösung von Fehlregulationen im *mesenchymalen* Grundsystem nach PISCHINGER ein, die über das *Vegetativum* am Patienten sofortige Wirkung zeigt.
PREUSSER machte REEH am Ende der 80er Jahre auf die Einwirkung des Softlaserstrahls bei Gelosen aufmerksam, der die Nadel ersetzen kann. Gerade bei der Anwendung im *intraoralen* Bereich (auch Mundakupunktur) wird diese Behandlungsart von den Patienten dankbar angenommen. Seit dieser Zeit gehört der Softlaser zum Repertoire PREUSSERS.

Wobei kann die Gelopunktur nach Preußer helfen?
- Schmerzen jeglicher Art
- Migräne
- Rheuma, *Ischialgien*, Unfall- und Operationsfolgen
  vor allem bei vegetativen Dysregulationen

Wie geht die Gelopunktur nach Preußer vor sich?
Gelosen finden sich durch *Palpation* der gut eingeölten Haut oftmals in der Umgebung von schmerzhaften Stellen. Diese werden durch den Stich mit einer Akupunkturnadel in die Haut über der Gelose oder mit dem Softlaser behandelt. Es werden z. B. beim Schulterarmsyndrom 5-10 Nadeln gesetzt, die Wirkung ist nach 3-6 Minuten durch *Palpations*befund schon nachweisbar. Eine *Ischialgie* umfasst die Behandlung des gesamten glutealen Bereiches. Die Nadelstichtechnik von PREUSSER ist fast schmerzfrei. Die Nadel wird zwischen Daumen und Mittelfinger gehalten, wobei die Spitze ca. 1 mm über die Fingerkuppe herausragt. Der Patient spürt den dumpfen Schlag der Fingerkuppe, die Nadelspitze kaum. Therapeuten, die Akupunktur und Neuraltherapie kombinieren, lassen oftmals die Gelopunktur in ihr Behandlungskonzept mit einfließen.

Kosten der Therapie:
€ 45,-- bis € 65,--

- **Literaturhinweise:** derzeit nur Fachliteratur verfügbar
- **Therapeuten-Kontakt-Formular:** Anfrage-Nr. DPA 001075 TK
- **Therapiezentren-Kontakt-Formular:** Anfrage-Nr. DPA 001075TZ
- **Hinweis auf Ärzteverband:** derzeit keine Angaben verfügbar
- **La Vie-Datenblatt-Nr.:** PA 001075

Hämatogene Oxidationstherapie (HOT/UVB) *

Was ist HOT/UVB?
Die von S. WIESNER 1971 entwickelte UVB und die von F. WEHRLI (1892-1964) in den Jahren 1935-1955 entwickelte HOT arbeiten mit der Bestrahlung von 50-100 ml Eigenblut durch ultraviolette Strahlen (UV-C), wobei es zu einer Aktivierung von Molekülen infolge der Photonenaufnahme kommt. Die primären Hauptwirkungen sind mit der Aktivierung von Sauerstoff zu erklären. Gegenüber den Ozon- und Sauerstofftherapien wird jedoch nicht nur Sauerstoff zugeführt oder aktiviert, sondern es werden auch das *Plasma* und die Zellen bestrahlt. Dabei entstehen aktivierende Verbindungen und katalytische Prozesse und Abwehrzellen werden aktiviert.

Wobei können HOT/UVB helfen?
- Durchblutungsstörungen der Beine, des Gehirns, des Herzens (Angina pectoris), des Auges, des Innenohres (*Tinnitus*)
- Störungen der Immunität wie Abwehrschwäche, Infektneigung, Allergien, Neurodermitis, Tumorimmunität
- Gerinnungsstörungen wie Thrombose, *paraneoplastisches* Syndrom

Wie gehen die HOT/UVB vor sich?
Bei der UVB werden 1 ml pro kg Körpergewicht venöses Blut mit dem darin enthaltenen Sauerstoff entnommen, bestrahlt und dann reinjiziert (15 Minuten). Bei der HOT werden 80 ml Blut mit medizinischem Sauerstoff aufgeschäumt, die Blasen bestrahlt und das blasenfreie Blut dann *retransfundiert* (45 Minuten). 5-10 Sitzungen sind notwendig.

Kosten der Therapie:
UVB € 25,-- bis € 55,--
HOT € 55,-- bis € 65,--

- **Literaturhinweise:** derzeit nur Fachliteratur verfügbar
- **Therapeuten-Kontakt-Formular:** Anfrage-Nr. DPA 001086 TK
- **Therapiezentren-Kontakt-Formular:** Anfrage-Nr. DPA 001086TZ
- **Hinweis auf Ärzteverband:** siehe **Seite 202** Nr. 3, **Seite 207** Nr. 28, 29
- **La Vie-Datenblatt-Nr.:** PA 001086

Hand- und Nageldiagnostik (Chirologie)

Was ist die Hand- und Nageldiagnostik?
Begründer der so genannten Chirologie ist ERNST ISSBERNER-HALDANE (1886-1966). Er veröffentlichte die Ergebnisse seiner jahrelangen Forschungen und statistischen Erhebungen erstmalig im Jahre 1921.
Die Handform, die Fingernägel und die Handlinien bilden die Grundlage für die Diagnose. Mittels dieser Methode lässt sich die Konstitution eines Menschen erkennen und bestimmen. Der Vorteil der Hand- und Nageldiagnostik liegt in der Früherkennung der Dispositionen eines Menschen betreffend Erbanlagen, Stoffwechsel, Widerstandsfähigkeit und Durchblutung.

Was kann mit der Hand- und Nageldiagnostik diagnostiziert werden?
- Erkennen der Konstitution/Disposition zu Erkrankungen
- Hinweise auf prophylaktische Maßnahmen

Wie geht die Hand- und Nageldiagnostik vor sich?
Das Handpaar wird innen und außen sorgfältig betrachtet und abgetastet. Es erfolgt ein erläuterndes und erklärendes Gespräch mit dem Klienten.

Kosten:
Ca. € 65,-- bis € 95,-- pro Sitzung inklusive begleitender Persönlichkeitsanalyse.

Literaturhinweise: siehe **Seite 231**
Therapeuten-Kontakt-Formular: Anfrage-Nr. DPA 001077 TK
Therapiezentren-Kontakt-Formular: Anfrage-Nr. DPA 001077TZ
Hinweis auf Ärzteverband: derzeit keine Angaben verfügbar
La Vie-Datenblatt-Nr.: PA 001077

Hara-Diagnostik

Was ist die Hara-Diagnostik?
In alten chinesischen Schriften erstmals erwähnt, wurde die Hara-Diagnostik in Japan weiterentwickelt. Hara (japanisch = Bauch) ist ein anatomischer Begriff und beschreibt die Körperzone zwischen Rippenbogen, Beckenknochen und Schambein.
Darüber hinaus ist Hara aber auch die Beschreibung für das Zentrum einer Person, die Mitte, und gibt damit einen Einblick in die gegenwärtige Verfassung eines Menschen, quasi wie er „im Leben steht". Die Diagnostik basiert auf reaktiven Bauchdeckenveränderungen, die der Konstitution des Patienten entsprechen, also für ihn typisch sind. Die dritte Bedeutung des Begriffs Hara ist das „Im Hara sein". Dies meint, sich von den fixierten Strukturen des Ich zu befreien und der Umwelt vollkommen absichtslos und ohne Wertung, d.h. innerlich zentriert, zu begegnen.

Was kann mit der Hara-Diagnostik diagnostiziert werden?
- die energetische Konstitution, der Typus
- chronische Schwächen einzelner Organ- und Funktionsbereiche

Wie geht die Hara-Diagnostik vor sich?
Zuerst wird bei dem liegenden Patienten die Spannung der Bauchdecke ertastet. Weiterhin wird auf Wärme, Kälte, Verfärbungen, Bauchnabelform und Puls der Bauchschlagader geachtet.
Schließlich ertastet man zuerst die oberen, dann die tieferen Muskelschichten und stellt Spannungsunterschiede und druckempfindliche Stellen fest. So erhält man Hinweise, ob energetische Störungen in einer oder mehreren Zonen vorliegen. Wichtig sind hierbei die Kenntnisse der „Fünf Wandlungsphasen" aus der chinesischen Medizin, da sie Anhaltspunkte geben über die Ursachen der Störung.

Kosten:
Die Diagnostik ist in der Regel Bestandteil einer der orientalischen Behandlungsmethoden (z.B. Shiatsu) und wird nicht einzeln abgerechnet.

- Literaturhinweise: siehe **Seite 231**
- **Therapeuten-Kontakt-Formular:** Anfrage-Nr. DPA 001078TK
- **Therapiezentren-Kontakt-Formular:** Anfrage-Nr. DPA 001078TZ
- **Hinweis auf Ärzteverband:** derzeit keine Angaben verfügbar
- **La Vie-Datenblatt-Nr.:** PA 001078

Harmonikale Therapie

Was ist die Harmonikale Therapie?
Die Harmonikale Therapie wurde von Dr. HANS WEIERS entwickelt und gründet sich auf Erkenntnisse, die aus der Tradition des harmonikalen Pythagoreismus und der Lehre der Harmonik von HANS KAYSER gewonnen wurden. Die Quintessenz lässt sich wie folgt ausdrücken: Es gibt in der Natur, in der Musik und im psychophysichen Organismus des Menschen identische Gesetze. Wir pflegen sie als Intervalle oder Intervallproportionen zu bezeichnen.

Harmonikale Therapie im weitesten Sinne umfasst Therapierichtungen, die mit künstlerischen Mitteln – Ton, Farbe, Form, Bild – mittelbar auf die Wiederherstellung eines gesunden Gleichgewichts einwirken. Harmonikale Therapie mit physikalischen Energieformen wirkt unmittelbar mit harmonischen Intervallen, vorwiegend der Quinte, aktivierend und Balance regulierend im Sinne der *Homoöstase*.

Wobei kann die Harmonikale Therapie helfen?
- *Apoplexie*folgen, *endokrine Dysfunktionen*, Entzündungen, *Ödeme*, Unfallfolgen, *vegetative Dystonie, Polyarthritis*
- Durchblutungsstörungen, Funktionsstörungen des Bewegungsapparates, *WS*-Syndrom
- Asthma bronchiale, funktionelle Herzbeschwerden, Entzündungen, Lymphstauungen,
- Schlafstörungen, Schmerzen verschiedener Art, Störfeldbelastung, Stressbelastungen

Wie geht die Harmonikale Therapie vor sich?
Es gibt verschiedene Geräte und Anwendungsmöglichkeiten wie z.B.:
1. Bioscillator-Wellen, die über zwei Elektroden an allen in Frage kommenden Körperstellen mit oder ohne Berührung angewandt werden. Für eine Ganzkörperbehandlung werden Zusatzelektroden an Füßen und Händen bzw. am Kopf angelegt, wodurch auch Störfelder neutralisiert werden können.
2. Die Hydrovibrator-Wassermassage für medizinische und private Bäder. Die im harmonischen Intervall pulsierende Wasserdruckwellen bringen das Körpergewebe wohltuend und schmerzlösend zum Mitschwingen.
3. Mit Balinduct wird durch körpernahe Einwirkung ein stabiles energetisches Gleichgewicht induziert. Balinduct kann mit allen Körperstellen direkt in Berührung gebracht oder/und nachts unter das Kopfkissen gelegt werden. Störfeldeinflüsse können reduziert werden. Das Gerät hat sich auch zur Qualitätsverbesserung von Wasser, Wein, Getränken und Lebensmitteln bewährt.

Kosten der Therapie:
Gerätepreise: Hydrovibrator € 60,-- ; Balinduct B96: € 60,-- bis € 80,--

---

- **Literaturhinweise:** siehe **Seite 231**
- **Therapeuten-Kontakt-Formular:** Anfrage-Nr. DPA 001079 TK
- **Therapiezentren-Kontakt-Formular:** Anfrage-Nr. DPA 001079TZ
- **Hinweis auf Ärzteverband:** derzeit keine Angaben verfügbar
- **La Vie-Datenblatt-Nr.:** PA 001079

Heilsynergetik

Was ist Heilsynergetik?
Die Methode der *Heilsynergetik* basiert auf der uralten Praxis des „Handauflegens". Dabei wird Vital-Energie aus dem kosmischen Elementar-Feld durch einen „Sender" (Medium, Vermittler) mittels Visualisation aufgenommen und an den „Empfänger" übertragen, um dessen Immun-system zu wecken und zu stärken.
Der Energiefluss ist von Sender wie Empfänger unmittelbar zu spüren (Wärme, Kribbeln, Symptomverstärkung etc.). Eine Diagnostik/Diagnose ist überflüssig, da der eigentliche Heilvorgang von den Selbstheilungskräften des Empfängers übernommen wird.

Wobei kann Heilsynergetik helfen?
- bei allen Arten von Erkrankungen
- Allergien, Verletzungen, Infektionen etc.
- zur Wirkungsverstärkung anderer Therapien

Wie geht Heilsynergetik vor sich?

Direktbehandlung: Der Empfänger sitzt oder liegt entspannt; der Sender stellt sich hinter ihn und hält die Hände ca. 6-10 cm über seinen Scheitel. Er stellt sich nun das Feld kosmischer Energie als einen Ozean von weißem Licht vor, holt daraus visuell einen Lichtstrom über seinen Scheitel durch Kopf, Arme und Hände und leitet ihn durch den Empfänger vom Scheitel durch die Füße und die Erde zurück in den Kosmos, um einen Kreislauf zu schließen.

Fernheilung: Hierzu bildet eine Gruppe durch Händeanfassen einen Kreis. Alle visualisieren den kosmischen Lichtstrom, lassen ihn 7 mal im Uhrzeigersinn durch die Gruppe kreisen und dann durch die Beine wieder ins Universum abfließen. Name, möglichst Alter und Ort des/der Leidenden werden genannt, zu ihm wird gezielt die Energie „gesendet".

Kosten der Therapie:
Entsprechend der Arbeitszeit.

Literaturhinweise: siehe **Seite 231**
Therapeuten-Kontakt-Formular: Anfrage-Nr. DPA 001080 TK
Therapiezentren-Kontakt-Formular: Anfrage-Nr. DPA 001080TZ
Hinweis auf Ärzteverband: derzeit keine Angaben verfügbar
La Vie-Datenblatt-Nr.: PA 001080

Hochfrequenz-Somato-Densitometrie (HF-SDM)

Was ist Hochfrequenz-Somato-Densitometrie?
Diese Diagnostik basiert auf einer Gewebedichte-Messung mit Hilfe hochfrequenter, elektromagnetischer Wellen. Das Verfahren, ursprünglich für die Geophysik entwickelt, wurde in den 50er-Jahren durch den Physiker Dr. MACHTS und den Arzt Prof. Dr. FISCHER erstmals zur Messung menschlicher Gewebe und Organe eingesetzt und Anthroposkopie genannt. Durch einen Generator wird ein elektromagnetisches Feld von äußerst geringer Energie erzeugt, das sich über den ganzen Körper ausbreitet. Mit Hilfe einer Sensor-Elektrode, die an bestimmten Messstellen angelegt wird, werden die Daten erfasst. Äußere Umwelteinflüsse oder individuelle Unterschiede der Patienten (z.B. Größe, Gewicht) werden durch Eichung annulliert, so dass objektive Messwerte entstehen. Ebenso haben die starken Schwankungen der Hautwiderstände keinen Einfluss auf die Ergebnisse.
Erfasst werden *hyperämische* Bezirke des Körpers (z.B. Entzündungen), *hypoämische* Bezirke (z.B. Gewebeverhärtungen) und *Hyper-* und *Dysfunktionen*, die Hinweise auf organische Störungen und Gewebeveränderungen geben können. Die Resultate sind objektiv und reproduzierbar. Die Messung ist für den Patienten nicht belastend.

Was kann mit der Hochfrequenz-Somato-Densitometrie diagnostiziert werden?
- Gewebe und Organe mit geringer Durchblutung
- Herde im HNO-Bereich und an der *Pleura*
- Schilddrüsenfunktionsstörungen
- Störungen der Bauchorgane
- Störungen der Wirbelsäule
- Hinweise auf maligne Dispositionen und Veränderungen

Wie geht die Hochfrequenz-Somato-Densitometrie vor sich?
Nach einem Gespräch wird entschieden, welche von den elf Computer- und sechs Handmessprogrammen durchgeführt werden. Über eine Sendeelektrode, die der Patient in der Hand hält, wird am Körper ein hochfrequentes Feld erzeugt. Mit einer Tastelektrode, die an Messpunkte der Haut angelegt wird, werden Spannungswerte in der Körpermitte erfasst und im Computer gespeichert. Je nach Programmanzahl werden 10 bis 60 Minuten dafür benötigt. Die Ergebnisse können vom Computer graphisch farblich auf schematischen Körperabbildungen dargestellt werden.

Kosten:
Die Messung an Teilgebieten ca. € 15,-- bis € 30,--
Die Gesamtmessung des Körpers (max. 17 Programme) ca. € 75,-- bis € 155,--

- **Literaturhinweise:** derzeit nur Fachliteratur verfügbar
- **Therapeuten-Kontakt-Formular:** Anfrage-Nr. DPA 001081 TK
- **Therapiezentren-Kontakt-Formular:** Anfrage-Nr. DPA 001081TZ
- **Hinweis auf Ärzteverband:** derzeit keine Angaben verfügbar
- **La Vie-Datenblatt-Nr.:** PA 001081

Holopathie

Was ist Holopathie?

Der Holopathie liegt die Erkenntnis zugrunde, dass jede chronische Erkrankung vor der organischen Manifestation im Gehirn abläuft. Da das Gehirn wie jedes andere Organ Stoffwechsel und Energie benötigt, lassen sich die biochemischen und energetischen Blockaden des Zentralnervensystems in der Holopathie über Testpunkte erfassen und gezielt therapieren. Die Basis ist eine effiziente *Mesenchym*-Entgiftung und Organotherapie. Zur Realisierung dieser Erkenntnisse bietet die Holopathie seit 1987 ein Therapiegerät an. Seit 1994 gibt es ein Computersystem, das aus den Messdaten die passenden *Similes* und Geräteeinstellungen des Patienten berechnet.

Das System ist mit digitaler Homöopathie gekoppelt und bietet ca. 5000 Substanzen (z. B. Homöopathika, *Nosoden*, Umweltgifte) für Testung und Therapie. Die Substanzen sind in zahlreichen Potenzen, aber auch in Inversion und im Potenzakkord verfügbar. E-Smog wird bei allen Schwingungssignalen digital neutralisiert.

Wobei kann die Holopathie helfen?
- chronische und degenerative Erkrankungen
- Immunschwäche, chronische Infekte, Ausleitungstherapie
- Begleittherapie bei Tumoren
- Allergie, Ekzeme, Neurodermitis, *Ulcera*, etc.
- hormonelle Störungen, Gedeihstörungen der Kinder
- Wirbelsäulensymptonie, *Arthritiden* und *Arthrosen*
- Verletzungen, Sportmedizin, Präventivmedizin

Wie geht die Holopathie vor sich?

Es erfolgt die Messung der Nosoden und deren Stärke (ob nur organo-*mesenchym* oder auch neurotoxisch) und die Bestimmung der energetischen Kennzahl des Patienten (computergestützt). Der Computer leitet daraus automatisch alle passenden Similes ab. Die gefundenen *Nosoden* werden im Potenzakkord (oder, wenn gewünscht, in der Inversion) wiedergegeben und zusammen mit den errechneten Similes an das Therapiegerät übertragen. Das Therapiegerät wird nach der gewonnenen Kennzahl eingestellt und es erfolgt die Übertragung aller gefundenen Nosoden und Similes auf den Patienten.

Zudem erfolgt ein Ausdruck aller errechneten Spurenelemente, Pflanzen und Vitamine (Apothekenrezept).

Kosten der Therapie:

Ca. € 125,-- bis € 185,-- in der Ersttherapie.
Ca. € 65,-- bis € 125,-- für die Folgetherapien.

Literaturhinweise: siehe **Seite 231**
Therapeuten-Kontakt-Formular: Anfrage-Nr. DPA 001082 TK
Therapiezentren-Kontakt-Formular: Anfrage-Nr. DPA 001082TZ
Hinweis auf Ärzteverband: siehe **Seite 206** Nr. 25
La Vie-Datenblatt-Nr.: PA 001082

Homöopathie *

Was ist Homöopathie?

Dr. SAMUEL HAHNEMANN (1755-1843) begründete 1796 die Homöopathie mit der Veröffentlichung seines Aufsatzes „Versuch über ein neues Prinzip zur Auffindung der Heilkräfte der Arzneisubstanzen nebst einigen Blicken auf die bisherigen".

Er schilderte darin die Prüfung der Arznei an gesunden Probanden, um ihren unverfälschten und vollen Wirkungskreis kennen zu lernen als Voraussetzung für die Anwendung am Kranken. Das Gesamtkonzept der Homöopathie beruht auf dem Wissen, dass Arzneimittel ähnliche Krankheiten heilen, die bei Anwendung am gesunden Menschen hervorgerufen werden können. In Diagnostik und Therapie geht die Homöopathie grundsätzlich systemisch vor, das heißt, sie bezieht nicht nur die krankheitsbedingten Symptome und Veränderungen ein, sondern sämtliche Bereiche des Kranken als einem Ganzen aus Körper, Seele und Geist. Der Begriff Homöopathie ist aus den griechischen Wortstämmen „homoios" = „ähnlich" und „pathos" = Krankheit geformt und bedeutet sinngemäß Krankheitsähnlichkeit.

Wobei kann die Homöopathie helfen?

- alle Krankheiten, die noch keine chirurgische oder intensivmedizinische Behandlung benötigen
- akute Krankheiten wie bakterielle oder virale Infekte
- chronische Krankheiten wie Neurodermitis, Asthma bronchiale, *Colitis*, rheumatische Erkrankungen u.a.
- begleitend bei Krebserkrankungen

Wie geht die Homöopathie vor sich?

Durch ein ausführliches Krankenstudium wird ein möglichst exaktes Bild der Krankheit und des Kranken in allen Facetten seines körperlich-seelisch-geistigen Seins erstellt. Dieses Bild wird in Analogie (= Ähnlichkeit) gesetzt zu dem bekannten Wirkungsbild der Arznei. Dazu werden meist Hilfsmittel wie *Repertorium* und Arzneimittellehre (auch durch EDV) benötigt. Durch das spezielle Herstellungsverfahren (Potenzierung = Verreibung oder Verschüttelung) kann die Arznei in geringen Substanzmengen eingesetzt werden, wodurch toxische Nebenwirkungen praktisch ausgeschlossen sind.

Die Homöopathie ist somit charakterisiert durch Arzneianwendung nach dem Ähnlichkeitsprinzip, durch Arzneiprüfung an gesunden Personen und durch Verabreichung der kleinstmöglichen Arzneigabe nach speziellen Herstellungsverfahren (Potenzieren).

Kosten der Therapie:

Als anerkannte Methode ist die Homöopathie Bestandteil der privaten Gebührenordnung für Ärzte (GOÄ).

- **Literaturhinweise:** siehe Seite 232 f.
- **Therapeuten-Kontakt-Formular:** Anfrage-Nr. DPA 001083 TK
- **Therapiezentren-Kontakt-Formular:** Anfrage-Nr. DPA 001083TZ
- **Hinweis auf Ärzteverband:** siehe **Seite** 204 Nr. 13, 16, **Seite** 205 Nr. 22, **S.** 206 Nr. 25, **S.** 207 Nr. 29
- **La Vie-Datenblatt-Nr.:** PA 001083

Homöosiniatrie

Was ist Homöosiniatrie?
Homöosiniatrie ist die praktische Kombination aus Klassischer Homöopathie und Traditioneller Chinesischer Medizin. Insofern werden die Prinzipien der Traditionellen Chinesischen Medizin (siehe Akupunktur) und der Klassischen Homöopathie zum Wohle des Patienten zusammengefasst.

So geht es zum einen um die Arbeit an der individuellen Körperenergie (Qi), zum anderen geht es um die Anwendung von Arzneimitteln nach dem *Simile-Prinzip*.

Wobei kann die Homöosiniatrie helfen?
- Schmerzzustände, besonders funktioneller Art wie z. B. Kopfschmerz
- Schmerzen im Bereich der Bewegungsorgane, Gesichtsschmerzen, Rheuma
- allergische Erkrankungen wie Asthma und Heuschnupfen
- funktionelle Erkrankungen der inneren Organe
- Erschöpfungszustände
- vegetative Störungen wie z.B. Schlafstörungen
- *adjuvante* Therapie bei organischen Erkrankungen

Wie geht die Homöosiniatrie vor sich?
Grundlage ist der Akupunkturpunkt, der bei besonderer Empfindlichkeit für die Homöosiniatrie im Sinne der Injektionstherapie ausgewählt wird. Mit dem Aufsuchen der druck*dolenten* Akupunkturpunkte lassen sich die Regeln der Traditionellen Chinesischen Medizin einsetzen.

Durch die Krankengeschichte wird das genau passende Homöopathikum oder Komplexhomöopathikum ausgewählt und an den Punkt appliziert. Das Aufsuchen des Punktes wird in großer Genauigkeit vorgenommen, indem man das so genannte *Dechi*-Gefühl auch hier auslöst. Es sollte klar sein, dass diese Therapie in der Hauptsache für so genannte Schwächezustände in Frage kommt. Im Allgemeinen werden 6 Injektionsbehandlungen in Serie durchgeführt.

Kosten der Therapie:
Pro Behandlung wird die GOÄ-Ziffer 269a eingesetzt (€ 57,--)

- **Literaturhinweise:** derzeit nur Fachliteratur verfügbar
- **Therapeuten-Kontakt-Formular:** Anfrage-Nr. DPA 001084 TK
- **Therapiezentren-Kontakt-Formular:** Anfrage-Nr. DPA 001084TZ
- **Hinweis auf Ärzteverband:** derzeit keine Angaben verfügbar
- **La Vie-Datenblatt-Nr.:** PA 001084

Homotoxikologie *

Was ist Homotoxikologie?
Die Homotoxikologie und antihomotoxische Medizin wurde von Dr. med. HANS-HEINRICH RECKEWEG (1905-1985) in den Jahren 1948 bis 1949 ins Leben gerufen. RECKEWEG hatte während seiner Tätigkeit als homöopathischer Arzt erkannt, dass einige chronische Krankheitsbilder mit den klassischen Medikamenten der Schulmedizin und auch der Einzelmittel-Homöopathie nur schwer zu beeinflussen waren.
Die Krankheitsursachen fand er als Folge von Homo*toxin*belastungen. Homotoxine sind beispielsweise Krankheitserreger oder auch Schadstoffe in unserer Umwelt, der Nahrung sowie eigene Stoffwechselprodukte. Die Überladung des Körpers mit Homotoxinen führt zu Reaktionen, die in sechs Phasen eingeteilt werden können. Die ersten drei Phasen der Schadstoffabwehrreaktion (*humorale* Phasen: Exkretion, Reaktion und Deposition) sind Phasen, in denen der Körper noch große Selbstheilungskräfte hat.
Bei fortbestehender Schadstoffbelastung gelangen diese in die Zelle, so dass in den drei zellulären Phasen (Imprägnation, Degeneration und Entdifferenzierung) die Zelle zunehmend geschädigt wird, degeneriert oder auch entartet. Die von RECKEWEG eingesetzten antihomotoxischen Medikamente (Antihomotoxika) geben dem Körper durch Anregung der Abwehrkräfte die Voraussetzung, eingedrungene oder gespeicherte Homotoxine wieder auszuscheiden.

Wobei kann die Homotoxikologie helfen?
- chronische und degenerative Erkrankungen
- Erkrankungen des rheumatischen Formenkreises, *Arthrosen, Arthritiden*
- Schwindel
- Erkrankungen durch Umwelteinflüsse
- akute Erkrankungen wie z.B. Erkältungskrankheiten, Sportverletzungen

Wie geht die Homotoxikologie vor sich?
Die Antihomotoxika sind homöopathische Kombinationspräparate und können eine Rückbildung des Krankheitsgeschehens bewirken. Sie enthalten mehrere, meist pflanzliche und mineralische Wirkstoffe und lassen sich wie im schulmedizinischen Bereich nach Anwendungsgebieten einsetzen. Der Arzt erspart sich die oft zeitaufwendige Suche nach dem Einzelmittel, wie sie in der klassischen Homöopathie üblich ist.
Neben den bekannten homöopathischen Einzel- und Komplexmitteln verwendet die antihomotoxische Medizin auch Suis-Organpräparate, Katalysatoren, *Nosoden* und homöopathisierte *Allopathika*.

Kosten der Therapie:
Bis auf wenige Ausnahmen sind die Präparate erstattungsfähig.

- **Literaturhinweise:** siehe **Seite 233**
- **Therapeuten-Kontakt-Formular:** Anfrage-Nr. DPA 001085TK
- **Therapiezentren-Kontakt-Formular:** Anfrage-Nr. DPA 001085TZ
- **Hinweis auf Ärzteverband:** siehe **Seite 204** Nr. 16, **Seite 205** Nr. 22, **Seite 206** Nr. 24
- **La Vie-Datenblatt-Nr.:** PA 001085

Hypnose

Was ist Hypnose?
Eine allgemeingültige Definition dieser ca. 6000 Jahre alten Therapiemethode ist noch nicht gefunden worden, was vor allem daran liegt, dass die hypnotische Versenkung vom Behandelten ganz unterschiedlich erlebt wird. Einzelne Hypnosephänomene können jedoch wie folgt beschrieben werden:
die Katalepsie = das Beibehalten vorgegebener Körperstellungen selbst in unbequemen Lagen
die Hypermnesie = erhöhte Erinnerungsleistung (z.B. zum Aufdecken verdrängter Erlebnisse oder zur Steigerung der Lernleistung)
Hypästhesie (Schmerzminderung) und **Anästhesie** (Schmerzaufhebung)
Altersregression = Altersrückführung
(z.B. zum Aufdecken von verdrängten Kindheitserlebnissen)

Dies ist eine Auswahl der Phänomene, die in der Hypnose auftreten können und dann zu therapeutischen Zwecken genutzt werden können.

Wobei kann Hypnose helfen?
- akute und chronische Schmerzen (*Trigeminusneuralgie*, Phantomschmerz, Spannungskopfschmerz, Migräne, rheumatisch bedingte Schmerzen etc.)
- psychisch beeinflussbare Erkrankungen (z.B. funktionelle Herzrhythmusstörungen, Asthma bronchiale, *Colitis ulcerosa*, Prämenstruelles Syndrom, Neurodermitis, Warzen, etc.)
- Angstsymptome (z.B. Examensangst, Errötungsfurcht, Lampenfieber etc.)
- Sucht und Zwangssymptome (Mager-, Fress- und Nikotinsucht)
- Schlafstörungen
- Unterstützung der Psychotherapie, Begleittherapie bei Organerkrankungen
- Sexualstörungen
- Stärkung der Widerstandskraft

Wie geht die Hypnosetherapie vor sich?
Zunächst wird ein aufklärendes Gespräch zwischen Therapeut und Patient geführt. Dabei soll eine tragfähige Therapeut-Patient-Beziehung hergestellt werden. Nach weiterer Abklärung der Symptome erfolgt eine Prüfung auf Hypnosefähigkeit (Suggestibilitätsprüfung), in der sich 80% bis 90% der Patienten als gut und sehr gut zu hypnotisieren erweisen. Die Hypnosetherapie ist mit anderen Behandlungsmethoden kombinierbar und wird häufig in eine Selbsthypnose (Autogenes Training) überführt.

Kosten der Therapie:
€ 15,-- bis € 30,--.

- **Literaturhinweise:** siehe **Seite 233 f.**
- **Therapeuten-Kontakt-Formular:** Anfrage-Nr. DPA 001087 TK
- **Therapiezentren-Kontakt-Formular:** Anfrage-Nr. DPA 001087TZ
- **Hinweis auf Ärzteverband:** derzeit keine Angaben verfügbar
- **La Vie-Datenblatt-Nr.:** PA 001087

Irisdiagnostik

Was ist eine Irisdiagnostik?
Entdecker der Irisdiagnostik ist der Ungar VON PECZELY (1822-1922). Als Techniker, der sich nebenbei mit medizinischen Fragen beschäftigte, veröffentlichte er als erster ein Buch mit dem Titel „Entdeckung auf dem Gebiete der Natur- und Heilkunde. Anleitung zum Studium der Diagnose aus dem Auge".
Als weitere Pioniere gelten der deutsche Pastor FELKE (1856-1926) und dessen Zeitgenosse, der schwedische Pastor LILIEQUIST.
Aufgrund der feinen Strukturierung der Regenbogenhaut und der Verteilung eingelagerter Farbstoffe ermöglicht die Irisdiagnostik Veranlagungen aufzuzeigen, die die Richtung einer möglichen Krankheitsentwicklung beim Menschen erahnen lassen. Ebenso gestattet sie, Stoffwechselentgleisungen, genetisch angelegte Schwachstellen und Funktionsstörungen bestimmter Organe und Organgruppen frühzeitig zu erkennen. Viele Therapeuten ordnen den Zeichen im Auge bestimmte homöopathische Medikamente zu und versuchen hierdurch, eine Art Konstitutionstherapie zu betreiben.
Die Irisdiagnostik ist als Präventivmedizin zu werten, durch welche chronische Krankheitsprozesse vorzeitig erkannt und therapiert werden können. Sie ist eine Hinweisdiagnostik, bei der aufgrund eines unbestimmten Zeitfaktors das im Auge gesetzte Zeichen nicht unbedingt schon zu einer Störung oder einer Erkrankung geführt haben muss oder jemals führen wird.

Was kann mit der Irisdiagnostik diagnostiziert werden?
- Stoffwechselstörungen und konstitutionelle Schwachstellen
- unklare, mit schulmedizinischen Methoden nicht fassbare Erkrankungen
- *psycho-vegetative* Störungen
- Stoffwechselentgleisungen und Funktionskreisstörungen

Wie geht die Irisdiagnostik vor sich?
Nach der Aufnahme der Krankengeschichte wird mit einem so genannten Irismikroskop die Irisstruktur untersucht. Es erfolgt die Bestimmung und Beschreibung der Iriskonstitution. Die Organen zugeordneten Regionen im Bereich der Iris werden auf genetisch bestimmte Organzeichen, auf segmentale Krankheitszeichen oder auf durch Pigmente bestimmte Krankheitszeichen untersucht. Zur Dokumentation werden beide Iriden fotografiert oder digital erfasst.

Kosten:
€ 55,-- bis € 120,-- für eine Erstdiagnostik (evtl. mit Therapieempfehlung) je nach apparativem und zeitlichen Aufwand.

- **Literaturhinweise:** siehe **Seite 234**
- **Therapeuten-Kontakt-Formular:** Anfrage-Nr. DPA 001088 TK
- **Therapiezentren-Kontakt-Formular:** Anfrage-Nr. DPA 001088TZ
- **Hinweis auf Ärzteverband:** derzeit keine Angaben verfügbar
- **La Vie-Datenblatt-Nr.:** PA 001088

Isopathie nach Enderlein

Was ist die Isopathie nach Enderlein?
Diese Form der Isopathie ist eine auf Forschungen von Prof. ENDERLEIN (1872-1968) zurückgehende mikrobiologische Therapie, welche tiefgreifend das innere Milieu des Organismus und der Zellen, aber auch die *Pathogenität* der Bakterien-, Pilz- und Virenentwicklung beeinflusst. Sie beruht auf der Realität und dem Denken des Pleomorphismus, welcher besagt, dass alle Zellen und Körperflüssigkeiten physiologisch mit Ur*symbionten* besiedelt sind. Diese haben zentralen Einfluss auf die Regulierung der Blut- und *interstitiellen Viskosität*, sowie auf die Funktionen des Immunsystems und der Zellatmung. Bei ungünstigen Milieubedingungen (Übersäuerung, Übereiweißung, Spurenelementmangel) können sie sich auch intrazellulär zu *pathogenen* Formen (*Kulminante* des Entwicklungszyklus´) entwickeln. Im Organismus können sich damit Bakterien, Viren und Pilze bilden. Bekannte *kulminante* Formen dieser Art sind vor allem die Pilze Mucor racemosus und Aspergilus niger, welche an der Entstehung vieler chronischer, auch karzinogener Krankheiten, Entzündungen, Infektanfälligkeiten und Allergien beteiligt sind.

Isopathische Arzneimittel, wie Mucokehl (Mucor racemosus), Nigersan (Aspergillus niger) und Albicansan (Candida albicans) enthalten *symbiontische* Bestandteile aus dem zyklogenetischen Entwicklungskreislauf der jeweiligen Spezies. Diese sind in der Lage, *pathogene Kulminante* im Organismus durch natürliche, nicht aggressive Kopulation (Vereinigung) abzubauen, um so auch komplexe Krankheitsbilder grundlegend auszuheilen.

Wobei kann die Isopathie nach Enderlein helfen?
- Immunschwächen und Infektanfälligkeit
- chronisch entzündliche und degenerative Krankheiten
- Herz- Kreislauferkrankungen
- bakterielle und *mykotische* Probleme, *Candida*
- Allergien/Nahrungsmittelallergien

Wie geht die Isopathie nach Enderlein vor sich?
Isopathie kann aufgrund der klinischen Daten durchgeführt werden. Die Wahl und die Dauer der Medikation wird optimal mit dem Verfahren der Blutdunkelfeldmikroskopie beurteilt. Die Therapiezeit ist bei akuten Erkrankungen kurz, kann jedoch bei tiefen chronischen Erkrankungen Monate und Jahre dauern.

Begleitend ist eine Regulation des Körpermilieus (Säure-, Basen-, Mineralstoff- Haushalt und Eiweißsituation) und eine Anregung des zellulären Immunsystems, bevorzugt mit bakteriellen *Immunstimulatoren*, erforderlich.

Kosten der Therapie:
Ca. € 25,-- bis € 300,-- je nach Dauer der Anwendungszeit.

- **Literaturhinweise:** siehe **Seite 234**
- **Therapeuten-Kontakt-Formular:** Anfrage-Nr. DPA 001089 TK
- **Therapiezentren-Kontakt-Formular:** Anfrage-Nr. DPA 001089TZ
- **Hinweis auf Ärzteverband:** derzeit keine Angaben verfügbar
- **La Vie-Datenblatt-Nr.:** PA 001089

Kalifornische Blütentherapie

Was ist die Kalifornische Blütentherapie?
Wegbereiter der Blüten-Therapie war Dr. EDWARD BACH (1886-1936), ein Londoner Arzt, der 1930 beschloss, seine Praxis aufzugeben, um eine Heilmethode zu entwickeln, die sich durch Einfachheit und vollkommene Naturverbundenheit auszeichnen und an der Ursache einer Krankheit ansetzen sollte. Auf intuitivem Weg entdeckte er die Heilkräfte von Blumen-, Busch- und Baumblüten, welche die Seele harmonisieren. Seit 1978 werden in Kalifornien weitere Studien über Blütenessenzen nach den von Dr. BACH aufgestellten Prinzipien betrieben. Nach und nach wurden immer mehr Blütenessenzen, die Kalifornischen Blüten, gefunden. Sie ermöglichen es dem Therapeuten, eine noch gezieltere Auswahl der wirkungsvollsten Essenzen zu treffen. Die Kalifornischen Blütenessenzen sind mittels Sonnenlicht auf reines Quellwasser übertragene Pflanzenkräfte, die mit seelischen Zuständen korrespondieren, Erkenntnis fördernd und heilwirksam sein können.

Wobei kann die Kalifornische Blütentherapie helfen?
- Förderung von Wachstumsprozessen auf neutraler und emotionaler Ebene
- zur Unterstützung bei allen Therapien
- Lösen von „Therapieblockaden"

Wie geht die Kalifornische Blütentherapie vor sich?
Das Gespräch ist die klassische Methode, um herauszufinden, welche Blütenessenzen sich für den jeweiligen Zustand eignen. Weitere Möglichkeiten sind die *Kinesiologie* und feinstoffliche Diagnostikverfahren, die zur Medikamententestung einsetzbar sind. In Stockbottles befinden sich hochpotenzierte Konzentrate der Essenzen, die aus Haltbarkeitsgründen immer mit einer Mischung aus Alkohol oder Obstessig und stillem Quellwasser verdünnt werden müssen. Man nimmt dann 4mal täglich je 4 Tropfen unter die Zunge ein. Da die Essenz der gesunden, positiven Schwingung der Energiepotentiale entspricht, hat die Aufnahme einer Essenz, deren zugehöriges Potential schon bzw. noch in der richtigen harmonischen Frequenz schwingt, keine Wirkung. Deshalb sind die Blütenessenzen völlig ungefährlich und unschädlich. Die Verwendung wird auch zum äußerlichen Gebrauch empfohlen. Sie können in Salben gemischt, als Essenz-Öle, auch als Badezusatz eingesetzt werden.
Es empfiehlt sich auch die Self-Heal-Creme, die in besonderem Maße die Selbstheilungskräfte motiviert. In der Regel sollten nie mehr als 4 bis maximal 6 Essenzen gleichzeitig eingenommen werden.

Kosten der Therapie:
Nach individuellem Zeitaufwand und Honorar- bzw. Gebührensatz des Therapeuten.
Die Essenzen ca. € 20,-- pro Flasche.

- **Literaturhinweise:** siehe **Seite 234**
- **Therapeuten-Kontakt-Formular:** Anfrage-Nr. DPA 001090 TK
- **Therapiezentren-Kontakt-Formular:** Anfrage-Nr. DPA 001090TZ
- **Hinweis auf Ärzteverband:** siehe **Seite 206** Nr. 25
- **La Vie-Datenblatt-Nr.:** PA 001090

Kantharidenpflaster

Was ist das Kantharidenpflaster?
Die Methode stammt aus der Antike, war ursprünglich wohl im Mittelmeerraum verbreitet und gehörte zur europäischen Medizin bis Mitte des 19. Jahrhunderts. Von dem Neuerer der *Humoralmedizin* BERNHARD ASCHNER wurde sie im 20. Jahrhundert wiederentdeckt und ist seither vorwiegend im deutschsprachigen Raum in Gebrauch.
Beim Kantharidenpflaster wird eine spezielle Pflastermasse, welche Kantharidentinktur (Auszug aus einer Käferart) enthält, z.B. über schmerzhaften *Arthrosen* aufgebracht. Durch die Behandlung erfolgt eine lokale Entsäuerung des behandelten Gewebes, wodurch eine verbesserte Durchblutung mit allen ernährungstechnischen und stoffwechselreinigenden Konsequenzen erreicht wird.
Das Immunsystem und das Zellrepair wird stimuliert, die Nierentätigkeit angeregt. Dadurch erfolgt eine Schmerzlinderung oder -beseitigung auch in hartnäckigen Fällen. Die Wirkungsweise ist heute wissenschaftlich erklärbar.

Wobei kann die Behandlung mit dem Kantharidenpflaster helfen?
- *Arthrosen*, besonders Wirbelsäule, Knie- und Daumengrundgelenke
- Eiterungen von Knochenhöhlen (z.B. Mittelohr)
- Restergüsse im Lungenfellgebiet

Wie geht die Behandlung mit dem Kantharidenpflaster vor sich?
Nach dem Auflegen des Pflasters entwickelt sich langsam während der folgenden zwölf Stunden eine oberflächliche Hautblase entsprechend einer Verbrennung 1. Grades. Die Flüssigkeit wird abgenommen und kann, evtl. weiterverarbeitet, wieder injiziert werden.

Kosten der Therapie:
€ 25,-- bis € 50,-- pro Sitzung.

- **Literaturhinweise:** derzeit nur Fachliteratur verfügbar
- **Therapeuten-Kontakt-Formular:** Anfrage-Nr. DPA 001091TK
- **Therapiezentren-Kontakt-Formular:** Anfrage-Nr. DPA 001091TZ
- **Hinweis auf Ärzteverband:** derzeit keine Angaben verfügbar
- **La Vie-Datenblatt-Nr.:** PA 001091

Kinesiologie

Was ist die Angewandte Kinesiologie (AK)?
Die Angewandte Kinesiologie (AK) ist eine *bioenergetische* Diagnostik- und Therapiemethode. Die AK hat zum Ziel, die Selbstheilungskräfte von Körper und Seele zu aktivieren und ist von Apparaten völlig unabhängig, da der Körper des Patienten selbst als Untersuchungslabor dient.
Der amerikanische Arzt Dr. GEORG GOODHEARD hat diese Methode in den 60er Jahren entwickelt und in ihr wesentliche Erkenntnisse aus der chinesischen Akupunkturlehre, der Chirotherapie und den Ernährungswissenschaften zusammengeführt. Mit den Techniken der Angewandten Kinesiologie kann der Einfluss von Nahrungsmitteln, Emotionen, Farben, Kleidungsstücken, Medikamenten u.v.m. auf den Organismus untersucht und ein Ungleichgewicht im *Meridiansystem* (Energiebahnen der chinesischen Akupunkturlehre) identifiziert und behandelt werden. Die AK ist auch in der Präventivmedizin äußerst wertvoll, da sie in der Lage ist, Störungen im *energetisch*-funktionellen Bereich zu erfassen, lange bevor diese zu ernsthaften Erkrankungen und Organschäden führen.

Wobei kann die Angewandte Kinesiologie helfen?
- Allergien
- Emotionale Störungen
- Haltungsprobleme, Hormonelle Störungen, Hyperaktivität bei Kindern
- Kiefergelenkstörungen, Konzentrationsstörungen, Kopfschmerzen
- Lernschwierigkeiten
- Müdigkeitssyndrom (chronisch)
- Nahrungsmittelunverträglichkeit
- Phobien
- Schmerzen (chronische z.B. Ischialgie, Migräne), Stressbewältigung, Süchte
- Umweltbedingte Störungen (Umweltunverträglichkeit)
- Verdauungsstörungen

Wie geht die Angewandte Kinesiologie vor sich?
Grundlage der Angewandten Kinesiologie und aller ihr verwandten Richtungen, wie z.B. „Touch for Health" (TFH, „Gesund durch Berührung") ist der manuelle Muskeltest. Die untersuchende Person sondiert vorsichtig aufgrund von Muskelreaktionen jene Körperregionen, wo Blockaden und Ungleichgewichte das körperliche, emotionale oder energetische Wohlbefinden beeinträchtigt. Die Muskeln werden jedoch nicht wie in der Physiotherapie auf ihre Kraft hin untersucht, sondern mit dem Ziel, die Beschaffenheit der Muskelreaktion zu begutachten. Untersuchung und Therapie sind abhängig vom Symptombild des Patienten und der Vorgehensweise des Therapeuten und können pro Sitzung 30-90 Minuten dauern. Die Behandlungsdauer ist sehr unterschiedlich und kann zwischen einer Sitzung und monatelanger Behandlung variieren.

Kosten:
€ 50,-- bis € 120,-- pro Sitzung.

Literaturhinweise: siehe **Seite 235**
Therapeuten-Kontakt-Formular: Anfrage-Nr. DPA 001092 TK
Therapiezentren-Kontakt-Formular: Anfrage-Nr. DPA 001092TZ
Hinweis auf Ärzteverband: siehe Seite 204 Nr. 16
La Vie-Datenblatt-Nr.: PA 001092

Klimatherapie *

Was ist die Klimatherapie?

„Klima ist die Summe aller Umwelteinflüsse [...]. Es setzt sich zusammen aus Temperatur, Feuchtigkeit, barometrischem Druck, der Ruhe oder Bewegung der Luft, der elektrischen Spannung, der Reinheit der Atmosphäre oder der Vermengung mit mehr oder minder schädlichen Exhalationen [...]". (Alexander v. Humboldt, 1845)

Klimatherapie (Synonym: Klimatotherapie) nutzt unter Berücksichtigung der individuellen Anpassungs- und Reaktionsfähigkeit sowie der Krankheitsgeschichte des Patienten klimatische Reize gezielt aus, um den Organismus widerstandsfähiger zu machen und Krankheiten günstig zu beeinflussen.

Jedes Aussetzen des Patienten gegenüber Luft, Wind, Sonne und Regen, welches unter therapeutischen Gesichtspunkten geschieht, kann deshalb als Klimatherapie bezeichnet werden. Durch Studien an Bluthochdruckkranken, *Koronar*kranken, Patienten mit chronischer Bronchitis oder Asthma sowie Neurodermitis- und Schuppenflechte-Patienten sind positive Wirkungen von 6-wöchigen Klimakuren belegt, die mindestens 8-12 Monate anhalten können.

Wobei kann die Klimatherapie helfen?
- Herz-Kreislauf-Erkrankungen (z.B.: *Hypertonie, Hypotonie, KHK* bei stabiler Angina pectoris, Z.n. Herzinfarkt, Z.n. *Apoplex, AVK* Stad. I und II)
- Lungenerkrankungen (z.B. chronische Bronchitis, Asthma bronchiale, Lung*enemphysem*)
- Hauterkrankungen (z.B. Neurodermitis, *Psoriasis*)

Wie geht die Klimatherapie vor sich?

In Mitteleuropa werden hauptsächlich drei Klimaarten unterschieden: Meeresküstenklima (UV-Strahlung, Wind, schadstoffarm, allergenfrei, jodreich), Mittelgebirgsklima (gute Luftqualität, meist Waldklima, milde Abkühlungsreize), Hochgebirgsklima (UV-Strahlung, Abnahme von Sauerstoff, Temperatur und Wasserdampf).

Für die einzelnen Klimazonen gibt es jeweils gesonderte *Indikationen* und Kontraindikationen, die der Fachliteratur zu entnehmen sind. Daneben können noch besondere Klimareize eingesetzt werden (z.B. Freiluftliegekur, Nachtschlaf im Freien, Luftbäder, Bewegung an frischer Luft, Heliotherapie = Sonnenbestrahlung).

Kosten der Therapie:

Bis auf die Reisekosten ist die Klimatherapie kostenlos.

- **Literaturhinweise:** siehe **Seite 235**
- **Therapeuten-Kontakt-Formular:** Anfrage-Nr. DPA 001093 TK
- **Therapiezentren-Kontakt-Formular:** Anfrage-Nr. DPA 001093TZ
- **Hinweis auf Ärzteverband:** derzeit keine Angaben verfügbar
- **La Vie-Datenblatt-Nr.:** PA 001093

Klinischer Ayurveda *

Was ist Klinischer Ayurveda?
Beim Klinischen Ayurveda sind die Therapien eingebettet in eine Klinikkonzeption, welche sowohl eine umfassende schulmedizinische Diagnostik als auch ayurvedische Diagnostik beinhaltet – ohne dass dadurch die ayurvedische Therapie eine Einschränkung erfährt. Der Ayurveda (übersetzt etwa „Wissenschaft vom Leben") verfügt über eine große Palette von Therapieverfahren zur Gesundheitsvorsorge und Krankheitsbehandlung, wobei je nach therapeutischer Intention unterschieden wird zwischen „krankheitsbesänftigenden" (samana), „reinigenden" (sodhana) und „aufbauenden" (brmhana) Therapien.
Basis des therapeutischen Vorgehens ist eine eingehende Konstitutionsdiagnostik. So mag es sein, dass zwei Menschen, die über eine und dieselbe schulmedizinische Diagnose verfügen, vom Ayurveda-Arzt unterschiedlichen Therapieverfahren unterworfen werden, da sie eine unterschiedliche Konstitution besitzen. Innerhalb der pflanzenheilkundlichen und physikalischen Behandlungsmethoden nimmt das „Panchakarma-Verfahren" eine besondere Stellung ein. Der Begriff *Panchakarma* („fünf Behandlungsmethoden") bezieht sich auf fünf besonders wirksame Therapieverfahren: *Emetische* Ausleitungen (Vamana), *Purgieren* (Virecana), spezielle Darmeinläufe (Basti), inhalative Therapie (Nasya) und ayurvedischer Aderlass (Raktamoksana),

Wobei kann der Klinische Ayurveda helfen?
• siehe Ayurveda Seite 48 f.

Wie geht der Klinische Ayurveda vor sich?
Nach einer klinischen Untersuchung in der Synthese von Ayurveda und westlicher Medizin mit achtteiliger Untersuchung und Konstitutionsdiagnostik wird das therapeutische Vorgehen festgelegt. Das Panchakarma-Therapieverfahren beginnt mit einer Vorbereitungs- und Mobilisierungsphase mit innerlichen und äußerlichen Fettbehandlungen (z.B. spezifische Ölmassagen einzelner Körperteile oder des ganzen Körpers) und gewebeaktivierenden Wärmebehandlungen sowie einer speziellen Diät. Es folgen dann die ausleitenden Verfahren.

Kosten der Therapie:
Im Rahmen eines Klinikaufenthalts eventuell Kostenübernahme möglich.

• **Literaturhinweise:** siehe **Seite 234**
• **Therapeuten-Kontakt-Formular:** Anfrage-Nr. DPA 001094 TK
• **Therapiezentren-Kontakt-Formular:** Anfrage-Nr. DPA 001094TZ
• **Hinweis auf Ärzteverband:** derzeit keine Angaben verfügbar
• **La Vie-Datenblatt-Nr.:** PA 001094

Kneippsche Therapie

Was ist die Kneippsche Therapie?

Die Kneippsche Therapie fußt auf fünf Säulen: Ordnungstherapie, Ernährungstherapie, Bewegungstherapie, Pflanzenheilkunde und Hydrotherapie. Im Folgenden werden die Kneippsche Hydro- und Thermotherapie näher erläutert.

Unter Hydro- und Thermotherapie versteht man die Anwendung von Wasser- und Temperaturreizen zur Heilung von Krankheiten, zur Linderung von Beschwerden oder zur Vorbeugung von Gesundheitsstörungen. Milde Reize sind Waschungen, Trockenbürstungen, Unterarm- oder Fußbäder, kalte Kniegüsse, Wassertreten. Mittelstarke Reize sind Halbbäder, Sitzbäder, Rumpfwickel. Starke Reize sind Überwärmungsbad, Dampfbad, Voll-Blitzgüsse, langliegende 3/4- oder Ganzpackung. Bei einer Kneippschen Anwendung wird ein thermischer Reiz (Wärme oder Kälte) gesetzt, wobei unterschiedliche Medien (meist Wasser, aber auch Heublumenauflagen, Kartoffelbrei oder Lehm) verwendet werden. Dieser Reiz wird vom Organismus entsprechend beantwortet, woraus die therapeutischen Effekte resultieren.

Wobei kann die Kneippsche Therapie helfen?
- Kreislaufstörungen, Durchblutungsstörungen, Blutdruckanomalien
- Anregung der Atemtätigkeit, Entkrampfung der Bronchien
- Stoffwechselstörungen
- Drüsentätigkeit, Hormonstoffwechsel
- Haut, Bindegewebe, Lymphtätigkeit, Entgiftung
- Aktivierung des Immunsystems

Wie geht die Kneippsche Therapie vor sich?

Je nach *Indikation* kann eine bestimmte Kneippsche Therapie einmalig verabreicht werden (z.B. ein ansteigendes Fußbad bei beginnendem grippalem Infekt mit Frösteln und kalten Füßen), als serielle Anwendung erfolgen (z.B. morgendliches Trockenbürsten bei Neigung zu *hypotonen* Kreislaufregulationsstörungen) oder im Rahmen eines umfassenden kurmäßigen Programms erfolgen, welches von einem erfahrenen Kneipp-Therapeuten als mehrwöchiger Anwendungsplan mit genau dosierten und in der Intensität ansteigenden Reizen erstellt wird.

Kosten der Therapie:

Zuhause selbst angewandt kostet die Kneippsche Therapie nur wenige Euro.
Vom Therapeuten durchgeführt werden die Kosten i. d. R. von Kassen übernommen.

- **Literaturhinweise:** siehe **Seite 235 f.**
- **Therapeuten-Kontakt-Formular:** Anfrage-Nr. DPA 001095 TK
- **Therapiezentren-Kontakt-Formular:** Anfrage-Nr. DPA 001095TZ
- **Hinweis auf Ärzteverband:** derzeit keine Angaben verfügbar
- **La Vie-Datenblatt-Nr.:** PA 001095

Konstitutionsmedizin

Was ist Konstitutionsmedizin?
Die Konstitutionsmedizin ist ein wichtiger Teil der traditionellen Heilkunde und wird wie jede Medizinrichtung nach speziellen diagnostischen und therapeutischen Kriterien eingeteilt. Nach ASCHNER umfasst die Konstitutionsdiagnostik Dimension und Proportion, *Tonus*, Komplexion (Haar-, Haut- und Augenfarbe, Pigmentgehalt), Lebensalter, Geschlecht, Temperament und vorherrschendes Organsystem als wichtige Konstitutionsmerkmale. Auch die moderne Medizin beachtet vielfältige Konstitutionsmerkmale, wie z.B. Blutgruppenfaktoren, erbliche Enzymdefekte und in zunehmendem Maße das MHC- und HLA-System als Beziehung zwischen der genetischen Konstitution eines Individuums und dessen Fähigkeit zur spezifischen Immunantwort und damit zur Krankheitsdisposition.
Die Konstitutionstherapie umfasst neben den klassischen ausleitenden Verfahren (Aderlass, Blutegel, *Schröpfen*, Steigerung der Schweißabsonderung, Hautausleitung über Blasen und Pusteln, Steigerung der Harnmenge, Erbrechen, Abführen und menstruationsfördende Maßnahmen), umstimmende Therapiemethoden, die durch Säfteverbesserung, Entzündungshemmung, Entkrampfung, Auflösung oder *Tonisierung* eine einseitige Betonung eines bestimmten Grundtyps umlenken und die Regulation ins Gleichgewicht führt. Die vorherrschenden Grundtypen nach ASCHNER sind der lymphatische, der hämatogene und der *dyskratische* Konstitutionstyp.

Wobei kann die Konstitutionsmedizin helfen?
- Erkennen der vorherrschenden Störung
- Auswahl individuell geeigneter Therapien
- Prophylaxe beim Gesunden
- unterstützend bei allen Erkrankungen

Wie geht die Konstitutionsmedizin vor sich?
Anhand der allgemeinen Konstitutionsmerkmale wird der Basiskonstitutionstyp des Patienten bestimmt, im Sinne einer Zuordnung zur lymphatischen, hämatogenen oder *dyskratischen* Konstitution. Mischtypen sind möglich und beeinflussen die Wahl der entsprechenden Basis- oder Konstitutionstherapie. Da es sich bei der Konstitution vorwiegend um Erbmerkmale handelt, sind je nach Konstitution oft zeitlebens die entsprechenden gleichen Therapien angezeigt, die konstitutionsverbessernd und umstimmend wirken.

Kosten der Therapie:
Die Therapie erfolgt vorwiegend mit homöophatischen Komplexmitteln,
die erstattungsfähig sind.

- **Literaturhinweise:** derzeit nur Fachliteratur verfügbar
- **Therapeuten-Kontakt-Formular:** Anfrage-Nr. DPA 001096 TK
- **Therapiezentren-Kontakt-Formular:** Anfrage-Nr. DPA 001096TZ
- **Hinweis auf Ärzteverband:** derzeit keine Angaben verfügbar
- **La Vie-Datenblatt-Nr.:** PA 001096

Kunsttherapie *

Was ist die Kunsttherapie?
Schon 1922 stellte der Heidelberger Psychiater HANS PRINZHORN in einer umfangreichen Ausstellung das Ergebnis bildhafter Arbeiten psychisch kranker Menschen der Öffentlichkeit vor. Viele namhafte Künstler wie WASSILY KANDINSKY, PAUL KLEE und MAX ERNST bekamen hierdurch wesentliche Impulse für ihre weitere künstlerische Entwicklung. Gleichzeitig beschäftigten sich die Psychoanalytiker SIGMUND FREUD und C.G. JUNG mit den bildhaften Gestalten ihrer Klienten. Für RUDOLF STEINER stand das künstlerische Arbeiten im Zentrum des Lebens und er entwickelte bereits 1924 kunsttherapeutische Leitlinien. Der englische Künstler ADAMSON arbeitete ab 1946 in einem psychiatrischen Krankenhaus freikünstlerisch mit Menschen und sprach von „Art of healing". Es entwickelten sich also im Wesentlichen drei kunsttherapeutische Ansätze: Kunsttherapie im Kontext der Psychotherapie, die anthroposophische Vorgehensweise und die freie Kunsttherapie, die auf der humanistischen Psychologie basiert.
In der Kunsttherapie geht es um die Heilkraft der Kunst im schöpferischen Prozess. Im künstlerischen Schaffen erlebt der Mensch seine kreativen Potentiale, er ist selbst ein Handelnder, der im Werk sich und seine Umwelt neu gestaltet. In der Auseinandersetzung mit Form, Farbe und Material wird ein neuer Zugang zur eigenen Befindlichkeit gewonnen, der in höchstem Maße autonom ist. Der Tätige erlebt sich in einer Entwicklungsperspektive, die eine neue Lebensmotivation ermöglichen kann.

Wobei kann die Kunsttherapie helfen?
- allgemein zur Förderung der Selbstfindung, des Selbstbewusstseins, der Kreativität und Aktivität
- bei der Behandlung von Kranken, bei der Animation von Gesunden, aber auch bei der Förderung der Leistungseffizienz z.B. im Managementbereich
- in der Rehabilitation, in Kliniken und Sanatorien
- in der psychiatrisch-psychotherapeutischen Behandlung

Wie geht die Kunsttherapie vor sich?
Der Kunsttherapeut stellt einen geschützten Raum zur Verfügung, mit einem möglichst umfassenden Materialangebot. Seinen Möglichkeiten gemäß wird der Patient unter Anleitung des Therapeuten schöpferisch tätig. Verwandte künstlerische Felder werden häufig einbezogen (z.B. Musik und Tanz). In Einzel- oder Gruppensituationen werden Konflikte, Biographie und Lebensperspektiven künstlerisch und im Dialog erarbeitet.
Der Patient erlebt sich als Agierender, der im Werk neue Verhaltensweisen übt, die auf die gesamte Lebenssituation übertragen werden.

Kosten der Therapie:
€ 30,-- bis € 90,-- pro Sitzung.

- Literaturhinweise: siehe Seite 236
- Therapeuten-Kontakt-Formular: Anfrage-Nr. DPA 001097 TK
- Therapiezentren-Kontakt-Formular: Anfrage-Nr. DPA 001097TZ
- Hinweis auf Ärzteverband: derzeit keine Angaben verfügbar
- La Vie-Datenblatt-Nr.: PA 001097

Laser-Therapie

Was ist die Laser-Therapie?
Zwei amerikanische und zwei russische Forscher erstellten in den Fünfziger Jahren theoretisch neue Grundlagen zur Erzeugung von Licht. Der experimentelle Nachweis zu diesen Erkenntnissen gelang dem Physiker MAIMAN 1960 in den USA mittels eines Rubinkristalles (Festkörperlaser). Monate später führte A. JAVAN einen Glaslaser, den heute noch gebräuchlichen Neo-Laser, der Fachwelt im Experiment vor.

Ein Jahr später wurde erstmalig in Europa die Weiterentwicklung des Rubinlasers (gepulster Festkörperlaser) von H. ROTHE und J. REEH vorgestellt. Laserlicht zeichnet sich gegenüber normalem herkömmlichen Licht durch Monochromasie (Strahlung einer Wellenlänge), Kohärenz (kontinuierliche gleichmäßige Strahlung) und hohe Polarisationsanteile aus. Leistungslaser (Festkörperlaser und CO_2-Laser) strahlen mit Leistungen von einigen Watt bis in den Kilowattbereich.

Wobei wird die Laser-Therapie angewandt?
- schlecht heilende Wunden und Geschwüre
- alle Herpesarten, auch Herpes zoster (Gürtelrose)
- *ödematöse* Wasseransammlungen im Gewebe
- *Gelosen* und *myofasciale* Verklebungen
- anstelle der Akupunkturnadel
- Schmerzlinderung
- Biostimulation

Wie geht die Laser-Therapie vor sich?
Über dünne flexible Lichtleiter wird der Laserstrahl dem Körper zugeführt. Die Softlaserstrahlung hinterlässt nicht einmal eine Wärmeempfindung auf der Haut. Die Powerlaserstrahlung erfordert vorherige Anästhesie.

- Argonlaser, Powerlaser zur Entfernung von Tätowierungen, Glätten von Warzen und Narben sowie bei der Entfernung von Hautunreinheiten
- Feststofflaser und andere Leistungslaser in der Chirurgie zum Schneiden, Verkleben, Verschweißen von Gewebeteilen
- Anpunkten der Netzhaut in der Augenheilkunde
- Freibrennen verstopfter Gefäße

Kosten der Therapie:
Softlaser je nach Zeitaufwand € 20,-- bis € 45,--.
Powerlaser je nach Operationsaufwand – siehe GOÄ.

- **Literaturhinweise:** Derzeit nur Fachliteratur verfügbar
- **Therapeuten-Kontakt-Formular:** Anfrage-Nr. DPA 001098 TK
- **Therapiezentren-Kontakt-Formular:** Anfrage-Nr. DPA 001098TZ
- **Hinweis auf Ärzteverband:** siehe Seite 204 Nr. 16
- **La Vie-Datenblatt-Nr.:** PA 001098

Lüscher-Farbtest

Was ist der Lüscher-Farbtest?
Prof. Dr. MAX LÜSCHER, Psychiater und Soziologe, erforschte in aller Welt den Einfluss der Farben auf die Menschen und ihren Bezug zu den damit verbundenen persönlichen Empfindungen. Daraus entwickelte er den Lüscher-Farbtest, der eine Aussage über die psychische Situation des Menschen macht.
Es werden die vier Grundfarben blau, rot, grün, gelb, ergänzt mit den Farben violett, braun, grau und schwarz, ggf. auch Farbabstufungen und Formen, dem gegenwärtigen Empfinden entsprechend einander zugeordnet.
Je nachdem, welche Farbe mit einer anderen gepaart wird und welche Wichtigkeit durch Rangordnung dem Farbpaar zugeordnet wird (Annahme oder Ablehnung), ergibt sich ein Bezug zu der psychischen Situation des Patienten. Aus der Arbeit mit diesen bestimmten Grundfarben ergeben sich funktionspsychologisch Möglichkeiten, z.B. Gefühle, Wünsche und Veranlagungen zu erkennen.

Was sagt der Lüscher-Farbtest aus?
- gegenwärtige psychische Situation
- Persönlichkeitsprofil, persönliche Potentiale
- Bezug zur Umwelt
- Bereitschaft zur Mitarbeit/Auswahl der Therapie
- Vorhandene Verhaltensmuster/Möglichkeit der Änderung
- gegenwärtige emotionale Verfassung

Wie geht der Lüscher-Farbtest vor sich?
Der Proband erhält Farbkarten, die er nach seinem Empfinden und „Gefallen" in einer von ihm gewählten Reihenfolge anordnet (Bevorzugung – Ablehnung).
Schriftliche Unterlagen wie auch Computerunterlagen ermöglichen dem Therapeuten die Auswertung, worauf dann eine Gesprächstherapie basiert. Anhand weiterer Farbtests lässt sich die Entwicklung verfolgen.

Kosten der Therapie:
Ca. € 30,-- bis € 90,-- pro Test (ggf. inkl. Auswertung/Gespräch).

- **Literaturhinweise:** siehe **Seite 236 f.**
- **Therapeuten-Kontakt-Formular:** Anfrage-Nr. DPA 001099 TK
- **Therapiezentren-Kontakt-Formular:** Anfrage-Nr. DPA 001099TZ
- **Hinweis auf Ärzteverband:** derzeit keine Angaben verfügbar
- **La Vie-Datenblatt-Nr.:** PA 001099

Magnetfeldtherapie *

Was ist die Magnetfeldtherapie?

Bei der Magnetfeldtherapie sind zwei Methoden zu unterscheiden: a) Behandlung mit Signalen, die der ungestörten Natur nachgebildet sind (Schumann- und Geomagnetwellen im Gleichgewicht) und b) Anwendung starker Magnetfelder, wie sie in der Natur nicht auftreten und z. T. nicht frei von Nebenwirkungen sind.

Zu a): Hierbei handelt es sich um impulsförmige unipolare Signale, deren Oberwellengehalt bis in das Megahertzgebiet reicht und die entsprechend dem Faradayschen Induktionsgesetz im vegetativen Nervensystem Miniaturpotentiale induzieren, die sich bei passender Folgefrequenz (Repetitionsrate der Impulse) zu Aktionspotentialen aufsummieren. Sie greifen so in die kybernetischen Regelkreise des Organismus ein. Die Wirkung ist unabhängig von der magnetischen Flussdichte und nur abhängig von deren zeitlicher Änderungsgeschwindigkeit. Daher kommt man mit schwachen Softmagnetfeldern aus.

Zu b): Bei den starken Magnetfeldern werden nur Niederfrequenzen angewandt. Ausgenutzt wird die sog. Lorentzkraft, die direkt proportional zur magnetischen Flussdichte ist. Sie trennt positiv und negativ bewegte Ionen im Organismus und hat damit bei genügender Flussdichte einen Einfluss auf die Membranpotentiale der Zellen.

Wobei kann die Magnetfeldtherapie helfen?

Methode a):
- Innere Medizin, Schmerzbekämpfung, auch in der Chirurgie und Orthopädie

Methode b):
- Chirurgie und Orthopädie (Beschleunigung der *Kallus*bildung bei Frakturen)

Wie geht die Magnetfeldtherapie vor sich?

Die Behandlung geschieht in der Regel mit Spulen am Ort der Beschwerden. Eine Behandlung dauert 10-20 Minuten und wird 1-2 mal wöchentlich wiederholt. Insgesamt sind 3-10 Behandlungen erforderlich.

Für die Einstellung der richtigen Folgefrequenz gibt es *Indikations*-Tabellen. Oft genügt ein automatischer Frequenzdurchlauf, an den sich der Organismus anpassen kann.

Kosten der Therapie:

Pro Behandlung € 20,-- bis € 50,--

- **Literaturhinweise:** siehe **Seite 237**
- **Therapeuten-Kontakt-Formular:** Anfrage-Nr. DPA 001100 TK
- **Therapiezentren-Kontakt-Formular:** Anfrage-Nr. DPA 001100TZ
- **Hinweis auf Ärzteverband:** siehe **Seite 204 Nr.16**
- **La Vie-Datenblatt-Nr.:** PA 001100

Maharishi Ayur-Veda *

Was ist Maharishi Ayur-Veda?
Beim Maharishi Ayur-Veda wird empfohlen, die ayurvedische Therapie durch geistiges Bewusstseinstraining (Meditation) zu unterstützen, um einen nachhaltigen Therapie-Effekt zu bewirken. Ayurveda, „das Wissen vom langen Leben" ist eines der ältesten Naturheilsysteme. Bereits vor 2500 Jahren wurden die ersten schriftlichen Zeugnisse des Ayurveda verfasst. Ayurveda beseitigt nicht nur Krankheitssymptome, sondern zielt darauf ab, die Gesundheit wiederherzustellen. Vollkommene Gesundheit stellt sich dann ein, wenn Körper, Geist, Seele, Umgebung und Verhalten eines Menschen in Harmonie miteinander sind. Dies soll u.a. mit Ernährungsumstellung, ayurvedischen Kräuterpräparaten, sowie mittels der *Panchakarma*-Therapie mit natürlichen, sanften Methoden erreicht werden. Durch Ausleitung von Stoffwechselabbauprodukten und umweltbedingten *Toxinen* werden die körpereigenen Selbstheilungskräfte aktiviert.
Gleichzeitig werden Geist und Körper ausbalanciert, um die Grundlage für gesteigerte Lebensfreude, Vitalität und Leistungsfähigkeit zu schaffen.

Wobei kann Maharishi Ayur-Veda helfen?
• siehe Ayurveda Seite 48 f.

Wie geht die Maharishi Ayur-Veda-Therapie vor sich?
Die Therapie beginnt mit einer ärztlichen Diagnose mit westlichen und ayurvedischen Untersuchungen (Pulsdiagnose). Danach wird ein Therapieplan erstellt. In der Regel beginnt eine Panchakarma-Therapie mit einigen Tagen intensiver innerlicher Reinigung. Der Patient bekommt statt eines Frühstücks eine individuell verordnete Dosis Butter-Reinfett (Ghee), welches die fettlöslichen Toxine und Stoffwechselabbauprodukte lösen soll. Eine intensive Darmreinigung rundet die erste Phase ab. Anschließend erfolgt die Anwendung der klassischen Panchakarma-Therapie von täglich ca. 2 bis 3 Stunden Dauer.
Dies sind: Ganzkörper-Synchronmassagen (Abhyanga – sanfte Massage; Vishesh – Tiefenmassage; Garshan – kombinierte Öl-/Trockenmassage; Udvarthana – gewebeaktivierende Massage), Pizzichilli – Ganzkörper-Massage unter fließendem Öl; Svedana – Kräuterdampfbad; Basti – Einläufe; Teilanwendungen (Shirodhara – Ölstrahl auf Stirn und Schläfen; Shirobasti – Kräuterölbad auf den Kopf; Nasya – Nasenbehandlung; Netra Tarpana – Augenbehandlung).

Kosten der Therapie:
10 Tage ab € 1.200,-- inkl. Arzthonorar zzgl. Unterkunft und Verpflegung.

• **Literaturhinweise:** siehe **Seite 237**
• **Therapeuten-Kontakt-Formular:** Anfrage-Nr. DPA 001101TK
• **Therapiezentren-Kontakt-Formular:** Anfrage-Nr. DPA 001101TZ
• **Hinweis auf Ärzteverband:** siehe **Seite 203 Nr. 11**
• **La Vie-Datenblatt-Nr.:** PA 001101

Matrix-Regenerations-Therapie

Was ist die Matrix-Regenerations-Therapie?
Basierend auf der Matrixforschung (Grundregulationssystem nach Pischinger) fasste der Internist Dr. BODO KÖHLER 1991 drei verschiedene synergistisch wirkende Komponenten zu einer einheitlichen Therapiemethode zusammen, die gezielt zu einer intensiven Entgiftung des Bindegewebes eingesetzt wird. Verwendet wird dabei die Subtraktions-Neutralisations-Therapie (SNT), eine Variante der Biophysikalischen-Informations-Therapie, schwacher Gleichstrom mit vorwählbarer Polung und die *petechiale Saugmassage* nach ZÖBELEIN in abgeänderter Form. Durch den starken Saugeffekt wird, ähnlich wie beim *Schröpfen*, auf mechanischem Wege eine Mobilisierung von *Toxinen* und Schlacken im Binde- und Fettgewebe erreicht, welche als Eingangsinformation für die B-I-T verwendet werden.

Durch die Behandlung wird nicht nur ein lokaler Effekt erzielt, sondern über die Reflexbögen gleichzeitig eine Stimulation sämtlicher inneren Organe erreicht. Es kommt neben der lokalen Entschlackung auch zu einer Anregung des Lymphflusses, einer Neutralisierung von Störfeldarealen, einer Umschaltung des Gewebes von Degeneration zu Regeneration, einem Rückgang von Entzündungen und damit von Schmerzen und zu einer Muskelentspannung durch den Stressabbau.

Wobei kann die Matrix-Regenerations-Therapie helfen?
- chronische Verschlackung und *Intoxikation*
- Abwehrschwäche
- Blockaden des Lymphflusses, Cellulite
- Schmerzzustände und Entzündungen
- *adjuvante* Krebstherapie
- rheumatische Erkrankungen, Wirbelsäulenerkrankungen
- Allergien, Asthma bronchiale

Wie geht die Matrix-Regenerations-Therapie vor sich?
Der Patient wird üblicherweise in Bauchlage behandelt. Zunächst wird eine so genannte „Kiblerfalte" am Rücken abgerollt, um das Ausmaß der Bindegewebsverhärtungen festzustellen. Danach wird der gesamte Rücken streifenförmig in Verlaufsrichtung der Segmente mit dem Therapiekopf behandelt. Nach der Behandlung wird zur Kontrolle erneut eine Kiblerfalte abgerollt. Das Gewebe sollte nun locker und schmerzfrei sein. Die Behandlung dauert ca. 30 Minuten und erfolgt einmal pro Woche, insgesamt 6-8 mal. Die Therapie kann allein oder als Vorbereitung für andere Behandlungen durchgeführt werden.

Kosten der Therapie:
€ 85,--.

- **Literaturhinweise:** derzeit nur Fachliteratur verfügbar
- **Therapeuten-Kontakt-Formular:** Anfrage-Nr. DPA 001102TK
- **Therapiezentren-Kontakt-Formular:** Anfrage-Nr. DPA 001102TZ
- **Hinweis auf Ärzteverband:** siehe **Seite 207** Nr. 28
- **La Vie-Datenblatt-Nr.:** PA 001102

Max-Gerson-Therapie

Was ist die Max-Gerson-Therapie?
Dr. MAX GERSON (1881-1958) entwickelte seine Therapie in den 20ern Jahren als Tuberkulosebehandlung. Nach seiner Übersiedlung nach Amerika leitete GERSON in den 40er und 50er Jahren in New York eine Krebsklinik. In dieser Zeit wurde die Gerson-Therapie als Krebstherapie bekannt.

Die Therapie nach MAX GERSON ist ein Behandlungskonzept zur Regeneration des Organismus durch Milieusanierung und durch Wiederaufbau geordneter Strukturen und Funktionen auf der zellulären Ebene. Sie ist eine Basistherapie, in die ohne Einschränkung alle Organe und Gewebe gleichzeitig einbezogen werden. Sie wirkt basenüberschüssig entsäuernd, stoffwechselanregend abbauend, immunstimulierend ausleitend, stoffwechselanregend aufbauend und die Zelldifferenzierung anregend.

Wobei kann die Max-Gerson-Therapie helfen?
- Basistherapie in der Tumornachsorge
- chronische degenerative Erkrankungen
- allgemeine Vitalisierung und Regeneration
- vorbereitend bei aufschiebbaren operativen Eingriffen

Wie geht die Max-Gerson-Therapie vor sich?
Im Mittelpunkt der Gerson-Therapie steht die Anwendung intensiv-diätetischer Maßnahmen auf der Basis von ökologischen Frischsäften überwiegend aus Karotte, Apfel und Grünblättern bis zu stündlicher Gabe. Essentiell ist, dass Zentrifugen bei der Herstellung der Säfte nicht zum Einsatz kommen dürfen, weshalb Spezialmaschinen erforderlich sind. Die Säfte müssen in den Minuten nach der Herstellung eingenommen sein.

Ergänzt wird die Intensivdiätetik mit zellaktivierenden *orthomolekularen* Substanzen, im besonderen Niacin, Kalium in speziellen Mischungen, Jod und Thyroid in hoher Dosierung (!). Leberunterstützung erfolgt, wenn erhältlich, auch in Form von Frischlebersaft und mit intensiven ausleitenden Verfahren, bei denen besonders die Kaffee-Einläufe, von GERSON aus der Veterinärmedizin übernommen, von ganz besonderer Bedeutung und Wirksamkeit sind.

Da bei der Gerson-Therapie mit heftigen Reaktionen und Krisen zu rechnen ist, sollte die Therapie nur von geschulten Therapeuten verordnet und geleitet werden. Eine wöchentliche Laborkontrolle ist erforderlich.

Kosten der Therapie:
Stationär: Zwischen € 180,-- und € 270,-- pro Tag.
Zuhause: Green-Power-Saftpresse von Keimling € 715,-- (Kosten pro Saft etwa € 2,--).
Medikamente pro Tag zwischen € 3,-- und € 12,--

- **Literaturhinweise:** siehe Seite 237
- **Therapeuten-Kontakt-Formular:** Anfrage-Nr. DPA 001103 TK
- **Therapiezentren-Kontakt-Formular:** Anfrage-Nr. DPA 001103TZ
- **Hinweis auf Ärzteverband:** derzeit keine Angaben verfügbar
- **La Vie-Datenblatt-Nr.:** PA 001103

Mayr-Kur – Diagnostik und Therapie

Was ist die Mayr-Kur?
Der österreichische Arzt Dr. FRANZ XAVER MAYR beschäftigte sich Zeit seines Lebens mit der Erforschung des Verdauungsapparates. Aufgrund seiner Beobachtungen entwickelte er ausgehend von einer Diagnostik des Verdauungsapparates eine umfassende Diagnostik des gesamten Organismus. Dabei werden die erhobenen Befunde mit einem idealen Gesundheitszustand verglichen, so dass bereits im Vorfeld von manifesten Organerkrankungen Krankheitsprozesse bzw. Tendenzen erkannt werden können. FRANZ XAVER MAYR war darüber hinaus einer der Ersten, der mit Vehemenz auf die Bedeutung des Verdauungsapparates für die Ernährung hinwies: Nach MAYR ist eine gesunde Ernährung abhängig vom Lebensmittel und der individuellen Verdauungsleistung, auf deren Stärkung besonderer Wert gelegt wird. Therapie nach MAYR bedeutet, die therapeutischen Prinzipien der Schonung, Säuberung und Schulung individuell abgestuft und ausreichend lange durchzuführen, so dass der Organismus von alten überflüssigen krankheitsfördernden Schlacken und Giftstoffen befreit wird. Sowohl Teefasten, Milchdiät und Formen einer milden Ableitungsdiät finden als Therapie Verwendung.

Wobei kann die Mayr-Kur helfen?
- Allergien und vieles mehr
- Behandlung von Risikofaktoren besonders des Herz-Kreislauf-Systems
- chronisch degenerative Erkrankungen wie Rheuma usw.
- Gesunderhaltung und Prävention
- Störung des Verdauungsapparates, insbesondere Verstopfung, Durchfall, Magenerkrankungen wie Gastritis und Geschwür, entzündliche Erkrankungen
- Stoffwechselstörungen, Diabetes, Resorptionsstörungen, Leber-Galle-Erkrankungen, Fettstoffwechselstörungen

Wie geht die Mayr-Kur vor sich?
Besonderes Augenmerk wird auf Kauschulung und Training des Essverhaltens gelegt. Der Kurende erhält altbackenes Weißgebäck (Semmel), das als Kautrainer möglichst gut gekaut wird. Nachdem die Semmel vollständig eingespeichelt (versüppelt) wurde, wird Milch mit einem kleinen Löffel in den Mund genommen, nochmals eingespeichelt und geschluckt. Dies wird solange wiederholt, bis der Kurende ein angenehmes Sättigungsgefühl verspürt. Auf diese Art werden alle Mahlzeiten während der Therapie durchgeführt, abends lediglich ein Honigtee gelöffelt. Darüber hinaus muss der Kurende viel trinken und erhält zur Reinigung des Darmes salzhaltige Wässer verabreicht. Unverzichtbarer Bestandteil jeder Therapie ist die vom Arzt durchgeführte manuelle Bauchbehandlung.

Kosten der Therapie:
Nicht einheitlich – je nachdem, ob stationär oder ambulant durchgeführt.

- **Literaturhinweise:** siehe **Seite 237 f.**
- **Therapeuten-Kontakt-Formular:** Anfrage-Nr. DPA 001104TK
- **Therapiezentren-Kontakt-Formular:** Anfrage-Nr. DPA 001104TZ
- **Hinweis auf Ärzteverband:** derzeit keine Angaben verfügbar
- **La Vie-Datenblatt-Nr.:** PA 001104

Medizinische Resonanztherapie Musik

Was ist die Medizinische Resonanztherapie Musik?
Die Medizinische Resonanztherapie Musik besteht aus einer Reihe medizinischer Musikpräparate, die in internationaler Zusammenarbeit von dem klassischen Komponisten und Musikwissenschaftler PETER HÜBNER sowie Medizinern für eine natürliche Harmonisierung von Körper, Geist und Seele geschaffen wurde und nach Indikationen geordnet sind. Dieses Forschungs- und Entwicklungsprojekt gründet auf dem Wirken des Arztes, Musikwissenschaftlers und Mathematikers des europäischen Altertums, PYTHAGORAS, sowie vieler großer Wissenschaftler und Denker, die Harmoniegesetze der Natur gezielt zu erforschen und für die Medizin beziehungsweise für die Gesundheit nutzbar zu machen. Die Verwirklichung dieser uralten Kernidee der Naturmedizin bedient sich heute der modernsten musikwissenschaftlichen und medizinischen Technologien.

Es hat sich herausgestellt, dass Musikpräparate der Medizinischen Resonanztherapie Musik 4 bis 8 mal effektiver in der Auflösung psycho-physiologischer Manifestationen von Stress sind, als dies ein pharmazeutisches Sedativum ist.

Wobei kann die Medizinische Resonanztherapie Musik helfen?
- alle stressbeeinflussten Krankheiten
- Schmerzen, z.B. Kopfschmerz, Migräne, Operationsschmerzen
- Schlafstörungen
- Störungen im Hormon- und Immunbereich
- Herz- und Kreislaufbeschwerden
- Schwangerschaft, Geburt
- neurophysiologische und sensorische Störungen
- psychische Belastung, Angst
- Neurodermitis, *Psoriasis*

Wie geht die Medizinische Resonanztherapie Musik vor sich?
Der Patient lässt die ihn betreffenden Musikpräparate zu bestimmten Zeiten – im Sitzen oder Liegen, mit geschlossenen Augen, idealerweise über Kopfhörer, unter Vermeidung äußerer Störungen – auf sich einwirken.

Es gibt für jede *Indikation* Grundprogramme, Aufbauprogramme und Intensivprogramme, die sich durch Anzahl und Ordnung der Musikpräparate unterscheiden.

Kosten der Therapie:
€ 23,-- je Musikpräparat (auf CD).

- **Literaturhinweise:** siehe **Seite 238**
- **Therapeuten-Kontakt-Formular:** Anfrage-Nr. DPA 001105TK
- **Therapiezentren-Kontakt-Formular:** Anfrage-Nr. DPA 001105TZ
- **Hinweis auf Ärzteverband:** derzeit keine Angaben verfügbar
- **La Vie-Datenblatt-Nr.:** PA 001105

Metamorphose

Was ist die Metamorphose?
Diese von ROBERT ST. JOHN entwickelte Methode beruht auf einem alten chinesischen Behandlungssystem, der Reflexzonentherapie. Die Metamorphose basiert auf zwei Grundideen:

1. In der vorgeburtlichen Phase formt der Mensch im Mutterleib einen Körper und fixiert zugleich seine seelische und geistige Struktur. Aus dieser Zeit bringt er (je nachdem, wie die Schwangerschaft verlaufen ist: ruhig, hektisch, harmonisch, zerstritten, traurig oder fröhlich) seine Prägungen in Form bestimmter Denk-, Gefühls- und Verhaltensmuster mit, denn er trennt nicht zwischen den Gefühlen seiner Mutter und seinen eigenen.
2. Die Heilung des Patienten erfolgt von innen heraus durch seine eigene Lebenskraft. Das bedeutet, dass die Verantwortung beim Patienten selbst liegt, ob eine Heilung erfolgt, welches Ausmaß sie hat und wie viel Zeit er dafür benötigt. Voraussetzung für diese zweite Grundidee ist, dass der Behandler während der Behandlung eine völlig neutrale und wertfreie Haltung einnimmt. Mit Hilfe der Metamorphose ist es möglich, die im Mutterleib erhaltenen Prägungen loszulassen und dadurch freier und selbstbestimmter zu werden.

Wobei kann die Metamorphose helfen?
- innerer Stillstand (blockierte seelische Zustände)
- Abhängigkeiten (Süchte seelischer, geistiger und körperlicher Art)
- Ängste vor unbekannten Dingen, Menschen, Orten
- Begrenzung seelischer und körperlicher Art
- schwierige Familienbeziehungen
- Erkennen und Heilen des geistigen Hintergrundes von Krankheiten
- Phasen der Neuorientierung (Partnerschaft, Schule, Arbeitsplatz)

Wie geht die Metamorphose vor sich?
Die neun Monate im Mutterleib sind an den Wirbelsäulenreflexpunkten, an den Füßen, den Händen und am Kopf wie eine Zeitskala abgebildet. Dort, wo der Therapeut sonst die Wirbelsäule des Patienten an den Reflexzonen behandelt, arbeitet er nun mit der vorgeburtlichen Zeit, lockert diese auf und ermöglicht so dem Patienten, seine Muster loszulassen. Diese Zonen werden kreisend oder leicht vibrierend mit den Fingerspitzen behandelt. Eine Behandlung dauert etwa eine Stunde und wird meist als sehr entspannend empfunden. Abhängig von der seelischen und körperlichen Heilung und dem Gesamtbefinden des Patienten umfasst eine Behandlung 5 bis 20 Sitzungen.

Kosten der Therapie:
Ca. € 45,-- bis € 60,-- pro Sitzung.

- **Literaturhinweise:** siehe **Seite 238**
- **Therapeuten-Kontakt-Formular:** Anfrage-Nr. DPA 001106TK
- **Therapiezentren-Kontakt-Formular:** Anfrage-Nr. DPA 001106TZ
- **Hinweis auf Ärzteverband:** derzeit keine Angaben verfügbar
- **La Vie-Datenblatt-Nr.:** PA 001106

Mikrobiologische Therapie *

Was ist die Mikrobiologische Therapie?
Die Mikrobiologische Therapie ist die Behandlung mit Präparaten von Mikroorganismen und mit Auto*vakzinen* („Eigenimpfstoffen"). 1954 wurde diese Therapie in Deutschland entwickelt und wird seither erfolgreich angewendet, um die körpereigene Abwehr zu verbessern und im Zusammenhang damit die Stoffwechselleistung im Allgemeinen und insbesondere im gesamten Darmtrakt positiv zu beeinflussen. Aus ärztlicher Beobachtung und Erfahrung heraus entstanden, ist die Wirkungsweise der Mikrobiologischen Therapie gut untersucht und wissenschaftlich belegt.
Man weiß heute, dass das harmonische Zusammenleben von Mensch und Bakterien für die Gesundheit von großer Bedeutung ist. Bakterien, die auf den „inneren Oberflächen" der Schleimhäute vor allem des Verdauungstraktes siedeln, werden als Bestandteil des Abwehrsystems des menschlichen Organismus aufgefasst.

Wobei kann die Mikrobiologische Therapie helfen?
- immer wiederkehrende Infektionen bei Kindern und Erwachsenen
- chronische Infektionen, z.B. der Atemwege und der ableitenden Harnwege
- Magen-Darm-Erkrankungen, auch bei chronischen Entzündungen
- allergische Erkrankungen, z.B. Heuschnupfen
- Hauterkrankungen, z.B. Neurodermitis
- unterstützend bei rheumatischen Erkrankungen

Wie geht die Mikrobiologische Therapie vor sich?
Da meistens chronische Erkrankungen mit der Mikrobiologischen Therapie behandelt werden, erstreckt sich die Behandlungsdauer oft von mehreren Wochen bis zu zwei Jahren. Die Patienten nehmen während dieser Zeit Präparate ein, die lebende Bakterien oder deren Bestandteile enthalten. Es gibt ein Standard-Phasenschema, das vom Therapeuten je nach Einzelfall individuell angepasst werden sollte.
Neben den Bakterienpräparaten sind die Auto*vakzine* bei chronischen Erkrankungen ein ganz wichtiger Bestandteil der Mikrobiologischen Therapie. Für die Herstellung von Auto*vakzinen* und für die Beurteilung des Zustandes von Darmflora und Darmmilieu ist eine Untersuchung des Stuhlgangs des Patienten erforderlich.

Kosten der Therapie:
Die Kosten werden z.T. von den Kassen übernommen.

- **Literaturhinweise:** siehe **Seite 238**
- **Therapeuten-Kontakt-Formular:** Anfrage-Nr. DPA 001107TK
- **Therapiezentren-Kontakt-Formular:** Anfrage-Nr. DPA 001107TZ
- **Hinweis auf Ärzteverband:** derzeit keine Angaben verfügbar
- **La Vie-Datenblatt-Nr.:** PA 001107

Mineralanalyse aus Haar, Blut oder Urin *

Was ist die Mineralanalyse aus Haar, Blut oder Urin?
Blutuntersuchungen geben einen Ist-Zustand des Patienten wieder und reflektieren, inwieweit die hormonale Regulation des Mineralstoffwechsels funktioniert. Ein Verdacht auf Mangelversorgung wird festgestellt. Haarmineralstoffanalysen dagegen reflektieren körpereigene Speicherwerte, die allgemein durch langzeitige Mangelversorgung oder chronische Belastung verursacht sind. Bei hohen Schwermetallwerten sind i.d.R. klinische Belastungssymptome vorhanden. Mangelsymptome oder Vergiftungserscheinungen sind meist subklinischer Natur, insbesondere, wenn die Blutwerte noch normal sind.
Dieser Test wird besonders effektiv in der Präventivbehandlung und als unterstützende Therapie eingesetzt. Urinuntersuchungen reflektieren die Ausscheidefähigkeit des Körpers. Dieser Test wird in der *Orthomolekular*-Therapie zur Therapieüberwachung eingesetzt, vor allem zur Überwachung von Ausleitungstherapien bei Verdacht auf Schwermetallbelastung.

Was kann mit der Mineralanalyse aus Haar, Blut oder Urin diagnostiziert werden?
- chronische Erkrankungen, insbesondere diffuser Herkunft
- Verdacht auf Mangelernährung, insbesondere wenn Immun- und Stoffwechselschwäche vorhanden ist
- Verdacht auf Schwermetallbelastung mit diffuser Symptomatik

Wie geht die Mineralanalyse aus Haar, Blut oder Urin vor sich?
Man benötigt 1 Gramm (2-3 Teelöffel) 3-10 cm hautnah abgeschnittene Kopf- (auch Scham-) Haare, um bei der Analyse einen aktuellen Zeitraum von ca. 3 Monaten zu erfassen.
Zur Blutanalyse werden 2-3 ml Vollblut, ein *Heparin*röhrchen oder *Serum* benötigt. Für die Urinanalyse werden 5-10 ml eines 24-Std.-Sammelurins (mit Angabe der Uringesamtmenge) untersucht.

Kosten:
Vollblut, Serum oder *Plasma*: € 45,-- bis € 100,--
Haarmineralanalyse: € 60,-- bis € 135,--
Urin: € 45,-- bis € 180,--

- **Literaturhinweise:** siehe **Seite 238**
- **Therapeuten-Kontakt-Formular:** Anfrage-Nr. DPA 001108TK
- **Therapiezentren-Kontakt-Formular:** Anfrage-Nr. DPA 001108TZ
- **Hinweis auf Ärzteverband:** derzeit keine Angaben verfügbar
- **La Vie-Datenblatt-Nr.:** PA 001108

Misteltherapie

Was ist die Misteltherapie?
Seit 1917 werden Injektionspräparate aus der weißbeerigen Mistel (Viscum album L.), einem auf verschiedenen Bäumen wachsenden Halbschmarotzer, zunehmend bei Krebspatienten eingesetzt. Urheber dieser Therapie war Dr. RUDOLF STEINER (1861-1925), Begründer der Anthroposophie und der Anthroposophischen Medizin.
Mistelinjektionspräparate wirken wachstumshemmend auf Krebszellen, *immunmodulierend* und immunprotektiv, d.h. sie schützen das Immunsystem vor schädigenden Wirkungen der Chemo- und Strahlentherapie. Erfahrungsgemäß bessert die Misteltherapie bei den meisten Patienten die Lebensqualität (Allgemeinbefinden, Kräftezustand, Appetit, Gewicht, Schlaf, Stimmungslage) und lindert Tumorschmerzen. Studien zeigen außerdem eine Lebensverlängerung der behandelten Patienten. Durch die Wahl des jeweils passenden Wirtbaumes (z.B. Apfelbaum, Tanne oder Kiefer) wird eine Optimierung des Therapieerfolgs angestrebt. Grundsätzlich kann die Misteltherapie schulmedizinische Maßnahmen (Operation, Strahlen- und Chemotherapie) nicht ersetzen, wohl aber um das Therapieprinzip der Anregung von Selbstheilungskräften ergänzen.

Wobei kann die Misteltherapie helfen?
- alle Formen, Lokalisationen und Stadien von Geschwulsterkrankungen
- vor und nach Geschwulstoperationen zur *Rezidivprophylaxe*
- während Chemo- und Strahlentherapie zur besseren Verträglichkeit
- chronische Gelenkerkrankungen (*Arthrose*, Rheuma)

Wie geht die Misteltherapie vor sich?
Die zur Tumortherapie zugelassenen Mistelpräparate werden 2-3 x wöchentlich *subcutan* injiziert. Die meisten Patienten lernen mit der Zeit, sich selbst zu spritzen. In speziellen Fällen werden hochdosierte intravenöse Infusionen oder *Instillationen* in Körperhöhlen durchgeführt.
Die Misteltherapie gliedert sich in eine Einleitungsphase (schrittweise Dosissteigerung bis zur individuell optimalen Dosis) und eine Erhaltungstherapie, die in der Regel 5 Jahre lang durchgeführt wird, wobei Therapiepausen in zunehmender Länge möglich und sinnvoll sind. Zur Erfolgskontrolle werden – neben den üblichen schulmedizinischen Kontrollen – das Allgemeinbefinden, die Körpertemperatur, Immunparameter und in der Einleitungsphase auch die entzündliche Lokalreaktion an der Injektionsstelle bewertet.

Kosten der Therapie:
Je nach Intensität zwischen € 220,-- und € 5.000,-- jährlich.
Die Kosten werden von den Krankenkassen übernommen.

- **Literaturhinweise:** siehe **Seite 238**
- **Therapeuten-Kontakt-Formular:** Anfrage-Nr. DPA 001109TK
- **Therapiezentren-Kontakt-Formular:** Anfrage-Nr. DPA 001109TZ
- **Hinweis auf Ärzteverband:** siehe Seite 203 Nr. 7
- **La Vie-Datenblatt-Nr.:** PA 001109

MORA-Therapie *

Was ist die MORA-Therapie?
Die MORA-Therapie ist ein ganzheitliches Diagnostik- und Behandlungsprinzip mit patienteneigenen Schwingungen. Entwickelt wurde diese Therapiemethode im Jahre 1977 von dem deutschen Arzt Dr. FRANZ MORELL und dem Elektronikingenieur ERICH RASCHE, woraus sich auch der Name MORA ergeben hat. Forschungsarbeiten konnten bestätigen, dass jeder Mensch ein individuelles Schwingungsspektrum besitzt, welches man therapeutisch nutzen kann.

Chemische Vorgänge im Körper werden durch elektromagnetische Schwingungen gesteuert. Organe, ob gesund oder krank, haben von Mensch zu Mensch ein individuelles Schwingungsspektrum und somit auch ein bestimmtes Energiepotential.

Wobei kann die MORA-Therapie helfen?
- Allergien, Unverträglichkeiten von Nahrungsmitteln
- Umweltgifte und Zahnersatzstoffe
- funktionelle Herz-Kreislauf-Erkrankungen
- akute und chronische Schmerz- und Entzündungszustände
- Stoffwechselerkrankungen
- psychosomatische Erkrankungen

Wie geht die MORA-Therapie vor sich?
Der Patient wird zur Therapie mit dem MORA-Gerät über zwei Hand- oder Fuß-Spezialelektroden (an individuellen Hautarealen oder Schmerzbereichen) therapiert. Die patienteneigenen Schwingungen gelangen über Elektroden und elektrisch leitende Anschlusskabel in das Gerät hinein. Das Gerät ist in der Lage, über einen biologisch-physikalisch wirksamen Filter zu unterscheiden, welches mikromagnetische Informationsspektrum dem Organismus zuträglich ist. Belastende Schwingungsinformationen, wie abgelagerte Schwermetalle oder z.B. informativ nicht verstoffwechselte Nahrungsmittel, werden umgekehrt, also in ihr Spiegelbild verwandelt, und so dem Körper zurückgeführt. Diese den Körper belastenden Schwingungen werden somit durch die Gegenschwingungen im Körper abgeschwächt, bestenfalls sogar komplett gelöscht.

Befunde und auch der Therapieverlauf lassen sich an Akupunkturpunkten messen und kontrollieren. In der Folgezeit verändern sich in gleicher Weise die Krankheitssymptome und Laborwerte. Bei Krankheiten mit schwerem oder chronischem Verlauf sind in der Regel mehrere Therapien nötig.

Kosten der Therapie:
Erstgespräch mit Test ca. € 75,-- bis € 150,--

- **Literaturhinweise:** siehe **Seite 239**
- **Therapeuten-Kontakt-Formular:** Anfrage-Nr. DPA 001110TK
- **Therapiezentren-Kontakt-Formular:** Anfrage-Nr. DPA 001110TZ
- **Hinweis auf Ärzteverband:** siehe **Seite 205 Nr. 20, Seite 206 Nr. 25**
- **La Vie-Datenblatt-Nr.:** PA 001110

Moxa-Therapie (Moxibustion) *

Was ist die Moxa-Therapie?
Das Wort Moxa stammt wahrscheinlich von dem japanischen Wort „Mogusa" ab und heißt „Beifußpulver", obwohl das Verfahren der Moxibustion ursprünglich aus China stammt. Es handelt sich hierbei um Beifußkraut (in der Regel Artemisia vulgaris), welches als Pulver, Wolle oder Zunder angewendet wird. Durch Verbrennen des Beifußkrauts auf oder über Akupunkturpunkten bzw. Körperzonen wird eine gezielte Hitze-/Wärmereizung ausgeübt. Diese führt zu einer Anregung der Blut- und Energiezirkulation in den entsprechenden Gefäßen und *Meridianen*. Die Moxa-Therapie wird als eigenständige Therapie, oft aber in Kombination/Ergänzung zur Akupunktur eingesetzt.

Wobei kann die Moxa-Therapie helfen?
- Durchblutungsstörungen
- Erkrankungen des peripheren Nervensystems
- Regelstörungen
- Abwehrschwäche
- Rheuma, degenerative Gelenkerkrankungen
- Magen-, Darmbeschwerden; Blasen-, Nierenschwäche
- Korrektur der Steißlage des Ungeborenen

Wie geht die Moxa-Therapie vor sich?
Die Moxibustion wird als direktes Moxen auf dem Hautareal oder den ausgewählten Akupunkturpunkten und als indirektes Moxen durchgeführt, wobei bei Letzterem eine Scheibe Ingwer, Knoblauch oder Salz als Isolation verwendet wird. Das Abbrennen eines Moxakegels oder einer -kugel wird so oft wiederholt, bis eine Rötung der Haut erkennbar wird. Eine weitere Form der Behandlung wird mit der Moxazigarre durchgeführt, in der sich fein zerstoßene Moxawolle befindet. Man nähert das glühende Ende der Moxazigarre so lange dem zu erwärmenden Akupunkturpunkt, bis eine Rötung oder ein (noch) angenehmes Wärmegefühl auftritt.
Mit dem so genannten Moxaöfchen oder -bügeleisen können großflächige Areale (meist am Rücken) erwärmt werden.
Bei der Feuernadel wird Moxawolle oder ein Stück einer abgeschnittenen Moxazigarre über den Griff einer Akupunkturnadel gestülpt und abgebrannt, so dass die Wärme durch den Nadelkörper in den Akupunkturpunkt weitergeleitet wird.

Kosten der Therapie:
Die Moxa-Therapie wird i.d.R. im Zusammenhang mit einer Akupunkturbehandlung durchgeführt und mit dieser oder ähnlich der Akupunktur abgerechnet.
Ca. € 25,-- bis € 85,-- je nach Zeitaufwand (15-60 Minuten).

- **Literaturhinweise:** derzeit nur Fachliteratur verfügbar
- **Therapeuten-Kontakt-Formular:** Anfrage-Nr. DPA 001111TK
- **Therapiezentren-Kontakt-Formular:** Anfrage-Nr. DPA 001111TZ
- **Hinweis auf Ärzteverband:** derzeit keine Angaben verfügbar
- **La Vie-Datenblatt-Nr.:** PA 001111

Mundakupunktur

Was ist Mundakupunktur?

Die Mundakupunktur ist eine Sonderform der Akupunktur, die sich spezifischer Punkte der Mundschleimhaut bedient. Die Methode wurde von Dr. JOCHEN GLEDITSCH erstmals 1979 publiziert.

Das System der Mundakupunktur wird den so genannten Somatotopien oder Mikrosystemen zugerechnet: *holographischen* Selbstspiegelungen des Gesamtorganismus auf umgrenzten Körperteilen oder -arealen, in denen sich die Vielzahl seiner Organe und Funktionen nach Art eines kartographisch-punktuellen Funktionsbildes repräsentiert findet. So stehen auch die spezifischen Mundakupunkturpunkte jeweils mit bestimmten Organen bzw. Funktionen in Wechselwirkung, so dass sich von den Punkten aus die verschiedensten funktionellen Störungen beeinflussen lassen.

Umgekehrt können aber auch in die Schleimhautareale Störimpulse aus dem Organismus gelangen und dort Reizimpulse auslösen. Zur Entwicklung der Mundakupunktur haben wesentlich die von VOLL und KRAMER über die Elektroakupunktur ermittelten Zahn-Wechselbeziehungen beigetragen. Wie bei den anderen Mikrosystemen, z.B. der Ohrakupunktur, treten die Mundpunkte erst dann auf und werden nachweisbar, wenn sich das mit ihnen in Wechselbeziehung stehende Organ in einem Irritations- oder Entzündungszustand befindet. Es handelt sich also um Reaktionspunkte.

Wobei kann die Mundakupunktur helfen?
- Beschwerden des Bewegungsapparates, wie *HWS-Syndrom*, Schulter-Arm-Beschwerden, *Lumbalgien*, Hüft- und Kniebeschwerden
- Entzündung von Nase, Nasennebenhöhlen und Bronchien
- Kopfschmerz und Migräne

Wie geht die Mundakupunktur vor sich?

Wegen der Feuchtigkeit der Mundhöhle lassen sich *enorale* Schleimhautpunkte nicht – wie sonstige Punkte auf der Haut – mit einem Punktdetektor orten. Die Punktsuche erfolgt daher am besten durch orientierende Finger*palpation* und anschließende Feindetektion mit der Nadel selbst („Very-Point"-Technik).

Wegen der *Aspirations*gefahr werden in der Mundhöhle keine Nadeln gesetzt, sondern eine Injektionsakupunktur durchgeführt, vorzugsweise mit einem schwachprozentigen Lokalanästhetikum ohne gefäßverengenden Zusatz.

Als Injektionsakupunktur besitzt die Mundakupunktur Ähnlichkeit mit der Neuraltherapie und der therapeutischen Lokalanästhesie. Die Methode kann auch gut mit Körperakupunktur, ebenso wie mit Ohrakupunktur und anderen Mikrosystem-Therapien eingesetzt werden.

Kosten der Therapie:

€ 30,-- bis € 60,-- je Sitzung.

- **Literaturhinweise:** siehe **Seite 239**
- **Therapeuten-Kontakt-Formular:** Anfrage-Nr. DPA 001112TK
- **Therapiezentren-Kontakt-Formular:** Anfrage-Nr. DPA 001112TZ
- **Hinweis auf Ärzteverband:** siehe **Seite 203** Nr. 9
- **La Vie-Datenblatt-Nr.:** PA 001112

Musiktherapie *

Was ist die Musiktherapie?

Soweit man zurückdenken kann, wurde mit Singen, Tanzen und Musizieren Freude, Sehnsucht, Verlust und Trauer ausgedrückt. Musik beeinflusst die Stimmung, belebt und wirkt beruhigend, muntert auf und tröstet, lenkt ab und übertönt, macht nachdenklich und kann verwirren, abstoßen und läutern.

Ihr therapeutischer Wert wird bereits in der Bibel erwähnt, als David mit seiner Zither dem schwermütigen Saul aufspielte. Einen Erfinder der Musiktherapie gibt es somit nicht.

Wobei kann die Musiktherapie helfen?
- psychische Störungen, psychosomatische Beschwerden
- Kontaktaufnahmen, z.B. bei autistischen Kindern
- Ablenkung und Erheiterung Leidender wie z.B. krebskranker Kinder
- Aktivierung von Erinnerungen und zum gemeinsamen Singen und Begleiten vertrauter Lieder wie z.B. in der Geriatrie
- Erlebnisvertiefung in der Gesprächstherapie und Psychoanalyse
- Einübung sozialer Verhaltensweisen und zur Regulierung nichtsprachlicher Kommunikation in der Gruppenimprovisation
- Zusammenschluss Behinderter zu einem Orchester oder einer Band
- Trauerverarbeitung und Weckung von Geselligkeit und Lebensfreude
- zur spirituellen Erbauung und religiösen Sinnfindung beim Hören und Musizieren von Kirchenmusik

Wie geht die Diagnostik/Behandlung mit der Musiktherapie vor sich?

In der Einzelmusiktherapie regt der Musiktherapeut zum Singen und Musizieren an oder sucht problembezogene Musik zum Hören aus, womit emotionale Prozesse in Gang gesetzt werden sollen. In der Gruppenmusiktherapie wird gemeinsam gesungen und getanzt sowie auf einfachen Instrumenten musiziert.

Der mitmachende oder beobachtende Musiktherapeut verstärkt die Gefühlsreaktionen, analysiert dabei die tiefer liegenden Ursachen der Störungen bzw. Beschwerden und strebt mit musiktherapeutischen Methoden ein neues Verhalten, Erträglichwerden des Leidens und ein optimistischeres Denken und Fühlen an.

Kosten der Therapie:

Musiktherapeuten sind in Kliniken beschäftigt und werden von diesen bezahlt. Wenn diese nicht Arzt, Heilpraktiker oder zugelassener Psychologe sind, dürfen sie nur unter ärztlicher Aufsicht tätig werden. Häufig gelten daher auch die Preise des entsprechenden klinischen Personals.

- **Literaturhinweise:** siehe Seite 239
- **Therapeuten-Kontakt-Formular:** Anfrage-Nr. DPA 001113TK
- **Therapiezentren-Kontakt-Formular:** Anfrage-Nr. DPA 001113TZ
- **Hinweis auf Ärzteverband:** derzeit keine Angaben verfügbar
- **La Vie-Datenblatt-Nr.:** PA 001113

Neuraltherapie nach Huneke *

Was ist die Neuraltherapie nach Huneke?
1928 berichteten die Ärzte F. und W. HUNEKE über „Unbekannte Fernwirkungen" örtlicher Betäubungsmittel. Bis heute haben sie erstaunliche Heilerfolge, indem sie *Procain* in Segmentbereichen einer Erkrankung einsetzen. Zu einem Segment gehören Haut, Muskulatur, Gefäße, Nerven, die knöchernen Regionen und Organe einer Körperregion. Alle Strukturen sind über das überall im Körper vertretene, vegetative, d.h. unwillkürliche Nervensystem verbunden. So ist von großer Wichtigkeit das „Gewusst wo" bei der Injektion, d. h. die Injektion an der richtigen Stelle. 1940 beobachtete FERDINAND HUNEKE das 1. Sekundenphänomen (HUNEKE-Phänomen) durch Injektion in den Bereich einer Knochenhautentzündung eines Unterschenkels und heilte damit in Sekundenschnelle eine bis dahin auch mit der Segmenttherapie ergebnislos behandelte schmerzhafte Schultererkrankung. Nervale Reizzustände (Störfelder), die außerhalb jeder Segmentordnung liegen, können Krankheiten auslösen und unterhalten.
Mit Procain können solche Störfelder geheilt werden. In der Neuraltherapie nach HUNEKE sind Segmenttherapie und Störfeldtherapie zusammengefasst.

Wobei kann die Neuraltherapie nach Huneke helfen?
- akute und chronische Schmerzzustände (z.B. Kopfschmerzen)
- Folgen von Entzündungszuständen
- Durchblutungsstörungen (Gewebe, Organe, Gefäße)
- *Tonus*störungen der Muskulatur (Verspannungen)
- chronische Krankheiten, die störfeldbedingt sind (z.B. Rheuma)
- Erkrankungen des Bewegungsapparates

Wie geht die Neuraltherapie nach Huneke vor sich?
Bei der Störfeldsuche gilt: jede früher durchgemachte Erkrankung kann zu einem Störfeld werden. Die häufigsten Störfelder (ca. 70%) liegen im Zahnkieferbereich. Nach einer ausführlichen Erhebung der Krankengeschichte wird zunächst im zugehörigen Segment einer Erkrankung mit gezielten Procain-Injektionen behandelt. Bessert sich der Zustand nicht oder verschlechtert er sich sogar, so liegt nicht selten ein Störfeld vor.
Nach diesem wird mit gezielten Injektionen gesucht. So kann ein Ischiasleiden, welches nach einer Kaiserschnittentbindung aufgetreten ist, durch die Behandlung der Kaiserschnittnarbe und des *Vegetativums* im Unterbauch geheilt werden. Viele Neuraltherapeuten wenden weitere zu den Naturheilverfahren zählende Verfahren an. Es werden gewöhnlich 3-8 Behandlungen benötigt.

Kosten der Therapie:
Die erste aufwendige Sitzung ca. € 120,--
Jede weitere Behandlung je nach Aufwand ca. € 40,-- bis € 80,--

---

- **Literaturhinweise:** siehe **Seite 240**
- **Therapeuten-Kontakt-Formular:** Anfrage-Nr. DPA 001115TK
- **Therapiezentren-Kontakt-Formular:** Anfrage-Nr. DPA 001115TZ
- **Hinweis auf Ärzteverband:** siehe **Seite 204** Nr. 16, **Seite 206** Nr. 26
- **La Vie-Datenblatt-Nr.:** PA 001115

Neuro-Elektrische Therapie (NET)

Was ist die Neuro-Elektrische Therapie?

Der Ursprung der Neuro-Elektrischen-Therapie als therapeutische Elektrostimulation reicht bis in die Antike zurück. Bereits im alten Ägypten wurden die elektrischen Entladungen des Nil-Zitterwelses therapeutisch genutzt. Auch die Römer setzten Zitterrochen zur Behandlung von Kopf- und Zahnschmerzen ein.

In der heutigen Zeit geht der Einsatz der Elektrostimulation auf zahlreiche internationale Arbeiten zurück. Der amerikanische Gehirnforscher WILDER PENFIELS entdeckte 1950 die Auswirkungen der Elektrostimulationen auf das Gedächtnis, die Lernfähigkeit, das Sprachvermögen und auf verschiedene Emotionen. Der Amerikaner Dr. ROBERT O. BECKER veröffentlichte 1958 Stimulationsfrequenzen, die das Knochenwachstum beschleunigen und die Wundheilung verbessern. Klinische Tests wurden in den 70er Jahren von SAUL H. ROSENTHAL (USA) durchgeführt, der mit CES (Craniale-Elektro-Stimulation) den positiven Einfluss auf Depressionen, Angstzustände und Schlafstörungen nachweisen konnte.

Die Ergebnisse von Dr. WEN (Hongkong) veranlassten die schottische Ärztin Dr. MEG PATTERSON, mit einem selbstentwickelten NET-Gerät im Drogenentzug zu arbeiten. Hierbei setzte sie gezielt ausgewählte Stimulationsfrequenzen ein. Mitte der 80er Jahre entwickelte der Amerikaner Dr. ROBERT BECK ein NET-Gerät, das mit einem Frequenzspektrum arbeitet, also breitbandig wirkt.

Die NET wirkt über eine gezielte Stimulation der *Neurotransmitter* im Gehirn. Über Hautelektroden werden ausgesuchte Frequenzen als Mikroströme angelegt, wodurch die Produktion und Ausschüttung der wichtigsten Neurotransmitter normalisiert und somit der elektro-chemische Stoffwechsel des Gehirns wieder ins Gleichgewicht gebracht wird.

Wobei kann die Neuro-Elektrische Therapie helfen?
- Depressionen, Angstzustände, Schlafstörungen
- Entzug bei Drogen-, Alkohol- und Medikamentenabhängigkeit
- Stressreduktion und Jetlag-Probleme
- Steigerung der Gedächtnisleistung, der Lern- und Konzentrationsfähigkeit
- Stärkung des Immunsystems

Wie geht die Neuro-Elektrische Therapie vor sich?

Je nach NET-Gerät werden über die Hautelektroden Einzelfrequenzen oder ein Frequenzspektrum angelegt. Eine Sitzung dauert bis zu 40 Minuten und erfolgt einmal täglich. Eine Behandlung dauert ca. 5-10 Tage, je nach Schwere der Fälle auch länger. Eine psychotherapeutische Begleitung ist empfehlenswert.

Kosten der Therapie:

€ 10,-- bis € 15,-- je Sitzung. Der Gerätepreis beträgt ca. € 960,--

- **Literaturhinweise:** derzeit nur Fachliteratur verfügbar
- **Therapeuten-Kontakt-Formular:** Anfrage-Nr. DPA 001114TK
- **Therapiezentren-Kontakt-Formular:** Anfrage-Nr. DPA 001114TZ
- **Hinweis auf Ärzteverband:** derzeit keine Angaben verfügbar
- **La Vie-Datenblatt-Nr.:** PA 001114

Neuro-Linguistisches Programmieren (NLP)

Was ist Neuro-Linguistisches Programmieren?
NLP (Neuro-Linguistisches Programmieren) ist eine psychotherapeutische Kurz-Zeit-Technik, die aus der genauen Beobachtung der Behandlung bekannter amerikanischer Psychotherapeuten in den 70ern Jahren entwickelt wurde. Der Psychologe und Informatiker RICHARD BRANDLER und der Professor der Sprachwissenschaften JOHN GRINDER beobachteten bestimmte Sprach- und Denkmuster, die sich als besonders wirksam für die Veränderung von menschlichen Verhaltensweisen und Persönlichkeitszügen in Richtung auf mehr Selbstvertrauen, einen besseren Umgang mit Stress sowie ein erfolgreiches Verhalten in problematischen Situationen erwiesen.

Sie entdeckten, dass diese Muster bestimmten Strukturen unseres Nervensystems entsprechen, daher der Name „Neuro" für die Orientierung an den Wirkungsweisen des zentralen Nervensystems, „Linguistisch" für die Wirkung von bestimmten Sprach- und Denkmustern, „Programmieren" für die Möglichkeit, diese Erkenntnisse systematisch für die Verhaltensänderung einzusetzen.

Wobei kann Neuro-Linguistisches Programmieren helfen?
- Lösung von Ängsten und Phobien; Klärung von Emotionen
- Verarbeitung traumatischer Erlebnisse
- Verbesserung der Durchsetzungsfähigkeit
- Besserer Umgang mit Stress; Stärkung des Selbstbewusstseins
- Unterstützung bei Schmerztherapie und Gewichtsreduktion
- psychosomatische Störungen
- Suchtprobleme und Abhängigkeitserkrankungen

Wie geht Neuro-Linguistisches Programmieren vor sich?
In der Einzelarbeit mit dem Therapeuten beschreibt der Klient zunächst möglichst genau die Problemsituation bzw. das problematische Verhalten sowie die damit verbundenen Umgebungseinflüsse. Hierbei wird durch eine Schulung der eigenen Wahrnehmung Bewusstsein darüber hergestellt, was der Klient genau im Rahmen seines problematischen Verhaltens tut. Im zweiten Schritt wird ein Wunsch – oder Zielbild entworfen, das dem Zustand entspricht, den der Klient für sich erreichen möchte. Im dritten Schritt geht der Klient imaginativ in dieses Bild hinein, orientiert sich darin, testet es und verbessert es schrittweise immer mehr, um es an seine tatsächlichen Erfordernisse anzupassen. Durch das sog. „Ankern" wird das Ergebnis gefestigt und für die bessere Alltagsbewältigung nutzbar gemacht. Für die Bewältigung einer bestimmten Problemsituation sind meist nur ein bis zwei Behandlungen notwendig.

Kosten der Therapie:
Je nach Zeitaufwand und Berufsgruppe des Therapeuten (Arzt, Psychotherapeuten, Heilpraktiker, Berater, etc.) verschieden.

- **Literaturhinweise:** siehe **Seite 240 f.**
- **Therapeuten-Kontakt-Formular:** Anfrage-Nr. DPA 001116TK
- **Therapiezentren-Kontakt-Formular:** Anfrage-Nr. DPA 001116TZ
- **Hinweis auf Ärzteverband:** derzeit keine Angaben verfügbar
- **La Vie-Datenblatt-Nr.:** PA 001116

Nosodentherapie *

Was ist Nosodentherapie?

Nosoden sind nach einer homöopathischen Verfahrenstechnik hergestellte Zubereitungen aus pathologisch veränderten Organen oder Organteilen von Mensch oder Tier, ferner aus abgetöteten Kulturen von Mikroorganismen, aus Zersetzungsproduktion tierischer Organe oder aus Körperflüssigkeiten, die Krankheitserreger bzw. Krankheitsprodukte enthalten, welche dann aber nach gesetzlich genau vorgeschriebener Bearbeitung (Qualitätssicherung) nicht mehr *virulent* bzw. infektiös sind.

Es handelt sich bei den Nosoden nicht um Impfstoffe, Seren oder dergleichen, sondern um reine Homöopathika. Prinzipiell können 7 Gruppen von Nosodenzubereitungen unterschieden werden: virale Nosoden, bakterielle Nosoden, Impfstoff-Nosoden, Gewebe- (Organ-) Nosoden, Sekretnosoden, Blutnosoden und *Inkret*nosoden.

Wobei kann die Nosodentherapie helfen?
- Unterstützung jeder Therapie chronischer Erkrankungen, z.B. Allergien, Infektanfälligkeit
- Restausheilung alter, scheinbar ausgeheilter Erkrankungen

Wie geht die Nosodentherapie vor sich?

Die Auswahl der Nosoden für den Patienten erfolgt nach vier Gesichtspunkten:

a) nach der symptomatischen Ähnlichkeit; d.h. nach den grundlegenden homöopathischen Regeln des *Similimum*

b) nach der *anamnestischen ätiologischen* Ähnlichkeit hinsichtlich einer alten, scheinbar geheilten Krankheit

c) nach der aktuellen ätiologischen Ähnlichkeit (hierbei nur in Verbindung mit zusätzlichen Biotherapeutika) und

d) am Ende bzw. nach einer soeben durchgemachten akuten Erkrankung

Die Therapie mit Nosodenpräparaten ist vor allem auch für den Elektroakupunkteur von sehr großem Interesse, da dieser die entsprechende(n) Nosode(n) mittels Medikamententestung bestimmten kann.

Kosten der Therapie:

Beratungshonorar und Apothekenpreise der Medikamente.
Einige Nosoden sind kassenüblich.

- **Literaturhinweise:** derzeit nur Fachliteratur verfügbar
- **Therapeuten-Kontakt-Formular:** Anfrage-Nr. DPA 001117TK
- **Therapiezentren-Kontakt-Formular:** Anfrage-Nr. DPA 001117TZ
- **Hinweis auf Ärzteverband:** siehe **Seite 205** Nr. 22, **Seite 206** Nr. 23, **Seite 207** Nr. 27, 28, 29
- **La Vie-Datenblatt-Nr.:** PA 001117

Optischer Erythrozytentest (OET)

Was ist der OET?
Prof. ARNO LINKE (1920-1992) hat diesen Test 1975-1991 entwickelt. Grundlage ist die negative Oberflächenladung der roten Blutkörperchen, die eine Anreicherung der großmolekularen Bestandteile des Blutes in der Randzone bewirkt. Diese stellt sich nach schonender Fixation und Färbung in der strengen *Phasenkontrastmikroskopie* mit polychromatischem Licht als schmaler, hellblauer geschlossener Ring bei Gesunden und als breite, dunkle, unterbrochene Randzone bei Krebspatienten dar.

Diese Randzone wird durch Immunkomplexe verändert, so dass z.B. eine Krebsfrühestanzeige ermöglicht wird. Dieser Test kann Krebs nachweisen, wenn sich die Krebszelle 5 mal geteilt hat, also viel früher als alle bildgebenden Verfahren nachweisen, dass jemand Tumorträger wird. Dabei sind Art und Sitz zunächst unbekannt. Es kann jedoch bereits in diesem frühen Stadium eine Frühbehandlung – meist als Immunmodulation – beginnen. Auch in der *Eradikationsnachsorge* hat sich der OET bewährt.

Was kann mit dem OET diagnostiziert werden?
- Krebsfrüherkennung
- Kontrolle nach Krebs
- allgemeine Gesundheit

Wie geht der OET vor sich?
Zwei Blutausstriche aus *Fingerbeeren-* oder Venenblut werden in vier Stufen (Lufttrocknung, Brutschrank, Heißluftschrank, milde Rehydratation über 3 Tage) fixiert und dann mit einem Fünfkomponentenfarbstoff gefärbt. Nach 4 Tagen ist die Auswertung möglich, die Aussagen zu Blutplättchen, Fressfunktion der weißen Blutkörperchen, *Erythrozyten*randzone und -fläche umfasst.

Die Beschaffenheit der Randzone wird in 15 Phasenkontrastwertstufen (PW) erfasst. Falten auf der Fläche des Erythrozyten messen die Wachstumsfunktion (Erythrozytenveränderungsindex EVI). Aus beiden Werten wird eine Aussage zur immunologischen und zur Wachstumssituation im Körper möglich.

Kosten:
€ 40,-- (Analog der Auswertung eines Knochenmarkausstriches GOÄ A 3681, 570 Punkte, 1fach).

- **Literaturhinweise:** derzeit nur Fachliteratur verfügbar
- **Therapeuten-Kontakt-Formular:** Anfrage-Nr. DPA 001118TK
- **Therapiezentren-Kontakt-Formular:** Anfrage-Nr. DPA 001118TZ
- **Hinweis auf Ärzteverband:** derzeit keine Angaben verfügbar
- **La Vie-Datenblatt-Nr.:** PA 001118

Orgontherapie

Was ist die Orgontherapie?
Dr. WILHELM REICH (1897-1957) entwickelte aus der Psychoanalyse heraus körpertherapeutische Methoden (psychiatrische Orgontherapie, Vegeto-Therapie) zur Auflösung muskulärer Blockaden, die sich gleichzeitig auch emotionell und geistig auswirken. Die Orgontherapie ist Grundlage der meisten aktuellen Körpertherapiemodelle (neo-reichianische Körpertherapien). Ziel ist die Reaktivierung des natürlichen Energieflusses im Organismus.
REICH entdeckte die Orgon-Energie, eine ursprünglich masselose Energie, die alle lebendigen Prozesse steuert. Mit dem Orgon-Akkumulator, einem Kasten aus Metall und Nicht-Leiter, kann Orgon therapeutisch angewendet werden, um dem Organismus fehlende Lebensenergie zuzuführen (physikalisch-medizinische Orgontherapie). Energiemangel identifiziert REICH als Ursache vieler degenerativer Erkrankungen, Immunschwächen etc.

Wobei kann die Orgontherapie helfen?
Psychiatrische Orgontherapie:
- emotionelle, geistige, körperliche Blockierung
- Störung der sexuellen Hingabefähigkeit
- degenerative Erkrankungen (z.B. rheumatische Erkrankungen)

Physikalisch-medizinische Orgontherapie:
- Immunerkrankungen
- schlecht heilende Wunden, Nachbehandlung bei chirurgischen Eingriffen
- Verbrennungen (auch bei schwersten Verbrennungen optimale Heilung)
- Krebs-Nachbehandlung zur Verhinderung neuer Metastasen
- rheumatische Erkrankungen bei Vorwiegen der degenerativen Komponente
- *Osteoporose*
- *Anämie*

Wie geht die Orgontherapie vor sich?
Psychiatrische Orgontherapie ist eine Abfolge von Körperübungen, die der Patient unter Anleitung des Therapeuten durchläuft. Dabei werden, am Kopf beginnend und im Beckenbereich endend, muskuläre Spasmen gelöst.
Physikalisch-medizinische Orgontherapie besteht hauptsächlich aus Sitzungen im Orgon-Akkumulator, die der Patient eventuell zu Hause eigenständig nach Indikation des Therapeuten vornimmt.

Kosten der Therapie:
Psychiatrische Orgontherapie: € 60,-- bis € 120,-- je Therapiestunde.
Physikalisch-medizinische Orgontherapie: bis € 12,-- je Sitzung.
Konsultationen je nach Therapeut (auch Kassenärzte).

- Literaturhinweise: siehe Seite 241
- Therapeuten-Kontakt-Formular: Anfrage-Nr. DPA 001120Tk
- Therapiezentren-Kontakt-Formular: Anfrage-Nr. DPA 001120TZ
- Hinweis auf Ärzteverband: derzeit keine Angaben verfügbar
- La Vie-Datenblatt-Nr.: PA 001120

Orthomolekulare Medizin *

Was ist die Orthomolekulare Medizin?
Die biologische Evolution hat in Millionen von Jahren und in unüberschaubarer Fülle auf atomarer Ebene Leben geschaffen und die Bausteine lebender Systeme immer wieder neu auf ihre Brauchbarkeit, Anpassungsfähigkeit und Wechselwirkungskapazität geprüft. So sind die Bausteine des Lebens – Atome, Ionen, Moleküle – *orthomolekular* (lebenseigen) – entstanden und haben sich für dieses vielfältige Leben auf unserem Planeten milliardenfach immer wieder durch Aufrechterhaltung und Neukonzeption lebender Systeme neu bewährt. Die orthomolekulare Medizin bedient sich in Prävention und Therapie von Erkrankungen dieser in der Natur und im Menschen entstandenen Wirkstoffe. Zu diesen Stoffen, die auch als Mikronährstoffe bezeichnet werden, gehören folgende Stoffklassen:
- Elektrolyte und essentielle Spurenelemente bzw. Mineralstoffe,
- wasserlösliche und fettlösliche Vitamine sowie Vitaminoide (wirken teilweise als *Antioxidantien* und *Radikalfänger*),
- essentielle, semiessentielle und nicht-essentielle Aminosäuren,
- essentielle Fettsäuren,
- besondere, unterschiedlich strukturierte Pflanzeninhaltsstoffe und Enzyme.

Unter Orthomolekularer Medizin, deren geistiger Begründer LINUS PAULING ist, wird eine Medizin verstanden, die mit körpereigenen Substanzen zur Gesunderhaltung oder Wiedergenesung lebender Systeme, Pflanzen, Tiere und Menschen beiträgt.
Wichtig ist neben der Dosis die qualitative Zusammensetzung der jeweiligen Mikronährstoffe, ihre galenische Verträglichkeit und resorptive Bioverfügbarkeit. Ebenso wichtig sind aber auch die von ernährungsphysiologischen Empfehlungen abweichenden Dosierungshöhen und ihre individuelle Anpassung.
Immer sind die in der Natur der Lebewesen entstandenen Moleküle besser verträglich, untoxischer und eher in der Lage einen kranken Organismus wieder gesundheitlich einzuschwingen als monokausal konzipierte Retortenchemikalien.

Wobei kann die Orthomolekulare Medizin helfen?
- Prävention und Therapie aller Erkrankungen

Wie geht die Orthomolekulare Medizin vor sich?
Bei der Orthomolekularen Medizin wird zur Prävention und Behandlung von Krankheiten die Konzentration der Substanzen verändert, die normalerweise im Körper vorhanden und für die Gesundheit erforderlich sind. Die Orthomolekulare Medizin wird in variabler Dosierung und Kombination als Basistherapie eingesetzt.

Kosten der Therapie:
Monatlich ca. € 60, -- bis € 150, --

- **Literaturhinweise:** siehe **Seite 241**
- **Therapeuten-Kontakt-Formular:** Anfrage-Nr. DPA 001121TK
- **Therapiezentren-Kontakt-Formular:** Anfrage-Nr. DPA 001121TZ
- **Hinweis auf Ärzteverband:** siehe **Seite 204** Nr. 13, **Seite 206** Nr. 25
- **La Vie-Datenblatt-Nr.:** PA 001121

Orthomolekulare Medizin in der Onkologie

Was ist Orthomolekulare Medizin in der Onkologie?
Der Begriff *orthomolekular* wird abgeleitet von „ortho" (griechisch) = gerade, richtig und „molekular" (lateinisch) = kleinste Bausteine von Substanzen. Der Nobelpreisträger LINUS PAULING, Begründer der Orthomolekularen Medizin, vertrat die These, dass eine Vielzahl von Erkrankungen durch eine Therapie mit Vitaminen, Mineralstoffen, Spurenelementen, Aminosäuren und Fettsäuren erfolgreich behandelbar und sogar vermeidbar ist. Bei den genannten Substanzen handelt es sich um Naturstoffe, die im menschlichen Körper physiologisch vorhanden sind und im Idealfall durch die Nahrung aufgenommen werden können. Nachweislich sind so genannte freie *Radikale* an allen Stadien der Tumorentstehung beteiligt, weshalb ein Defizit im *Antioxidantien*status das Risiko, an Tumoren zu erkranken, erhöht. Aus diesem Grund stellt die Therapie mit Selen und antioxidativen Vitaminen einen elementaren Bestandteil in der Prävention und Therapie von Tumorerkrankungen dar. Darüber hinaus können viele unerwünschte Wirkungen der Chemo- und Strahlentherapie durch eine ergänzende Orthomolekulare Therapie deutlich reduziert werden. Immer häufiger verfehlen chemotherapeutische Behandlungen aufgrund von Resistenzen gegen *Zytostatika* ihre gewünschte Wirkung.
Wenn an der Ausbildung solcher Resistenzen bestimmte Enzymsysteme, wie beispielsweise die Glutathionperoxidase, beteiligt sind, können bestimmte Chemotherapien erst durch zusätzliche hochdosierte Natriumselenitgaben erfolgreich gestaltet werden. Substanzen der Orthomolekularen Nahrungsergänzung, z.B. Vitamin A und Omega-3-Fettsäuren, werden direkte tumor- und *metastaseninhibierende* Effekte zugeschrieben. Durch zahlreiche Studien an sehr großen Kollektiven ist auch der Kenntnisstand bezüglich der jeweiligen Dosierung aus wissenschaftlicher Sicht abgesichert.

Wobei kann die Orthomolekulare Medizin in der Onkologie helfen?
- Erhaltung der Gesundheit
- Begleittherapie bei Tumorerkrankungen
- Patienten mit genetisch bedingtem hohen Krebsrisiko

Wie geht die Orthomolekulare Medizin in der Onkologie vor sich?
Da es nur schwerlich möglich ist, die für die Begleitbehandlung in der Onkologie notwendigen Dosierungen der jeweiligen Substanzen über die Nahrung zuzuführen, wird auf Präparate in Tabletten- oder Pulverform zurückgegriffen. Eine gefährliche Überdosierung ist bei regelrechter Anwendung unter ärztlicher Aufsicht ausgeschlossen. Einige Substanzen, wie z.B. Vitamin C und Selen, werden bereits intravenös verabreicht.

Kosten der Therapie:
Je nach Bezugsquelle kostet ein tägliches orthomolekulares Programm mit ca. 42 Substanzen € 5,-- bis € 6,--

- **Literaturhinweise:** derzeit nur Fachliteratur verfügbar
- **Therapeuten-Kontakt-Formular:** Anfrage-Nr. DPA 001119TK
- **Therapiezentren-Kontakt-Formular:** Anfrage-Nr. DPA 001119TZ
- **Hinweis auf Ärzteverband:** siehe **Seite 206** Nr. 25
- **La Vie-Datenblatt-Nr.:** PA 001119

Osteopathie

Was ist Osteopathie?

Osteopathie ist eine Bewegungswissenschaft und Ganzkörpertherapie, welche sich manueller Techniken zur Diagnose und Behandlung mit dem Ziel bedient, die mechanisch-strukturellen und biochemischen Vorgänge im Körper zu verbessern. Entwickelt wurde die Osteopathie von Dr. ANDREW TAYLER STILL (1828-1917) während seiner praktischen Tätigkeit als Arzt und Chirurg. STILL entdeckte, dass jede Störung im menschlichen Organismus immer mit einem Bewegungsverlust in den drei Grundsystemen, dem partiellen (Muskel- und Skelettsystem), dem visceralen (Organe und deren Aufhängungen) und dem craniosacralen System (Schädel, Kreuzbein und Hirnhäute) einhergeht.

Durch detaillierte Kenntnisse der Basiswissenschaften Anatomie und Physiologie ist es dem Osteopathen möglich, die Grundstörung der Bewegungsverluste aufzufinden und durch gezielte manuelle Techniken zu beseitigen. Damit wird das natürliche Ordnungsprinzip im Organismus wieder hergestellt.

Wobei kann die Osteopathie helfen?
- komplexe orthopädische und neuralgische Schmerzsyndrome
- strukturelle Veränderung des Skelettsystems
- funktionelle organische Beschwerden
- *vegetative Dysfunktion* und psychosomatische Beschwerden
- Stoffwechselstörungen
- Schwäche des Immunsystems
- Entwicklungsstörungen bei Säuglingen und Kindern

Wie geht die Osteopathiebehandlung vor sich?

In Einzelsitzungen mit einer Dauer bis ca. 1 Stunde bedient sich der Osteopath in seiner systematischen umfassenden Diagnostik nicht nur der Daten, die er durch technische Hilfsmittel (Röntgen, Labor, etc.) erhält, sondern er gebraucht in erster Linie die *Perzeptionsfähigkeit* seiner Hände, um Störungen im menschlichen Organismus festzustellen.

Durch gezielt lösende Handgriffe wird dann das ursächliche Problem beseitigt und dem Körper seine Flexibilität und seine Fähigkeit, die Selbstheilungskräfte zu aktivieren, zurückgegeben. Eine eingehende Beratung hinsichtlich der Ernährung und Ratschläge für den Alltag runden das Therapiekonzept ab. Je nach Schweregrad der Erkrankung werden eine oder mehrere Sitzungen im Abstand von 2-4 Wochen durchgeführt.

Kosten der Therapie:
Ab ca. € 60,-- pro Behandlung.

- **Literaturhinweise:** siehe **Seite 241 f.**
- **Therapeuten-Kontakt-Formular:** Anfrage-Nr. DPA 001122TK
- **Therapiezentren-Kontakt-Formular:** Anfrage-Nr. DPA 001122TZ
- **Hinweis auf Ärzteverband:** derzeit keine Angaben verfügbar
- **La Vie-Datenblatt-Nr.:** PA 001122

Oxyvenierung nach Regelsberger *

Was ist die Oxyvenierung nach Regelsberger?
Dr. REGELSBERGER hat diese Methode in zwanzigjähriger Praxis- und Forschungstätigkeit entwickelt. Es ist ein Verfahren, bei dem medizinischer Sauerstoff in bestimmten Mengen in die Vene geleitet wird, um so eine positive Wirkung auf Krankheiten, das Allgemeinbefinden und die Vitalität des Patienten zu erzielen.
Es ist nicht nur die direkte Wirkung des Sauerstoffs, sondern auch die Wirkung der im Körper durch die Oxyvenierung gebildeten Prostaglandine (hormonartige Substanzen), die sowohl durchblutungsfördernd als auch entzündungshemmend wirken. Dementsprechend groß ist die Bandbreite der Krankheiten, die mit dieser Therapiemethode behandelt werden können.

Wobei kann die Oxyvenierung nach Regelsberger helfen?
- Erschöpfungszustände (körperlich und seelisch)
- Durchblutungsstörungen (auch *koronare* Herzkrankheit mit Angina pectoris)
- Entzündungen (Rheuma, Hepatitis, Bronchitis, *Prostatitis, Sinusitis, Kolitis*)
- Allergien
- unterstützend bei Krebs
- Immunschwäche
- Depressionen
- Migräne
- chronische Ekzeme (Schuppenflechte, Neurodermitis)
- *Hypertonie*

Wie geht die Oxyvenierung nach Regelsberger vor sich?
Am liegenden Patienten wird molekularer medizinischer Sauerstoff mittels einer kleinen Kanüle in die Vene geleitet. Die Menge beträgt bis zu 50 ml. Es wird ein Gerät verwendet, das gewährleistet, dass die Geschwindigkeit der Einleitung in die Vene nur 1 bis 2 ml pro Minute beträgt. Bewährt hat sich eine 15-tägige bis 25-tägige Hauptbehandlung unter Ausklammerung der Wochenenden.
Während der gesamten Behandlungsdauer darf kein Acetylsalicylsäurepräparat eingenommen werden, da dieses die Prostaglandinsynthese hemmt. Bei Rauchern können Komplikationen auftreten, weshalb auf das Rauchen während der gesamten Behandlungsdauer verzichtet werden sollte. Der Erfolg der Oxyvenierungsbehandlung stellt sich oft erst 6-8 Wochen nach der Beendigung dieser Therapie ein.

Kosten der Therapie:
€ 40,-- bis € 80,-- pro Behandlung.

- **Literaturhinweise:** derzeit nur Fachliteratur verfügbar
- **Therapeuten-Kontakt-Formular:** Anfrage-Nr. DPA 001123TK
- **Therapiezentren-Kontakt-Formular:** Anfrage-Nr. DPA 001123TZ
- **Hinweis auf Ärzteverband:** derzeit keine Angaben verfügbar
- **La Vie-Datenblatt-Nr.:** PA 001123

Ozontherapie *

Was ist die Ozontherapie?
Erste Publikationen über den Einsatz medizinischer Ozon-Sauerstoff-Gemische findet man schon 1870 von C. LENDER: „Das unreine Blut und seine Behandlung mit ionisiertem Sauerstoff (Ozon)".
Im Gegensatz zum Smog-Ozon, wo insbesondere die Mischung von Ozon, Stickoxiden und anderen Vorläufersubstanzen des Ozons eine brisante Zusammensetzung darstellen, verwendet man in der Medizin hochreine Ozon-Sauerstoff-Gemische in exakt definierten Konzentrations-Bereichen, die jeweils kurz vor der Anwendung produziert und gemessen werden.
Bei der extrakorporalen Blutbehandlung reagiert die zugeführte Ozonmenge vollständig mit den Blutpartikeln und aktiviert den Stoffwechsel der *Erythrozyten* (rote Blutkörperchen, Sauerstoff-Transporteure) und den der immunkompetenten eigenen *Cytokin*produktion – hierzu gehören z.B. die Interferone – die dann die ganze körpereigene Immunkaskade in Gang setzt. Bei der lokalen Behandlung offener, infizierter Wunden spielt neben der desinfizierenden Wirkung des Ozons gleichfalls die Immunaktivierung eine besondere Rolle.

Wobei kann die Ozontherapie helfen?
- arterielle Durchblutungsstörungen, besonders peripher und *cerebral*
- offene oder schlecht heilende oder infizierte Wunden
- Additivtherapie bei Krebserkrankungen
- Infektionen und virale Erkrankungen, z.B. Hepatitis A/B/C; Herpes, geschwächte Immunlage
- rheumatischer Formenkreis, Gelenkerkrankungen
- in der Zahnheilkunde verwendet man Ozon-Wasser zur Desinfektion und verbesserten Wundheilung

Wie geht die Ozontherapie vor sich?
Es gibt zur Anwendung des Ozon-Sauerstoff-Gemisches je nach *Indikation* verschiedene Verfahren: Die lokale Anwendung von außen (Beutelbegasung der Haut, Auftragen von ozonisiertem Wasser oder ozonisiertem Olivenöl), die Kleine Eigenblutbehandlung (patienteneigenes Blut wird ozonisiert in den Muskel zurückgespritzt), die Große Eigenblutbehandlung (nach der Ozonisierung wird das Blut als Tropfinfusion zurückgegeben), die Darm*insufflation* (das Ozon wird in den Darm geblasen) oder *subcutane* Anwendung (das Ozon wird unter die Haut gespritzt).

Kosten der Therapie:
Z.B. € 50,-- bis € 135,-- für eine große Eigenblutbehandlung; bei einfacheren Verfahren entsprechend weniger.

- **Literaturhinweise:** siehe **Seite 242**
- **Therapeuten-Kontakt-Formular:** Anfrage-Nr. DPA 001124TK
- **Therapiezentren-Kontakt-Formular:** Anfrage-Nr. DPA 001124TZ
- **Hinweis auf Ärzteverband:** siehe **Seite 204** Nr. 13, 17, **Seite 206** Nr. 23, **Seite 207** Nr. 27, 28, 29
- **La Vie-Datenblatt-Nr.:** PA 001124

Phronimologie

Was ist die Phronimologie?
Aufgrund der Forschungen von Dr. CALLIGARIS (Italien, 1876-1944) konnte von J. WOLFGANG KIRSTEN in den 80ern Jahren die Phronimologie-Methode entwickelt werden. Phronimologie (das Wort bedeutet intuitive, ganzheitliche Erkenntnis) soll den gesamten Menschen und seine Vernetzung im gesamten Kosmos berücksichtigen. Dies schließt die Calligaris-Diagnostik mit ein und berücksichtigt vor allem, dass die Linearketten nach Calligaris Vorgänge des Denkens und der Intuition sowie des menschlichen Willens mit in Betracht ziehen.
Die Phronimologie-Methode kann daher als die logische Folge der Calligaris-Diagnostik und damit sozusagen als Therapieform verstanden werden.

Wobei kann die Phronimologie helfen?
- Probleme durch spirituelle, geistige und mentale Entwicklung oder Tätigkeit
- Fälle, in denen ärztliche und psychologische Ausbildung nicht mehr weiter führt
- Fälle, die oft als Spuk, Unsinn, Parapsychologie etc. abgetan werden
- religiös bedingte Probleme

Wie wird die Phronimologie angewendet?
In Form einer erweiterten Gesprächstherapie und nach einer Calligaris-Diagnostik wird der Therapeut mit dem Patienten gemeinsam eine individuelle Lösung der Probleme und Symptome suchen. Dies setzt eine gute fachärztliche Behandlung neben der Calligaris-Diagnostik voraus und wird sinnvoll vom Fach- und/oder Hausarzt begleitet.
Die Phronimologie ist dabei unabhängig von konfessionellen Konzepten. Die Dauer einer solchen Therapie kann im Vorfeld nicht genannt werden. Ausschlussgründe sind z.B. Drogenabhängigkeit, die hier nicht behandelt werden kann.

Kosten der Therapie:
Ca. € 60,-- bis € 120,-- pro Stunde.

- **Literaturhinweise:** derzeit nur Fachliteratur verfügbar
- **Therapeuten-Kontakt-Formular:** Anfrage-Nr. DPA 001126TK
- **Therapiezentren-Kontakt-Formular:** Anfrage-Nr. DPA 001126TZ
- **Hinweis auf Ärzteverband:** derzeit keine Angaben verfügbar
- **La Vie-Datenblatt-Nr.:** PA 001126

Phytotherapie (Pflanzenheilkunde) *

Was ist Phytotherapie?
Die Phytotherapie – die Anwendung pflanzlicher Heilmittel am kranken Menschen – gehört zu den ältesten Behandlungsformen der Menschheit. Das Wirkprofil eines *Phytotherapeutikums* beruht auf dem besonderen Zusammenwirken von Haupt- und Begleitstoffen einer (oder mehrerer) Gesamtpflanze(n) bzw. Pflanzenteile. Der Einsatz von isolierten pflanzlichen Wirkstoffen (wie z.B. Digitoxin, Atropin) gilt daher nicht als Phytotherapie. Wie jedes andere Pharmakon muss auch ein Phytopharmakon die Anforderungen des Arzneimittelgesetzes an Qualität, Wirksamkeit und Unbedenklichkeit erfüllen.
Kennzeichnend für den Großteil der Phytotherapeutika ist ihre große therapeutische Breite und geringe Toxizität (oft als „mite"-Therapeutika bezeichnet), wobei auch hier die Dosis und Anwendungsdauer für die Toxizität entscheidend sind.

Wobei kann die Phytotherapie helfen?
- Krankheiten der Verdauungsorgane, des Herzens und der Kreislauforgane
- Atemwegserkrankungen
- Erkrankungen der Nieren, ableitenden Harnorganen und der Prostata
- Erkrankungen des Nervensystems und des Bewegungsapparates
- gynäkologische Erkrankungen
- Erkrankungen von Haut, Haaren und Nägeln
- *endokrine* Erkrankungen und Augenkrankheiten
- als Immunstimulans und *Adaptogen*

Wie geht die Phytotherapie vor sich?
Die Anwendung der Phytotherapie erfolgt durch den Arzt nach einer spez. Rezeptur, ist aber auch zur Selbstmedikation geeignet. Benutzt werden dabei eine oder mehrere Drogen (Drogen sind durch Trocknen und spezielle Aufbereitungsarten wie Schneiden, Schälen, Mahlen behandelte Pflanzen oder Pflanzenteile mit medizinischer Heilwirkung) in direkter oder angereicherter Form. Die häufigste direkte Anwendung ist der Tee-Aufguss (infus). Härtere Pflanzenteile wie Wurzelrinden oder Rinden kocht man vor der Anwendung eine bestimmte Zeit (Abkochung oder Dekokt). Es ist auch möglich, die Droge(n) mit einer kalten Flüssigkeit (Wasser, Alkohol, Öl) zu übergießen und vor der Anwendung eine längere Zeit darin ziehen zu lassen (Kaltauszug oder Mazerat).
Weitere häufige Darreichungsformen sind Tinkturen, Fluid- und Trockenextrakte, Instant-Tees, Säfte, Sirup, Bäder, Salben und Cremes, meist in Form von Fertigpräparaten mit angereichertem, standardisiertem Wirkstoffgehalt. Die Anwendungsformen gehen von innerlicher Einnahme über Inhalationen bis zu äußeren Anwendungen in Form von Einreibungen, Bädern, Auflagen, Kompressen und Umschlägen.

Kosten der Therapie:
Beratungskosten für den Behandler plus Kosten für die Präparate.

- **Literaturhinweise:** siehe **Seite 242**
- **Therapeuten-Kontakt-Formular:** Anfrage-Nr. DPA 001127TK
- **Therapiezentren-Kontakt-Formular:** Anfrage-Nr. DPA 001127TZ
- **Hinweis auf Ärzteverband:** siehe **Seite 204** Nr. 16, **Seite 206** Nr. 25
- **La Vie-Datenblatt-Nr.:** PA 001127

Polarity-Therapie

Was ist die Polarity-Therapie?
Dr. RANDOLPH STONE (1890-1981), entwickelte in fast 60 Jahren praktischer Tätigkeit als Arzt ein ganzheitliches Behandlungssystem aus energetischer Körperarbeit, Massage, Polarity-Yoga, bewusster Ernährung und Bewusstseinsschulung. Der Ansatz verbindet das Wissen westlicher und östlicher (indischer) Medizin. Der Behandler diagnostiziert und behandelt über die körperliche Ebene hinaus auch die geistigen und seelischen Bereiche, die sich nach den Erfahrungen von STONE in dem augenblicklichen Körperbild ausdrücken. Polarity ist daher eine prozessorientierte Arbeit im Wechselspiel zwischen Behandler und Klient. Das Ziel ist, die verschiedenen, teils blockierten energetischen Pole des Menschen wieder in einen harmonischen Fluss zu bringen und damit einen auf allen Ebenen ausgeglichenen Gesundheitszustand zu erreichen.

Wobei kann die Polarity-Therapie helfen?
- strukturelle Veränderungen der Wirbelsäule
- Störungen in der Körperhaltung, Muskelverspannung
- funktionelle organische Beschwerden
- vegetative Störungen, Erschöpfung, Stress, seelische Disharmonie

Wie geht die Polarity-Therapie vor sich?
Die Einzelsitzung, die in einer offenen, vertrauensvollen Atmosphäre stattfindet, dauert ca. 45-90 Minuten und bezieht die momentane körperliche, geistige und seelische Verfassung des Behandelten mit ein.
Nach einem Einführungsgespräch und einer Körperbetrachtung wird eine Behandlung (gewöhnlich im Liegen) durchgeführt. Mit haltenden Handgriffen und rhythmischen oder tiefen, massierenden Bewegungen wird der ganze Körper behandelt. Das Erlernen von Körperübungen und Diätempfehlungen schließt sich an. Der Klient lernt Selbsthilfetechniken, die er bewusst im Alltag einsetzen kann, um seine Gesundheit zu erhalten.
Eine Behandlung dauert so lange, wie der Prozess der geistigen, seelischen und körperlichen Entwicklung dauert. Er kann sich daher über 5 bis 20 Sitzungen erstrecken, um ein abgerundetes Ergebnis zu erreichen.

Kosten der Therapie:
€ 50,-- bis € 80,-- pro Behandlung.

- **Literaturhinweise:** siehe **Seite 242**
- **Therapeuten-Kontakt-Formular:** Anfrage-Nr. DPA 001128TK
- **Therapiezentren-Kontakt-Formular:** Anfrage-Nr. DPA 001128TZ
- **Hinweis auf Ärzteverband:** derzeit keine Angaben verfügbar
- **La Vie-Datenblatt-Nr.:** PA 001128

Prognos-A

Was ist Prognos-A?

Auf Basis der chinesischen Akupunktur wird an 24 *Meridian*punkten der elektrische Hautwiderstand in K-Ohm gemessen. Der Messstift ist dabei federnd gelagert. Die Messung geschieht bei extrem niedrigem Strom (30qW) und dauert sehr kurz (20 msec.). Die Messwerte sind reproduzierbar.

Die Messung des Hautwiderstandes an den End-/Anfangspunkten der Meridiane ergibt eine gesamtheitliche Aussage über den Energiestatus der Meridiane bzw. Organe. Mit Hilfe von mathematischen Algorithmen aufgrund von mehr als 12 Millionen Messdaten (Entwicklung für die Weltraumfahrt) werden in Grafiken Hinweise für die Diagnose und in weiteren Grafiken Vorschläge für die Therapie gemacht. Mit Hilfe der Diagnostikhinweise wird erkannt, in welchen Bereichen Energiemangel oder -überschuss herrscht, der über den Normalbereich hinausgeht. Es kann die Ursache des Energiemangels bzw. der Krankheit erkannt werden, sowie beim Vergleich von mehreren Messungen Blockaden auf dem Meridian (starre Meridiane). Bei Mehrfachmessungen ist zu erkennen, wodurch eingegriffen werden kann, bevor es zu einer Krankheit kommt.

Nach den Regeln der TCM werden Vorschläge zum *Tonisieren* oder *Sedieren* von bestimmten Akupunkturpunkten gemacht. In einer weiteren Grafik werden zusätzliche Hinweise zum energetischen Ausgleich der rechten und linken Meridiane angegeben. Eine weitere Grafik zeigt an, ob das energetische Gleichgewicht zwischen Yin/Yang, links/rechts, sowie den an den Händen bzw. Füßen gemessenen Meridianen und damit der Therapieerfolg erreicht ist. Wird vor und nach der Therapie gemessen, kann durch den Vergleich von bis zu acht Grafiken der Therapieerfolg sofort erkannt werden (Therapiekontrolle).

Wobei kann Prognos-A helfen?

- Prävention aufgrund der Erzielung eines energetischen Gleichgewichts
- chronische Krankheiten
- Erkennen von Blockaden in Zusammenhang mit der *Kinesiologie*,
- Aufspüren von psychischen Blockaden und Therapiemöglichkeiten
- Erkennen von Störfeldern wie z.B. im Zahnbereich, bei *Geopathie, Mykose*

Wie geht Prognos-A vor sich?

Es werden 3-4 Prognos-Messungen und 4-5 Behandlungen mit Hilfe des Akupunkturgerätes (Magnetfeldenergie und Infrarotlicht) vorgenommen.

Kosten der Therapie:

Ca. € 240,-- bis € 540,--

- **Literaturhinweise:** derzeit nur Fachliteratur verfügbar
- **Therapeuten-Kontakt-Formular:** Anfrage-Nr. DPA 001129TK
- **Therapiezentren-Kontakt-Formular:** Anfrage-Nr. DPA 001129TZ
- **Hinweis auf Ärzteverband:** siehe **Seite 206** Nr. 25
- **La Vie-Datenblatt-Nr.:** PA 001129

Psychoenergetische Analyse

Was ist die Psychoenergetische Analyse?
Die Psychoenergetische Analyse ermittelt aufgrund auffälliger Hauttemperaturwerte Körperbereiche mit erhöhter oder erniedrigter Haut- und/oder Muskelspannung. Diese spezifischen Spannungsmuster werden durch einen Computer konfliktbedingten Verhaltensstörungen zugeordnet, die ihrerseits je nach Ausprägung zu Funktions- und Organstörungen führen können. Die von WINFRIED WEBER entwickelte Methode gründet auf Arbeiten von ALEXANDER LOWEN, dem Begründer der *Bioenergetischen Analyse*. LOWEN erkannte, dass bei scheinbar unlösbaren Problemen vom Körper muskuläre Schutzpanzerungen aufgebaut werden, um „Schläge" besser abzufangen und den Schmerz erträglicher zu machen. Die Psychoenergetische Analyse ermöglicht, über Verknüpfung auf vergangene, nicht gelöste Konflikte des Patienten zu schließen, die im weiteren Leben zu ungesunden, aber aus der Sicht des Patienten zweckmäßigen Verhaltensweisen geführt haben.

Da dieses Schutzverhalten mit massiven muskulären Verspannungen und dadurch bedingter Mangeldurchblutung im Organbereich verbunden ist, sind über kurz oder lang Funktionsstörungen oder chronische Erkrankungen die Folge. Bei diesen durch das Umfeld des Patienten bedingten Störungen handelt es sich um eine Fehlprogrammierung des *Vegetativums*. Die sich an die Psychoenergetische Analyse anschließende Therapie (Psychoenergetische Programmierung) versucht die vorhandenen, krank machenden Daten zu löschen, um dem Körper die Möglichkeit einer Neuprogrammierung zu geben.

Was kann mit der Psychoenergetischen Analyse diagnostiziert werden?
- Erkennen von unbewältigten Problemen und Konflikten
- Beheben von Ursachen chronischer Erkrankungen oder Funktionsstörungen
- Erkennen von Funktionskreis- bzw. Energiefeldstörungen
- Erkennen von erworbenem oder antrainiertem Fehlverhalten
- Erkennen von möglichen Therapieansätzen (Psychoenergetische Programmierung)

Wie geht die Psychoenergetische Analyse vor sich?
Der Patient entkleidet sich. Im Bereich des Stammes und des Kopfes wird zweimal hintereinander mit einer Infrarotkamera die Hauttemperatur über 62 Punkten gemessen und durch einen Computer mit Werten beschwerdefreier Menschen verglichen.
Der Computer ordnet nun die Auffälligkeiten, Störungen in bestimmten Funktionskreisen, Fehlverhaltensweisen, Funktionsstörungen, Herden, Organstörungen usw. zu und macht Therapievorschläge.

Kosten:
€ 155,-- für eine Psychoenergetische Analyse.

- **Literaturhinweise:** siehe **Seite 242 f.**
- **Therapeuten-Kontakt-Formular:** Anfrage-Nr. DPA 001130TK
- **Therapiezentren-Kontakt-Formular:** Anfrage-Nr. DPA 001130TZ
- **Hinweis auf Ärzteverband:** derzeit keine Angaben verfügbar
- **La Vie-Datenblatt-Nr.:** PA 001130

Psychopunktur

Was ist die Psychopunktur?
Begründer der Psychopunktur ist der indische Arzt Dr. HALLYM CALEHR. Psychopunktur hat ambivalente Bedeutung. Einerseits bedeutet es Punktur oder „Stich" der Psyche bzw. des Geistes mittels Körperbehandlung. Andererseits bedeutet es „Stich" der Seele (Sanskrit: Atma) oder des Gemüts, ausgelöst durch Psychokatharsis (Abreaktion), die durch einen spezifischen-tiefenpsychologischen bzw. esoterisch-spirituellen Ich-Struktur-Test nach CALEHR, „Basic Emotional Structuring Test" (BEST), im Sinne einer Psychotherapie vermittelt wird. Dieser Test eröffnet Perspektiven der Diagnostik und Therapie zur Entlarvung des tief gelegenen Konfliktes des Menschen, der besonders in unserer heutigen Leistungsgesellschaft aktuell und maskiert vorhanden ist. Die Methode der Psychopunktur zwingt einen Menschen, durch die innere Kraft „Tai Chi" im Lichte des Taoismus bzw. durch die göttliche Einschmelzung im Lichte des Sufismus, gesund, glücklich und zufrieden zu sein. Als Folge findet ein vollkommenes Gleichgewicht zwischen Körper, Geist und Seele statt. Dadurch wird das Psychoimmunsystem stabilisiert.

Wobei kann die Psychopunktur helfen?
- psychiatrische, psychogene, psychosomatische, neurotische, hysterische und neurasthenische Erkrankungen, *Borderline Syndrom*
- chronische Erkrankungen von Bewegungsapparat, Nervensystem, Haut, Atmungs-, Verdauungs-, Kreislauf-, Stoffwechsel-, Harn- und Genitalorganen
- Krebs im Anfangsstadium
- Entwöhnungskur, Schönheitsakupunktur
- Unterstützung aller Gesundungsprozesse

Wie geht die Psychopunktur vor sich?
Nach der Erstuntersuchung durch den „Basic Emotional Structuring Test", *Anamnese* und orientalische Diagnostik wird ein individuelles Programm erstellt. Die Behandlung, die sich in klassische Akupunktur, Meditation und Musiktherapie gliedert, erfolgt in Sitzungen von ca. 60 Minuten Dauer, die 1 bis 2 mal die Woche wiederholt werden bis zu insgesamt 12-21 Sitzungen. Während der Behandlung wird der Patient in Trance versetzt, um ein neues, gesundes, glückliches, erfolgreiches und zufriedenes Leben gemäß seiner Vorstellungen und Wünsche zu finden. Zur Vorbeugung von Rückfällen und zur Stabilisierung des erreichten Erfolges wird die Behandlung später einmal monatlich wiederholt.

Kosten der Therapie:
Erstgespräch mit Test (BEST): € 90,-- ; erste Behandlung: € 90,--.
Jede weitere Behandlung: € 75,-- ; die gesamte Behandlung ca. € 960,--
(bei 12 Sitzungen + Test) bis € 1.620,-- (bei 21 Sitzungen + Test).

- **Literaturhinweise:** derzeit nur Fachliteratur verfügbar
- **Therapeuten-Kontakt-Formular:** Anfrage-Nr. DPA 001131TK
- **Therapiezentren-Kontakt-Formular:** Anfrage-Nr. DPA 001131TZ
- **Hinweis auf Ärzteverband:** derzeit keine Angaben verfügbar
- **La Vie-Datenblatt-Nr.:** PA 001131

Psychotonik Glaser®

Was ist die Psychotonik Glaser®?
Die Psychotonik ist ein atem- und körpertherapeutisches Verfahren, das bereits Anfang der 30er Jahre von Prof. Dr, VOLKMAR GLASER entwickelt wurde. Es bezieht sich auf den Zusammenhang zwischen seelischem Erleben und leiblicher Ausdrucksgestaltung (Psyche, Atem und *Tonus*regulation). Das Verfahren ist entwicklungsorientiert und stellt den zwischenmenschlichen nonverbalen Dialog (Kontakt) ins Zentrum der therapeutischen Arbeit. GLASER hat sich in seiner empirischen Forschung auf die Verbindungen zwischen dem chinesischen *Meridian*system und der westlichen Physiologie menschlichen Verhaltens konzentriert und hierauf sein „Sensomotorisches Modell der *Eutonie*" begründet. Für Diagnostik und Therapie steht somit eine differenzierte Systematik der verhaltensspezifischen Atem- und *Tonus*regulation zur Verfügung.
Anwendungsbausteine des Verfahrens sind: Kommunikatives Bewegen, Atemmassage, *Eutonie*aufbau und körperpsychotherapeutische Intervention.
Zu den Behandlungszielen gehört nicht nur die Besserung des Symptoms; darüber hinaus wird angestrebt, eine seelisch bzw. körperlich bedingte Rückzugshaltung des Patienten gegenüber seiner Umwelt zu verändern und seine Fähigkeiten zur aktiven Lebensgestaltung zu fördern. Hierbei wird die Selbsthilfe und Selbstregulation des Patienten in den Vordergrund gestellt.

Wobei kann die Psychotonik Glaser® helfen?
- funktionelle motorische und psychovegetative Störungen
- Schmerzsyndrome
- Einschränkungen in der Körperhaltung und -bewegung
- Störungen in der Ausdrucksgestaltung
- *Indikationen* zur Massagebehandlung
- psychosomatische Symptome (in Verbindung mit Psychotherapie)

Wie geht die Psychotonik Glaser®-Behandlung vor sich?
In einem Einführungsgespräch und in der Begegnung zwischen Klient und Therapeut erfolgt zunächst eine verhaltensorientierte Diagnostik der Atem- und Bewegungsfunktionen sowie der Ausdrucksmöglichkeiten. Je nach Indikation und Thematik werden Übungen aus dem Kommunikativen Bewegen oder die Atemmassage gestaltet. Im begleitenden Gespräch wird der Patient dazu angeregt, die Erfahrungen aus der Therapie in den eigenen Alltag zu übertragen. Eine Behandlung umfasst 10- 20 Sitzungen à 45 Minuten.

Kosten der Therapie:
€ 55,-- bis € 80,-- pro Behandlung.

- **Literaturhinweise:** siehe **Seite 243**
- **Therapeuten-Kontakt-Formular:** Anfrage-Nr. DPA 001132TK
- **Therapiezentren-Kontakt-Formular:** Anfrage-Nr. DPA 001132TZ
- **Hinweis auf Ärzteverband:** derzeit keine Angaben verfügbar
- **La Vie-Datenblatt-Nr.:** PA 001132

Qigong

Was ist Qigong?
Qigong stellt einen Zweig der Traditionellen Chinesischen Medizin (TCM) dar und umfasst ein weites Spektrum von Übungen. Qigong wird in China seit über 2000 Jahren praktiziert, wobei sich zahlreiche Methoden und Stilrichtungen entwickelt haben. Die wesentlichen Übungsprinzipien sind: Natürlichkeit, geistige Ruhe, Ausgewogenheit und Dynamik im Verhältnis von Anspannung-Entspannung, Ruhe-Bewegung, Oben-Unten, Innen-Außen, Stabilität-Flexibilität.

Die theoretischen Konzepte der TCM (Yin Yang, Fünf Wandlungsphasen, Leitbahnen, Akupunkturpunkte usw.) werden in der Ausgestaltung der Übungen deutlich. Körperhaltung, Bewegungen und Atemführung, angeleitet durch geistige Übungen (geistige Ruhe, Bewahren und Lenken der Vorstellungskraft, Vorstellungsbilder wie z.B. „zerteile die Wolken, trage den Mond", „der Kranich breitet seine Schwingen aus") stellen dabei die wichtigsten Mittel zur Beeinflussung der Lebensfunktionen dar. Die Wirkung des Qigong beruht auf langsam sich verbessernden physiologischen, psychischen und geistigen Funktionen im Sinne einer Regulation und Stärkung.

Um einen optimalen therapeutischen Effekt zu erzielen, werden die Übungen dem Zustand und Befinden des Patienten/Übenden angepasst. Ebenso werden Vorlieben und Fähigkeiten des Patienten berücksichtigt.

Wobei kann Qigong helfen?
- Gesundheitsbildung, Prävention, Rehabilitation
- Therapie chronischer Erkrankungen
- Wahrnehmungsschulung, Bewegungsschulung, künstlerischer Ausdruck
- Stressabbau, z.B. in der Schule und in Arbeitspausen

Wie geht Qigong vor sich?
In Einzelsitzungen oder Gruppen werden zunächst einfache Körperhaltungen (z.B. „Stehen wie eine Kiefer") und Bewegungen erlernt. Die Übungen können im Stehen, Sitzen und Liegen ausgeführt werden. Der Klient/Patient übt das Gelernte regelmäßig zu Hause. Eine Vertiefung der Übungen und damit eine intensivere und umfassende Wirkung wird durch Feinstkorrekturen der Körperhaltung und das allmähliche Vermögen des Übenden zur Verwirklichung der Übungsanforderungen (geistige Ruhe, Ausgewogenheit, Zentriertheit, Anspannung-Entspannung-Verhältnis usw.) erreicht. Der Arzt/Therapeut/Übungsleiter fungiert als Unterweisender, die Wirkung wird durch den Übenden selbst erzeugt, d.h. Vertrauen in die eigene Mitwirkung an Gesundheit und Heilung werden gestärkt.

Kosten der Therapie:
Ca. € 4,-- bis € 20,-- für eine-90-Minuten-Gruppensitzung.
Ca. € 50,-- bis € 75,-- für eine einstündige Einzelsitzung.

- **Literaturhinweise:** siehe **Seite 243 f.**
- **Therapeuten-Kontakt-Formular:** Anfrage-Nr. DPA 001134TK
- **Therapiezentren-Kontakt-Formular:** Anfrage-Nr. DPA 001134TZ
- **Hinweis auf Ärzteverband:** siehe **Seite 203 Nr. 9**
- **La Vie-Datenblatt-Nr.:** PA 001134

Radionik

Was ist Radionik?
Die Radionik ist ein Diagnostik- und Therapieverfahren. Sie geht zurück auf die Entdeckungen des amerikanischen Arztes Dr. ALBERT ABRAMS (1863-1924). ABRAMS entwickelte ein Schnell-Diagnostik-Verfahren, das er ERA-Methode nannte (Electrical Reaction of Abrams) und später zur Therapieform ausbaute. Diese gilt heute als der Vorläufer der Radionik. Spätere Forscher wie die Amerikaner RUTH DROWN, GALEN HIERONYMUS und WILLARD FRANK, die Engländer GEORGE DE LA WARR, DAVID TANSLEY u.a. fanden heraus, dass es sich bei der von Abrams vermuteten elektrischen Reaktion um Veränderungen in noch feineren Strukturen handeln musste, die heute als Informationsfelder oder Innere Daten-Felder (IDF) bezeichnet werden.

Infolgedessen wurden die ursprünglich als elektrische Werte an den ERA-Geräten eingestellten Zahlenkombinationen später als reine „Codenummern" oder „Raten" verwendet, die auf Informationsebene z.B. bestimmte Krankheiten oder Funktionsstörungen ansprechen sollen. Alle diese „Raten" wurden auf empirischem Wege ermittelt. Je häufiger sie eingesetzt werden, desto mehr verstärkt sich ihre Wirksamkeit, ein Phänomen, das der englische Biologe RUPERT SHELDRAKE in anderem Zusammenhang als morphische Resonanz bezeichnet. Entscheidend bei der radionischen Arbeit ist, dass sowohl das „Abfragen" eines bestimmten Zustandes, Diagnostik wie auch das Korrigieren evtl. Fehlfunktionen (Therapie bzw. Re-Informations-Therapie®) nach Ansicht der Radioniker nur im „nichtörtlichen" Bereich stattfindet. Infolgedessen sind auch Ferndiagnosen und Behandlungen grundsätzlich möglich.

Wobei kann die Radionik helfen?
- Ganzheitliche Diagnostik und Therapie
- Herstellung radionischer Informationsmittel

Wie geht die radionische Diagnose/Therapie vor sich?
Heute ist es möglich, nur mit einer Patientenprobe wie Blut, Gewebe, Haare usw. (es reicht praktisch schon eine Körperzelle) eine Analyse des gesamten Systems Mensch, Tier usw. durchzuführen. Dazu wird die Probe in die Messzelle des Radionikgerätes gegeben und nacheinander mit verschiedenen Raten getestet.

Eine komplette Grundanalyse mittels Computerunterstützung ist Voraussetzung für die Therapie, bei der die als schlecht getesteten Raten an den Patienten zurückgesandt werden. Dies erfolgt mittels so genannter Skalarantennen, die die Korrektur-Raten in das IDF der betreffenden Person senden. Damit soll das gesamte System zu einem Heilprozess angeregt werden, der von innen heraus abläuft.

Kosten der Therapie:
Grundanalyse ca. € 150,--. Therapiekosten je nach Aufwand.

- **Literaturhinweise:** siehe Seite 244
- **Therapeuten-Kontakt-Formular:** Anfrage-Nr. DPA 001135TK
- **Therapiezentren-Kontakt-Formular:** Anfrage-Nr. DPA 001135TZ
- **Hinweis auf Ärzteverband:** derzeit keine Angaben verfügbar
- **La Vie-Datenblatt-Nr.:** PA 001135

REDEM-Speicheltest

Was ist der REDEM-Speicheltest?
Das REDEM-Analyseverfahren als Labortest nutzt zur Verträglichkeitsermittlung den Speichel als Kontrollflüssigkeit. Entwickelt wurde dieses Verfahren Anfang der 80er Jahre von dem Ingenieur HEINER KASTL. Die absichernden Tests wurden von Dr. GERHARD OHLENSCHLÄGER durchgeführt. Der wesentliche Vorteil liegt in der Unabhängigkeit von mentalen Einflüssen durch Therapeuten oder Patienten.

Der Speichel kann an anderen Orten als dem Entnahmeort und zu beliebigen Zeiten gemessen werden. Die Testung geschieht unter reproduzierbaren, immer gleichen Bedingungen. Eine Vielzahl auf den Speichel geschalteter Frequenzen vergleicht den so genannten Sollspeichel mit dem Istspeichel, wobei der Istspeichel mit dem Kontrollmaterial, z.B. Amalgam, kontaminiert wird, indem der Proband eine Probe dieses Materials für kurze Zeit im Mundraum hat.

Was kann mit dem REDEM-Speicheltest diagnostiziert werden?
- Verträglichkeit von Dentalmaterial
- Verträglichkeit von Prothetik jeglicher Art, auch *Endoprothetik*
- Verträglichkeit von Nahrungsmitteln
- Verträglichkeit von Kleidungsstücken
- Verträglichkeit von Schmuck

Wie geht der REDEM-Speicheltest vor sich?
Für den Probanden ist das Verfahren einfach und unkritisch, da lediglich zur Probenahme für zwei bis fünf Minuten ein Kontaminationsmaterial in den Mund genommen werden muss bzw. am Körper an exponierter Stelle befestigt sein soll. Die Speichelproben, je 1-1,5 ml, werden in Plastikröhrchen ins Testlabor gegeben. Dieser Speichel wird in hochreinem Wasser (Leitwert kleiner als 180 nS) verdünnt und mit dem REDEM-System über eine Messpipette mit Platinelektroden gemessen. Die Analyse wird automatisch durch das System erstellt und in Grafik und Ziffernauswertung ausgedruckt.

Kosten:
Ca. € 15,-- bis € 25,-- je nach Untersuchung.

- **Literaturhinweise:** derzeit nur Fachliteratur verfügbar
- **Therapeuten-Kontakt-Formular:** Anfrage-Nr. DPA 001136TK
- **Therapiezentren-Kontakt-Formular:** Anfrage-Nr. DPA 001136TZ
- **Hinweis auf Ärzteverband:** derzeit keine Angaben verfügbar
- **La Vie-Datenblatt-Nr.:** PA 001136

REGENA-Therapie nach Stahlkopf

Was ist die REGENA-Therapie nach Stahlkopf?
Der in der Schweiz lebende Biologe G.C. STAHLKOPF entwickelte in jahrzehntelanger Forschungsarbeit die REGENA (Ganzheits-Zell-Regenerations)-Therapie. Als Einzelbausteine dienen ca. 300 verschiedene „Regenaplexe", die mit Nummern (z.B. 1a, 3, 6, 62a, 510a) gekennzeichnet sind. Die Inhaltsstoffe sind auf den Etiketten deklariert. Regenaplexe sind homöopathische Komplexmittel, die sich aus Einzelmitteln der Klassischen Homöopathie nach HAHNEMANN zusammensetzen.

Die Auswahl der jeweiligen Einzelmittel und auch die Potenzhöhe erfolgt allerdings nicht nach dem *Simile*-Grundsatz der Klassischen Homöopathie, sondern nach ihrer direkten kausalen Wirkung auf die Körperzelle. Nach Ansicht der REGENA-Therapie wird Gesundheit oder Krankheit nach dem Zustand jeder einzelnen Körperzelle im Hinblick auf deren Verschlackungsgrad definiert. Über die Krankheit und ihre Symptome versucht der Organismus sich selbst zu reinigen (z.B. Eiter bei der Mittelohr- oder Halsentzündung). Ein elementarer Grundsatz von STAHLKOPF lautet deshalb „Krankheit ist ein Heilbestreben" und kein Abwehrversagen.

Mit Hilfe der Regenaplexe wird zunächst eine Entgiftung von Blut, Lymphe und der *pathogenen* Zelltätigkeit angestrebt. Anschließend erfolgt die entsprechende Regeneration. Wichtig ist, dass diese Vorgänge ohne Substitution oder Unterdrückungsmaßnahmen bei völliger Nebenwirkungsfreiheit und ohne Nachschäden erreicht werden sollen.

Wobei kann die REGENA-Therapie nach Stahlkopf helfen?
- akute und chronische Krankheiten bei allen Personengruppen (z.B. Säugling, Schwangere, alte Menschen)

Wie geht die REGENA-Therapie nach Stahlkopf vor sich?
Um die entsprechenden Regenaplexe (ca. 2 bis 6 Mittel im Durchschnitt) zusammenzustellen, bedarf es lediglich der ausführlichen *Anamnese* und der körperlichen Untersuchung. Apparate oder aufwendige Untersuchungen sind nicht notwendig.

Der Patient tropft einige Tropfen der ausgewählten Regenaplexe in ein Glas Wasser und trinkt die Mischung über den Tag verteilt. Eine Flasche Regenaplex reicht für eineinhalb bis drei Monate.

Kosten der Therapie:
Derzeitiger Apothekenpreis € 10,-- pro Regenaplex.

- **Literaturhinweise:** derzeit nur Fachliteratur verfügbar
- **Therapeuten-Kontakt-Formular:** Anfrage-Nr. DPA 001137TK
- **Therapiezentren-Kontakt-Formular:** Anfrage-Nr. DPA 001137TZ
- **Hinweis auf Ärzteverband:** siehe **Seite 206** Nr. 25, **Seite 207** Nr. 28, 29
- **La Vie-Datenblatt-Nr.:** PA 001137

Regulations-Thermographie

Was ist Regulations-Thermographie?
Die Regulations-Thermographie wurde vor ca. 42 Jahren von deutschen Thermologen wie Dr. SCHWAMM und Dr. REEH entwickelt. In den letzten 20 Jahren wurde sie von Prof. ARNO ROST verbessert und standardisiert. Durch Verwendung des Computers seit ca. 3 Jahren geschieht eine deutliche Optimierung der Diagnosefindung.
Mit einem Kontaktthermometer werden die von ROST festgelegten Körperpunkte unter Ruhebedingungen und nach thermischer Belastung (z.B. Kältereiz) gemessen. Dabei wird die Temperaturregulation in Form von Hautwärme festgestellt, die durch Impulse des vegetativen Nervensystems gesteuert wird. Das Messergebnis wird in einer Strichgrafik dargestellt und spiegelt zuverlässig den Gesundheitszustand des Organismus.
Mit dieser Methode können Krankheiten schon im allerfrühsten Stadium – noch auf der Informationsebene der nervalen Regulation – erkannt und einer Behandlung zugänglich gemacht werden. Das Verfahren wurde durch wissenschaftliche Arbeiten an verschiedenen deutschen Universitäten überprüft und in seinen Grundlagen bestätigt.

Was kann mit der Regulations-Thermographie diagnostiziert werden?
- Aufdecken von Krankheitsursachen
- Bewertung des allgemeinen Gesundheitszustandes
- Hinweise auf Tumorerkrankungen

Wie geht die Regulations-Thermographie vor sich?
Am unbekleideten Patienten werden 60 Körpermesspunkte mit einem hochsensiblen Fühler abgetastet und die Werte vom Computer gespeichert. Ebenso erfolgt die Messung des Kiefers und der Brüste. Nach einem Abkühlungsreiz und z.B. nach einer vom Untersucher festgelegten Therapiemaßnahme wird die Untersuchung wiederholt.
Der Messvorgang dauert ca. 40 Minuten und ist schmerzlos. Der Computer wertet die Messergebnisse aus und ermöglicht durch unterschiedliche Berechnungen und Kombination der Daten eine schnelle und umfassende Krankheitsinformation.

Kosten:
Pro Untersuchung zwischen € 120,-- und € 210,--.

- **Literaturhinweise:** derzeit nur Fachliteratur verfügbar
- **Therapeuten-Kontakt-Formular:** Anfrage-Nr. DPA 001142TK
- **Therapiezentren-Kontakt-Formular:** Anfrage-Nr. DPA 001142TZ
- **Hinweis auf Ärzteverband:** derzeit keine Angaben verfügbar
- **La Vie-Datenblatt-Nr.:** PA 001142

Reiki

Was ist Reiki?

Die Ursprünge des Reiki (jap. = universale Lebensenergie) liegen im asiatischen Kulturkreis. Dr. MIKAO USUI hat Ende des 19. Jahrhunderts die 2500 Jahre alte Tradition des Reiki wieder entdeckt. Hintergrund ist die Vorstellung, dass die Lebensenergie durch alle Lebewesen fließt und sie am Leben erhält.

Ist der Lebensfluss gestört, können sich Krankheiten entwickeln. Ziel der Behandlung ist, über die Wiederherstellung der Harmonie von Körper, Seele und Geist eine Heilung zu erreichen. Der Therapeut soll in der Behandlung Vermittler dieser Lebensenergie sein, ohne eigene persönliche Energie dabei einzusetzen.

Wobei kann Reiki helfen?
- Aktivierung von Selbstheilungskräften
- Stärkung von Körper und Geist
- Herstellung von innerer Harmonie und geistigem Wohlbefinden
- Ausgleich des Energieflusses
- Lösen von Blockaden, Fördern der Entspannung
- Entgiftung des Körpers

Wie geht eine Reiki-Behandlung vor sich?

Grundsätzlich wird an vier aufeinander folgenden Tagen eine ca. einstündige Behandlung durchgeführt. Der angekleidete Patient wird im Liegen durch sanfte Berührung mit den Händen an Kopf, Körper, Beinen und Füßen behandelt. Die Berührungsflächen sind empfohlen, können aber vom Behandler durch Erspüren des momentanen Energiebedarfes des Patienten individuell verändert werden.

Die Verweildauer der Hände in einer Berührungsposition ist ca. 3-5 Minuten. Nach Abwarten der Reaktion auf diese Grundbehandlung wird, soweit noch notwendig, ein individueller Behandlungsplan erstellt.

Kosten der Therapie:

€ 30,-- bis € 75,-- je nach Behandler und Zeit.

- **Literaturhinweise:** siehe **Seite 244 f.**
- **Therapeuten-Kontakt-Formular:** Anfrage-Nr. DPA 001138TK
- **Therapiezentren-Kontakt-Formular:** Anfrage-Nr. DPA 001138TZ
- **Hinweis auf Ärzteverband:** derzeit keine Angaben verfügbar
- **La Vie-Datenblatt-Nr.:** PA 001138

Resonanzhomöopathie *

Was ist die Resonanzhomöopathie?

Die Resonanzhomöopathie ist eine neue Fachrichtung in der Homöopathie und gilt als zukunftsweisend für die Therapie chronischer Erkrankungen.

1992 gelang es Dr. Dr. HELMUT W. SCHIMMEL in der Anwendung von Einzelhomöopathie und *Nosoden* mit Hilfe der Vega-Test-Methode eine Resonanzbeziehung zwischen Einzelhomöopathika und gesunden menschlichen Organen und Organsystemen sowie Zellbestandteilen zu finden. Auch für die verschiedenen Potenzen konnten Resonanzbeziehungen zu morphologischen Teilen des Körpers gefunden werden. Schimmel war bei seinen Tests aufgefallen, dass oft homöopathische Substanzen ansprachen, die bezüglich ihrer beschriebenen *Simile*-Wirkung zu den vorliegenden Befunden keine Beziehung haben konnten. Das gleiche galt für Nosoden, die ersten Resonanzmittel, die aber im Unterschied dazu Resonanzen zu kranken Organen und -strukturen haben.

Dagegen hat die Resonanzhomöopathie Resonanzwirkungen zu gesunden Organen und -strukturen, ausgenommen die der FM-Spezialitäten mit Resonanzen zu Viren und Pilzen. Resonanzhomöopathika sind homöopathische Komplexmittel. In der Regel bestehen sie aus drei homöopathischen Einzelmitteln. Sie können sowohl Einzelhomöopathika mit klassischen *Simile*-Beziehungen, sowie Einzelmittel nur mit Resonanzbeziehungen zur *Indikation* enthalten. Die Potenzen der Resonanzhomöopathika haben nochmals Resonanzbeziehungen zur Indikation. Dadurch haben sie eine 3-5-mal stärkere Wirkung als vergleichbare homöopathische Komplexmittel.

Wobei kann die Resonanzhomöopathie helfen?
- chronisch therapieresistente Erkrankungen
- funktionelle Beschwerden
- prae- und postoperative Tumor- und Herdtherapie
- virale Infektion, Pilz- und Sporenbefall
- chronisches Müdigkeitssyndrom
- Autoimmunerkrankungen
- *Neuralgien / Neuritiden*
- psychische Störungen

Wie geht die Resonanzhomöopathie vor sich?

Gemäß klinischer Diagnose können auch Nichttester die Resonanzhomöopathie anwenden. Resonanzhomöopathie kann mit verträglichen Chemopharmaka, u.a. *Allopathika*, kombiniert werden, obwohl die Austestung z.B. mit dem Vega-Test gewisse Vorteile bringt.

Kosten der Therapie:

Ca. € 30,-- bis € 120,-- nach Zeitaufwand.

- **Literaturhinweise:** siehe **Seite 245**
- **Therapeuten-Kontakt-Formular:** Anfrage-Nr. DPA 001139TK
- **Therapiezentren-Kontakt-Formular:** Anfrage-Nr. DPA 001139TZ
- **Hinweis auf Ärzteverband:** siehe Seite 206 Nr. 25
- **La Vie-Datenblatt-Nr.:** PA 001139

Roedern

Was ist Roedern?

Das nach dem Elberfelder Arzt Dr. HEINRICH ROEDER (1866-1918) benannte Roedern ist seit 1920 durch Dr. OTTO BUCHINGER als eine wichtige Hilfsmethode insbesondere des Heilfastens bekannt geworden.

ROEDER erkannte, dass durch die Minderung der Gaumenmandel-„Ausscheidung" (die Gaumenmandeln sind ein wichtiger Bestandteil unseres Immunsystems), z.B. durch Verstopfung des Lymphabflusses, durch Stagnation oder gar Pfropfbildung, die Ausscheidungsaufgabe deutlich eingeschränkt ist. Durch Kau- und Schluckbewegungen werden die Mandeln intermittierend leicht ausgepresst, entleert und mithin von Neuem für diese Aufgabe aktiviert. Das Roedern unterstützt auf eine hervorragende Weise die Selbstheilungskräfte des Organismus.

Wobei kann Roedern helfen?
- chronische Entzündungen im Bereich des Nasennebenhöhlen- und Rachenraumes, chronische Erkältlichkeit
- Schwächung des körpereigenen Immunsystems
- Dysregulation des vegetativen Nervensystems
- chronische *Dyspepsie*

Wie geht das Roedern vor sich?

Durch Absaugen der Gaumenmandeln mittels einer Glasglocke entfernt man verstopfte Mandelpfröpfe und wirkt auf diese Weise positiv regulierend auf das Lymphsystem ein. Reflektorisch wird durch die Massage Einfluss auf das vegetative Nervensystem ausgeübt. Der zweite Roederakt, die Wischmassage der Rachenmandeln mittels eines wattearmierten speziellen Hakens, aktiviert durch einen Reflexbogen die Magen- und Darmsäfte.

Im Rahmen einer Heilfastenkur sollte Roedern einmal wöchentlich durchgeführt werden. Die sogenannte endonasale Reflextherapie des vegetativen Nervensystems, der dritte Roederakt, stellt eine hervorragende Stimulation des vegetativen Nervensystems dar.

Für die Reflextherapie wird die Roeder-Tinktur verwendet:

Rp.:

Hydrastis canad.	ø 5,0	Arum mac. D3	0,7
Glycerini	45,0	Barium muriat. D4	0,7
Teucrium mar. ver.	ø 0,7	Eucalypti aa ad	100,0
Echinaceae	0,7	AD	

Kosten der Therapie:

Pro Behandlung ca. € 6,-- bis € 12,--.

- **Literaturhinweise:** siehe **Seite 245**
- **Therapeuten-Kontakt-Formular:** Anfrage-Nr. **DPA 001140TK**
- **Therapiezentren-Kontakt-Formular:** Anfrage-Nr. **DPA 001140TZ**
- **Hinweis auf Ärzteverband:** derzeit keine Angaben verfügbar
- **La Vie-Datenblatt-Nr.:** PA 001140

Rolfing

Was ist Rolfing?
Rolfing oder Strukturelle Integration ist eine ganzheitliche Körperarbeit und geht zurück auf Dr. IDA P. ROLF (1896-1979). Sie befasste sich mit den Zusammenhängen individueller Abweichungen von aufrechter Haltung und geschmeidiger Bewegung sowie der Wiederherstellung einer normalen körperlichen Struktur und Funktion. ROLF beobachtete, dass der menschliche Körper im Laufe der Jahre gebeugter wird, an Flexibilität verliert und sich in einer bestimmten Grundhaltung verfestigt. Diese Grundhaltung besitzt ein entsprechendes Bewegungs- und Atemmuster und eine bestimmte Art zu denken und zu fühlen. Sie ist gleichsam in Fleisch und Blut übergegangen und wird durch den täglichen Gebrauch des Körpers und durch die Wirkung der Schwerkraft verstärkt. Dieser Tendenz wirkt Rolfing entgegen, indem es das *Fasziennetz* umstrukturiert und ordnet.
Dieser relativ physische Ansatz hat sich unter den Rolfern im Laufe der letzten Jahre, differenziert und weiterentwickelt, so dass Rolfing als ein Bemühen angesehen werden kann, dem Menschen ganzheitlich zur Entspannung zu verhelfen, sich im Körper zu zentrieren und sich der eigenen Energie wieder anzuvertrauen.

Wobei kann Rolfing helfen?
- strukturelle Schwächen in Körperbau und Körperhaltung
- chronische Schmerzen im Bereich der Gelenke
- vegetative Störungen, Verspannungen und Stress-Syndrome
- Blockade im Bewegungs- und Energiefluss, sensomotorische Amnesie
- Energiemangel, Schlafstörungen und seelisches Ungleichgewicht

Wie geht Rolfing vor sich?
In der praktischen Arbeit wird das Fasziennetz systematisch mit den Händen gelöst, differenziert und geordnet. Durch wohl dosierten Druck wird das Gewebe der Sehnen, Bänder und Bindegewebshüllen energetisiert, wodurch Blockaden aufgelöst werden, eine schrittweise Erleichterung und Entlastung eintritt und somit die Geschmeidigkeit des Körpers wieder möglich gemacht wird.
Um den Körper wieder in Form zu bringen, entwarf Dr. ROLF einen Zyklus von zehn zusammenhängenden Behandlungsstunden, von denen eine jede mindestens eine Stunde Dauer umfasst. Jedem Klienten werden gezielte Anleitungen gegeben, wie er die strukturelle Veränderung auch im Alltag leben, wie er sich locker, leicht und ökonomisch bewegen kann, um weniger schnell zu ermüden und um Fehlbelastung zu vermeiden. Des Weiteren wird besprochen, wie die neue Haltung auch vom Bewusstsein und der Lebensweise her unterstützt werden kann.

Kosten der Therapie:
€ 100,-- bis € 110,--.

- **Literaturhinweise:** siehe **Seite 246**
- **Therapeuten-Kontakt-Formular:** Anfrage-Nr. DPA 001141TK
- **Therapiezentren-Kontakt-Formular:** Anfrage-Nr. DPA 001141TZ
- **Hinweis auf Ärzteverband:** derzeit keine Angaben verfügbar
- **La Vie-Datenblatt-Nr.:** PA 001141

Sauerstoff-Mehrschritt-Therapie (SMT) *

Was ist die Sauerstoff-Mehrschritt-Therapie?
Aus den Forschungen der Krebsbekämpfung entwickelte Prof. MANFRED VON ARDENNE im Jahre 1977 die Sauerstoff-Mehrschritt-Therapie. Sie unterscheidet sich von klassischen Anwendungen des Sauerstoffs in der Medizin dadurch, dass sie eine anhaltende Wirkung über die Sauerstoffinhalation hinaus hat. Diese anhaltende Wirkung der SMT beruht auf einem Schalteffekt am venösen Ende der Blut*kapillaren*, der einerseits die Blutmikrozirkulation aller Körpergewebe steigert und andererseits die Atemmuskulatur und damit das Atemzeitvolumen verstärken kann (Renormalisierung).
Die SMT ist charakterisiert durch die gezielte, zeitlich begrenzte Zufuhr von Sauerstoff über die Atemwege, gekoppelt mit medikamentösen und physikalischen Maßnahmen zur Verbesserung der Sauerstoffaufnahme und -verwertung im Körpergewebe. Die Hauptwirkung der SMT liegt in der Erhöhung des Energiestatus des Organismus und hält solange an, wie der Patient den erzielten Leistungsgewinn zu einer kraftvollen Lebensweise nutzt.

Wobei kann die Sauerstoff-Mehrschritt-Therapie helfen?
- Anhebung der Leistungsreserven, Konditionierung bei Dauerstress
- Krebs und *Krebsrezidivprophylaxe* (Stabilisierung der Immunabwehr)
- Migräne, Hörsturz, Durchblutungsstörungen in den Extremitäten
- degenerative Erscheinungen im Bereich der Augen
- niedriger und hoher Blutdruck
- Bewegungsinsuffizienz (z.B. bei Lähmungen, *Arthritis*, Rheuma)
- Senkung der Nebenwirkung von Pharmaka, z.B. Chemotherapeutika

Wie geht die Sauerstoff-Mehrschritt-Therapie vor sich?
Der SMT-Standardprozess dauert 36 Stunden auf 18 Tage verteilt. 30 Minuten vor Beginn jeder Sitzung werden verschiedene Vitamine und Mineralien zur Verbesserung der Sauerstoff-Verwertung im Gewebe und als *Radikal*fänger gegeben.
Während der zweistündigen Sitzung inhaliert man nahezu reinen Sauerstoff über einen Maskenapplikator mit Speicherblase, wobei die gute Durchblutung alle 20 Minuten durch leichte körperliche Belastung angeregt wird. Zwischen den 18 Sitzungen und nach Prozessbeendigung wird das Bewegungstraining fortgesetzt. Vor und nach der SMT wird der arterielle Sauerstoffpartialdruck gemessen und die Besserung der körperlichen Leistungsfähigkeit mittels PWC-Test festgestellt. Neben dem Standardprozess gibt es vier Intensivvarianten mit reduziertem Zeitaufwand. SMT-Schnellprozess: 4 Tage à 15 Minuten, Sauerstoff-Mehrschritt-Sauna: 5 Tage à 0,5 Stunde, Sauerstoff-Kohlensäure-Mehrschritt-Kur: 5 Tage à 1 Stunde, SMT-IRATHERM-Prozess: 5 Tage à 1 Stunde.

Kosten der Therapie:
Ca. € 420,-- bis € 840,-- für den 36 Stunden/18Tage SMT-Standardprozess.

- Literaturhinweise: siehe **Seite 246**
- Therapeuten-Kontakt-Formular: Anfrage-Nr. DPA 001150TK
- Therapiezentren-Kontakt-Formular: Anfrage-Nr. DPA 001150TZ
- Hinweis auf Ärzteverband: siehe **Seite 202** Nr. 3, **Seite 204** Nr. 13, 17
- La Vie-Datenblatt-Nr.: PA 001150

Sauerstofftherapien *

Was sind Sauerstofftherapien?
Die Anwendung von Sauerstoff in der Medizin ist seit alters her gebräuchlich. Allerdings erfolgte früher die Gabe der lebensnotwendigen Substanz (O_2-Anteil der Luft ca. 21 %) regelmäßig nur in Notfällen oder zur Langzeitbeatmung bei chronischen Lungen- und Herzerkrankungen. Traditionelle O_2-Anwendung ist durch Niedrigdosierungen gekennzeichnet. Verschiedene Autoren haben dagegen beschrieben, dass eine hoch dosierte Verabreichung von Sauerstoff Effekte haben kann, die über den kurzfristigen bloßen Ausgleich eines Sauerstoff-Defizits hinausgehen. Innerhalb der „nicht-Krankenkassen-üblichen" Sauerstoff-Therapie-Verfahren werden zwei Gruppen unterschieden:

I. Die nicht invasiven Verfahren, bei denen der Patient zweiwertigen molekularen Sauerstoff (O_2) oder ionisierten Sauerstoff „O_2-Ion" in relativ hoher Dosierung einatmet. Die O_2-Atmung kennzeichnet die klassische Sauerstoff-Mehrschritt-Therapie nach Professor VON ARDENNE (SMT). Die davon abgeleitete O_2-Ion-Mehrschritt-Therapie nach Professor VARGA nutzt das Grundprinzip der SMT, nämlich den durch VON ARDENNE beschriebenen „Gefäßwand-Schaltmechanismus" und kommt bei bestimmten *Indikationen* bei gleichem O_2-Inhalationsfluss mit kürzerer Anwendungszeit aus.

II. Die invasiven Verfahren, bei denen entweder molekularer Sauerstoff (O_2), nach Regelsberger = „Oxyvenierung"), UV-bestrahlter Sauerstoff (z.B. nach WEHRLI = *„HOT"*) oder Ozon (O_3) (nach WOLFF), dem Körper hauptsächlich intravenös zugeführt wird.

Wobei können Sauerstofftherapien helfen?
- arterielle Durchblutungsstörungen (z.B. Gehirn, Herz, Beinen)
- Migräne
- Durchblutungsstörungen des Auges, *Maculadegeneration*
- Hörschäden, *Tinnitus*
- Entzündungen, Abwehrschwäche
- Verbesserung der Fließeigenschaften des Blutes
- Leberschädigung (Hepatose, Hepatitis)
- Fettstoffwechselstörung
- Begleitbehandlung zur herkömmlichen Krebstherapie

Wie gehen die Sauerstofftherapien vor sich?
Siehe in den speziellen Artikeln unter Sauerstoff-Mehrschritt-Therapie, Oxyvenierung nach Regelsberger, HOT/UVB, Ozontherapie.

Kosten:
Siehe jeweils in den entsprechenden Artikeln.

- **Literaturhinweise:** siehe **Seite 246**
- **Therapeuten-Kontakt-Formular:** Anfrage-Nr. DPA 001143TK
- **Therapiezentren-Kontakt-Formular:** Anfrage-Nr. DPA 001143TZ
- **Hinweis auf Ärzteverband:** siehe **Seite 202** Nr. 3, **Seite 204** Nr. 13, 17
- **La Vie-Datenblatt-Nr.:** PA 001143

Schröpfen

Was ist Schröpfen?
Das Schröpfen ist eine uralte Volksmedizin, die in der ganzen Welt bekannt ist. Es galt im alten Griechenland als vornehmste ärztliche Kunst, wurde in Europa aber später mehr von Badern als von Ärzten ausgeübt. Heute ist es noch in den ehemaligen Ostblockländern, Griechenland und Finnland als Volksmedizin weit verbreitet.
Es gibt zwei Arten des Schröpfens, die gänzlich voneinander unterschiedliche Wirkungen und *Indikationen* besitzen:

a) Das unblutige Schröpfen (Sonderformen: Zöbeleinsche Saugmassage, Japanische Münzmassage), das vorwiegend über Veränderungen am Immunsystem wirkt.

b) Das blutige Schröpfen, das durch Veränderungen an der Mikrozirkulation und am Immunsystem wirkt, welche die Basis des „Selbstrepair" im Organismus darstellen. Die Wirkungsweise des Schröpfens ist wissenschaftlich geklärt.

Wobei kann Schröpfen helfen?
Unblutig:
- Verspannungen der Muskeln, Muskelschmerzen
- Minderdurchblutung von Körperbezirken
- Ausscheidungsschwächen von Drüsenorganen

Blutig:
- Rückenschmerzen
- Stoffwechselstörungen innerer Organe
- Hohlorganschmerzen
- Vorbereitung von chiropraktischen Eingriffen

Wie geht das Schröpfen vor sich?
Unblutig: Über Reflexzonen von inneren Organen und Gelenken oder Muskeln werden Sauggläser aufgesetzt und/oder dort „verzogen" oder es wird die Reflexzone nach Einölen mittels eines münzähnlichen Gegenstandes abgerieben, so dass Saugflecken entstehen.
Blutig: Über *gelotischen* Reflexzonen von inneren Organen oder Gelenken wird die Haut gestichelt und das austretende Blut wird durch Absaugen mittels einer luftleer gemachten Glasglocke entfernt. Sorgfältiges steriles Arbeiten ist hierbei Voraussetzung.

Kosten der Therapie:
€ 25,-- bis € 60,-- pro Sitzung je nach Umfang und Dauer der Therapie.

- **Literaturhinweise:** siehe **Seite 246**
- **Therapeuten-Kontakt-Formular:** Anfrage-Nr. DPA 001144TK
- **Therapiezentren-Kontakt-Formular:** Anfrage-Nr. DPA 001144TZ
- **Hinweis auf Ärzteverband:** derzeit keine Angaben verfügbar
- **La Vie-Datenblatt-Nr.:** PA 001144

Schroth-Kur

Was ist eine Schroth-Kur?
Der Bauer JOHANN SCHROTH (1798-1856) entwickelte die Schroth-Kur zur Reinigung und Entschlackung des Körpers. Neben den Kurspeisen, die aus Kohlehydraten, Reis, Gries, Hafer, Pflaumen, Semmeln und Zwieback bestehen, ist Wein, neben anderen Kurgetränken, typisch für diese Heilfastenkur. Kernstück der Schroth-Kur ist der Dunstwickel, der die Durchblutung fördert, den Stoffwechsel aktiviert, Verspannung lockert und Ablagerungen löst.
Die Wirkung ergibt sich aus der Kombination der reduzierten Ernährung mit dem Dunstwickel, welcher nur abends verabreicht seine volle Wirkung erzielt. Heilmassagen, Bindegewebsmassagen, *Lymphdrainagen* und Ernährungsschulung sind feste Bestandteile der Schroth-Kur, welche den Menschen in seiner Gesamtheit erfasst.

Wobei kann die Schroth-Kur helfen?
- Verdauungs- und Stoffwechselstörungen
- rheumatische Erkrankungen
- Herz- und Kreislaufstörungen
- Hauterkrankungen
- Störungen des vegetativen Nervensystems
- chronische Entzündungen im Hals-Nasen-Ohren-Bereich
- Frauenleiden
- Wohlstandsfolgen, *metabolisches Syndrom*
- zur Vorbeugung

Wie geht die Schroth-Kur vor sich?
Nach ärztlichem Vorgespräch und gründlicher Untersuchung wird das Kurprogramm erstellt. Dieses ist immer individuell, besonders was die Flüssigkeitsmengen an den so genannten Trink- und Trockentagen anbelangt. In unbegrenzter Menge können Semmeln und Zwieback gegessen werden.
Jeden Abend werden Teil- oder Ganzkörper-Dunstwickel verabreicht, in welchen man 3-7 Stunden schläft. Der Kuraufenthalt wird dazu benutzt, den Kurgästen durch ärztliche Vorträge und Kochkurse die richtige Ernährung nach den Richtlinien der Deutschen Gesellschaft für Ernährung zu lehren. Die Kurzeit soll mindestens eine, besser drei bis vier Wochen betragen.

Kosten der Therapie:
Arzthonorar und Unterbringung in einer Spezialklinik für Schroth-Kuren.

- **Literaturhinweise:** siehe **Seite 246**
- **Therapeuten-Kontakt-Formular:** Anfrage-Nr. DPA 001145TK
- **Therapiezentren-Kontakt-Formular:** Anfrage-Nr. DPA 001145TZ
- **Hinweis auf Ärzteverband:** derzeit keine Angaben verfügbar
- **La Vie-Datenblatt-Nr.:** PA 001145

Segmenttherapie

Was ist die Segmenttherapie?
Es handelt sich um eine Behandlung von Hautunterhautbezirken, welche mit benachbarten oder tiefer liegenden oder auch räumlich sehr weit entfernten Körperteilen durch bekannte Nervenreflexbahnen oder noch unbekannte energetische Beziehungen funktionell in Verbindung stehen. Es gilt für die Beziehungen der erste Satz der Reflexologie. „Im Stoffwechsel und der Durchblutung der Reflexzone laufen analoge Vorgänge wie im Zielorgangebiet ab." Es werden heute drei Reflexzonen unterschieden: Quersegmente, deren Ausbreitungsgebiet von der Gliederung der Wirbelsäule und der daraus verlaufenden Nervenstränge abhängt (klassische Viszero-Kutan-Beziehungen), Längssegmente, welche den Körper senkrecht zu den Quersegmenten schneiden und mit ihnen Verknüpfungsorte besitzen (Akupunktur-, Fußsohlen-System) und Mikrosysteme.
Das sind kleine Orte, an denen für den gesamten Körper Reflexpunkte gefunden werden (Holistik), so z.B. an der Ohrmuschel (Ohrakupunktur), den Nasenmuscheln (Nasenreflexzonen), den Händen, der Iris, den Zähnen, dem Hals, der Schädeldecke usw. Sie sind wissenschaftlich am wenigsten bekannt, haben in ihrer Auswirkung jedoch besondere Potenz. Zu den Reflexorten gehören schließlich im weitesten Sinne auch fakultative, wie Narben und Verletzungen.

Wichtige Segment- und Reflextherapien sind:
Kneipp- und Priessnitz-Verfahren, Akupunktur, Neuraltherapie, Fußsohlenmassage, Schiele-Fußzonenbad, Farbtherapie, Hautreiztherapie (Baunscheidt, Kantharidenpflaster), Moxa, alle Massagearten, Osteopathie und Chirotherapie, Physiotherapie, Kinesiologie.

Wobei kann die Segmenttherapie helfen?
- vegetative Störungen
- Schmerztherapie, Störungen des Bewegungsapparates und der Organe
- Begleittherapie

Wie geht die Segmenttherapie vor sich?
Zur Segment- und Reflexzonentherapie können verschiedene Reizmöglichkeiten herangezogen werden, welche mindestens zwei Eigenschaften haben müssen: Veränderung der Zug- und Druckbelastung an den Reflexzonen (Massageformen, Akupunktur) sowie Temperaturänderungen (z.B. Wasser-, Farb-, Licht-, Wärme-, Kälte-, Kurzwellen-Therapie). Dazu kommt bei der Injektionsreiztherapie noch die spezielle Wirkung eingespritzter Medikamente.
Die Behandlung eines Systems beeinflusst stets alle anderen. Daher muss man vor der Therapie abschätzen, welches System primär und welches sekundär gestört ist.

Kosten der Therapie:
Berechnung je nach Umfang der Arbeit bis zu € 150,-- pro Sitzung.

- **Literaturhinweise:** siehe **Seite 246 f.**
- **Therapeuten-Kontakt-Formular:** Anfrage-Nr. DPA 001146TK
- **Therapiezentren-Kontakt-Formular:** Anfrage-Nr. DPA 001146TZ
- **Hinweis auf Ärzteverband:** derzeit keine Angaben verfügbar
- **La Vie-Datenblatt-Nr.:** PA 001146

Shiatsu

Was ist Shiatsu?
Shiatsu (japanisch: shi = Finger, atsu = Druck) ist eine manuell ausgeführte Therapieform, die sich aus der Traditionellen Chinesischen Heilkunst und der alten Form der japanischen Massage (anma) entwickelte.
Mittels Druck- und Dehnungstechniken wird nach einer gründlichen Befunderhebung im Sinne der östlichen Medizin, insbesondere auf der Grundlage der fünf Wandlungsphasen sowie der Hara-Diagnostik, eine individuell abgestimmte Behandlung durchgeführt. Behandlungsziel ist die Harmonisierung des innerhalb der Körper*meridiane* verlaufenden Energieflusses.

Wobei kann Shiatsu helfen?
- psychosomatische Störungen und Erkrankungen, insbesondere jene, bei denen ein erhöhter Spannungszustand vorherrscht
- Funktionsstörungen des Bewegungsapparates
- Störungen aus dem Bereich der Frauenheilkunde sowie der Geburtsvorbereitung
- chronische Erkrankungen im Rahmen einer Umstimmungstherapie
  z.B. über den Hautreflex

Wie geht Shiatsu vor sich?
Während einer Shiatsubehandlung liegt der Patient auf einer Matte oder einem Futon. Dabei werden individuelle Besonderheiten berücksichtigt, um eine möglichst entspannte Lage zu ermöglichen. Hierbei werden unterstützende Maßnahmen zur Lagerung angewandt. Der Therapeut kniet neben dem Patienten und übt senkrecht auf die Muskulatur einen zunehmend stärker werdenden Finger-, Vollhand-, Unterarm-, Ellenbogen- oder Kniedruck mit Kompression des Muskels aus, wobei in der ersten Phase der Druck kontinuierlich gesteigert wird (Ausatemphase des Behandelten) und dann langsam wieder reduziert wird (Einatemphase). Die Behandlung dauert 60-75 Minuten.

Kosten der Therapie :
€ 50,-- bis € 75,-- pro Behandlung.

- **Literaturhinweise:** siehe **Seite 247**
- **Therapeuten-Kontakt-Formular:** Anfrage-Nr. DPA 001147TK
- **Therapiezentren-Kontakt-Formular:** Anfrage-Nr. DPA 001147TZ
- **Hinweis auf Ärzteverband:** derzeit keine Angaben verfügbar
- **La Vie-Datenblatt-Nr.:** PA 001147

Simonton-Methode

Was ist die Simonton-Methode?
Der amerikanische Radioonkologe O. CARL SIMONTON entwickelte gemeinsam mit seiner Ehefrau und JAMES CREIGHTON eine Anleitung zur Aktivierung der Selbstheilungskräfte für Krebspatienten und ihre Angehörigen. Das Element der körperlichen Tiefenentspannung wird bei dieser Methode durch Visualisierung ergänzt. Hierbei werden vor dem inneren Auge auftretende Bilder oder auch spezielle, auf Tonband angebotene Texte für die Tumorbehandlung nutzbar gemacht.

Die Patienten erlangen durch individuell angeleitete Visualisierungsübungen die Möglichkeit, ihre Lebenssituation zu hinterfragen, Rückschau auf ihr Leben zu halten und konkrete Zukunftsperspektiven zu entwickeln. Ziel der Behandlung ist es, die inneren Bilder der Betroffenen zu kanalisieren und in ein selbst gestaltetes Leben mit der Erkrankung als positive Verstärkung einzufügen. Die Kranken sollen auf diese Weise aus ihrer passiven Rolle als leidende und duldende Patienten heraus geführt werden. Die Erkenntnis der Sinnhaftigkeit des Daseins einschließlich der Tumorerkrankung kann schließlich eine Form von Begeisterung und Überlebenswillen motivieren, welche die Befindlichkeit der Patienten im Verlauf der Krebstherapie deutlich zu verbessern vermag. Die Methode nach Simonton findet auch als Sterbebegleitung Anwendung.

Wobei kann die Simonton-Methode helfen?
- alle Formen körperlicher und seelischer Verstimmungen

Wie geht die Simonton-Methode vor sich?
Zunächst wird die körperliche Tiefenentspannung, insbesondere die Entspannung der gesamten Muskulatur, eingeübt. Dieser Teil ist beispielsweise vom Autogenen Training her bekannt. Der aktuellen Situation der Betroffenen entsprechend, werden vom Tonband bestimmte Texte angeboten, die Bilder vor dem inneren Auge provozieren oder verstärken. Zu einem guten Teil können unter Anleitung im fortgeschrittenen Stadium auch eigene Bilder verwendet werden. Die Übungen werden mittels ausgesuchter Bilder zunächst regelmäßig morgens und abends etwa 20 Minuten lang durchgeführt.

Es erfolgt eine weitere Intensivierung, die das Ziel hat, die Übungen sukzessive in das Alltagsleben zu integrieren. Thematisch kann dadurch ein Umgang mit der Krebserkrankung trainiert werden, der beispielsweise die Erfahrung der Diagnose, Erlebnisse, wie Alleinsein, Hoffnungslosigkeit und Angst, aber auch Schmerz und die Einordnung von Gefühlen wie Kränkung oder Feindseligkeit bearbeitet. Negative Bilder werden mittels der Visualisierung positiven Einstellungen und Lösungsansätzen zugeführt, die schließlich aus der Inneren Vorstellung in den Alltag übergehen können.

Kosten der Therapie:
Vergütung nach Ziff. für Gruppen- oder Einzelpsychotherapien.

- **Literaturhinweise:** siehe **Seite 247**
- **Therapeuten-Kontakt-Formular:** Anfrage-Nr. DPA 001148TK
- **Therapiezentren-Kontakt-Formular:** Anfrage-Nr. DPA 001148TZ
- **Hinweis auf Ärzteverband:** derzeit keine Angaben verfügbar
- **La Vie-Datenblatt-Nr.:** PA 001148

Soma-Therapie

Was ist die Soma-Therapie?
Der Psychotherapeut Dr. BILL WILLIAMS entwickelte als Schüler von Dr. IDA ROLF mit Hilfe von Muskelstrommessungen aus dem Rolfing eine modifizierte sanfte Therapie, die unter Ausschaltung von Körperabwehrreaktionen die Muskulatur und deren *Faszien* von Verklebungen und Verhärtungen befreit und den Körper wieder in eine harmonische Beweglichkeit und Statik führt. Verklebungen der Muskel*faszien*, die den Muskeln ihre Leistungsfähigkeit und Beweglichkeit nehmen, sowie Verhärtungen und Reizungen der Muskulatur, die zu Schmerzen und Fehlhaltungen führen, können durch spezielle massageähnliche Griffe gelöst werden.
Gleichzeitig findet in den zugeordneten Reflexzonen eine verbesserte Durchblutung und Entgiftung statt und auch emotionale Speicherungen werden gelöst.
Soma-Therapie ist eine Arbeit am „ganzen Menschen" und wird daher auch als neuro-muskuläre Integration bezeichnet. Der Behandelte soll in eine harmonisch entspannte Körper- und Gemütsverfassung rückgeführt werden, die das gesamte Wohlbefinden steigert.

Wobei kann die Soma-Therapie helfen?
- Verspannung der Muskulatur
- Körperfehlhaltungen
- Einschränkungen der Beweglichkeit
- Vorbeugung

Wie geht die Soma-Therapie vor sich?
Nach einem Vorgespräch werden in zehn z.B. wöchentlich aufeinander folgenden Sitzungen mit massageähnlichen Griffen die Muskeln des ganzen Körpers behandelt. Die Sitzungen bauen aufeinander auf und behandeln jeweils Teilbereiche des Körpers. Größtenteils liegt der Klient und wird mit Handflächen, Fingerspitzen, Knöcheln, Fäusten und Ellbogen therapiert.
Auf individuelle Problemzonen wird intensiver eingegangen, so dass die Therapien je nach Patient leicht variieren können. Eine Sitzung dauert ca. 60-90 Minuten.

Kosten der Therapie:
Ca. € 100,-- bis € 110,--.

- **Literaturhinweise:** derzeit nur Fachliteratur verfügbar
- **Therapeuten-Kontakt-Formular:** Anfrage-Nr. DPA 001151TK
- **Therapiezentren-Kontakt-Formular:** Anfrage-Nr. DPA 001151TZ
- **Hinweis auf Ärzteverband:** derzeit keine Angaben verfügbar
- **La Vie-Datenblatt-Nr.:** PA 001151

Sotai

Was ist Sotai?
In den 1930er Jahren entwickelte der japanische Arzt, Akupunkteur und Osteopath Dr. KEIZO HASHIMOTO das Sotai-Übungssystem („So", japanisch= arbeiten, manipulieren, „Tai", japanisch= Körper). Diese Übungen zielen darauf ab, den aus dem Gleichgewicht geratenen Körper in seine natürliche Struktur zurückzuführen. Damit besteht eine Gemeinsamkeit mit der Chirotherapie, im Gegensatz zu ihr ist jedoch bei Sotai die Arbeit an Muskeln, Sehnen und Gelenken untergeordnet. Es geht vielmehr um einfache, schmerzfreie Bewegungsabläufe zur Korrektur von Körperfehlhaltungen, Blockierungen und gestörten Bewegungsformen.
Durch gezielte aktive und passive Bewegungsmuster in Kombination mit einer bestimmten Atemtechnik werden Gelenkfehlfunktionen behandelt. Weiterhin wird durch aktive und passive Übungen die eigene Körperwahrnehmung geschult.

Wobei kann Sotai helfen?
- Schmerzen, Beschwerden und Funktionseinschränkungen des Bewegungsapparates

Wie geht Sotai vor sich?
Grundsätzlich werden anstrengende oder schmerzhafte Bewegungen vermieden. Die Übungen werden beim Ausatmen behutsam und bei größtmöglicher Entspannung durchgeführt, wobei der Maßstab der natürliche Bewegungsablauf des Körpers ist. Aktive Übungen werden vom Patienten selbst und ohne fremde Hilfe, die passiven Übungen mit Therapeutenhilfe durchgeführt.
Eine Sotai-Übungseinheit sollte nicht öfter als drei- bis fünfmal wiederholt werden, kann jedoch zwei- bis dreimal täglich durchgeführt werden.

Kosten der Therapie:
€ 20,-- bis € 35,--

- Literaturhinweise: siehe **Seite 247**
- **Therapeuten-Kontakt-Formular:** Anfrage-Nr. DPA 001152TK
- **Therapiezentren-Kontakt-Formular:** Anfrage-Nr. DPA 001152TZ
- **Hinweis auf Ärzteverband:** derzeit keine Angaben verfügbar
- **La Vie-Datenblatt-Nr.:** PA 001152

Spagyrische Medizin *

Was ist Spagyrische Medizin?
Spagyrik ist eine besondere Herstellungsart von Arzneien, die den alten Traditionen der Alchemie entstammt. Der geistige Hintergrund der Alchemie ist die hermetische Philosophie, in der Ganzheitlichkeit von Geist, Seele und Körper bewahrt ist. Auch in der Pflanze und dem zu bearbeitenden Metall werden diese drei Lebenswirklichkeiten beachtet und durch besondere Aufschließungsverfahren isoliert. Die Symbolbezeichnungen Merkur – das Geistige, Sulfur – das Seelische, Sal – das Körperliche stellen die Wirkprinzipien dieser drei Seinsebenen dar.

Die Repräsentanten dieser drei Aspekte in der Pflanze sind: Merkur - der hochkonzentrierte Geist der Pflanze, Sulfur – die ätherischen Öle, Sal – die Pflanzensalze. Nach dem Prinzip des „Solve et Coagula = löse die zusammengesetzten Stoffe in ihre elementaren Grundbausteine, reinige diese und füge sie in eine neue Komposition", wird die fertige Arznei in einem langwierigen Werdeprozess im Labor gewonnen. Durch die Trennungs- und immer wiederkehrenden Destillationsprozesse wird die Wirkkraft der Arznei zur vollen Entfaltung gebracht. Nach analogen Gesetzmäßigkeiten werden den Heilkräutern bestimmte und organspezifische Metall- und Mineralverbindungen als Biokatalysatoren beigefügt, die ihrerseits in alter Tradition besonders aufgeschlüsselt werden. Die Heilpflanzen werden biorhythmisch und in natürlicher Weise angebaut, geerntet und verarbeitet.

Wobei kann die Spagyrische Medizin helfen?
- akute und chronische Erkrankungen aller medizinischen Fachrichtungen
- Gesundheitsvorsorge

Wie geht die Spagyrische Medizin vor?
Die Auswahl der Medikamente erfolgt unter *phytotherapeutischen* und homöopathischen Gesichtspunkten, sowohl als Einzelmittel als auch als Komplexmittel.

Kosten der Therapie:
Die fertigen Heilmittel sind apothekenpflichtig, größtenteils verordnungsfähig und gemessen an dem aufwendigen und langwierigen Herstellungsverfahren kostengünstig.

- **Literaturhinweise:** siehe **Seite 248**
- **Therapeuten-Kontakt-Formular:** Anfrage-Nr. DPA 001153TK
- **Therapiezentren-Kontakt-Formular:** Anfrage-Nr. DPA 001153TZ
- **Hinweis auf Ärzteverband:** siehe **Seite 206** Nr. 25
- **La Vie-Datenblatt-Nr.:** PA 001153

Spenglersan-Kolloid-Immuntherapie

Was ist die Spenglersan-Kolloid-Immuntherapie?
Dr. med. CARL SPENGLER entdeckte vor über 80 Jahren während seiner Arbeit mit dem Tuberkulinum Robert Kochs die Bedeutung der Mischinfekte bei der Behandlung von Tuberkulose. Von dieser Erkenntnis ausgehend kam SPENGLER auf die Idee der Entwicklung eines Präparates mit dem Wirkprinzip der aktiven und passiven Immunisierung, dem Spenglersan Kolloid T, dem ältesten Tuberkulosemittel. Später kamen weitere Spenglersan Kolloide hinzu.

Die Spenglersan Kolloide sind mikrobiologische *Immunmodulatoren*, die aus *Antigenen* und *Antitoxinen* verschiedener Bakterienstämme bestehen, welche auf D9 potenziert sind. Das *Indikations*spektrum der Spenglersan Kolloide ist sehr breit, bedingt durch die Tat-sache, dass viele Erkrankungen auf Mischinfektionen, Störungen des Immunsystems, Allergien oder auf Autoimmunerkrankungen beruhen. Es erschließt das Gebiet der Krankheiten mit so genannten „unbekannten *Ätiologien*" (*Morbus Crohn*, *Colitis ulcerosa* etc.)

Wobei kann die Spenglersan-Kolloid-Immuntherapie helfen?
- *Tuberkulotoxikosen*
- *luetisch*-toxische Erbschwächen
- chronische Erkrankungen
- Erfassung von Mischinfektionen
- Focussuche

Wie geht die Spenglersan-Kolloid-Immuntherapie vor sich?
Die Spenglersan Kolloide kommen *perkutan* zur Anwendung. Sie werden in der Regel in die Innenseite des Ellenbogens eingerieben. Eine Belastung des Magen-Darm-Kanals oder des Leber-Galle-Systems wird vermieden. Die Anwendung bei Säuglingen ist dadurch möglich. Über die Dosierung gibt die Packungsbeilage Auskunft.

Kosten der Therapie:
Ca. € 0,30 bis € 1,50 pro Tag.

- **Literaturhinweise:** Derzeit nur Fachliteratur verfügbar
- **Therapeuten-Kontakt-Formular:** Anfrage-Nr. DPA 001149TK
- **Therapiezentren-Kontakt-Formular:** Anfrage-Nr. DPA 001149TZ
- **Hinweis auf Ärzteverband:** siehe Seite 205 Nr. 22, Seite 206 Nr. 25
- **La Vie-Datenblatt-Nr.:** PA 001149

Stoffwechsel-Test und -Therapie (STT)

Was sind Stoffwechsel-Test und -Therapie?
Basierend auf den wissenschaftlichen Grundlagen der Dreikomponenten-Theorie nach Prof. Dr. J. SCHOLE entwickelte 1993 der Internist Dr. BODO KÖHLER ein Gerät zur Testung und Therapie von Stoffwechselstörungen des Gewebes. Ausgehend von der Erkenntnis, dass zwischen dem Synthesestoffwechsel und dem Energiestoffwechsel des Menschen immer ein ausgewogenes, an innere und äußere Einflüsse optimal angepasstes Verhältnis herrschen sollte, muss dieses im Krankheitsfall gestört sein.
Die Regulation des Stoffwechsels erfolgt entweder über *radikalische* Prozesse oder über Hormone (*Hypophyse*, Schilddrüse, Nebenniere, anabole Peptide). Akute Erkrankungen führen zu physiologischen Stoffwechselveränderungen. Chronische Leiden gehen mit einer Stoffwechselblockade einher.
Mit dem VEGA-STT-Gerät kann nun die Abweichung von der Norm gemessen und anschließend sofort korrigiert werden. Das ist möglich, weil die Informationsübertragung dieser Steuerimpulse über elektromagnetische Signale erfolgt. Das Besondere dieser Therapieform ist der direkte Weg, um im Gewebe den Stoffwechsel zu beeinflussen, bei sehr kurzen Therapiezeiten.

Wobei können der Stoffwechsel-Test und die Stoffwechsel-Therapie helfen?
- Stoffwechselerkrankungen
- Unverträglichkeitsreaktionen
- Vorbehandlung für Folgetherapien
- *adjuvante* Krebstherapie
- Auswahl diätischer Maßnahmen
- Auswahl therapeutischer Maßnahmen und Überprüfung ihrer Effektivität
- Schockbehandlung (körperlich und seelisch)

Wie gehen der Stoffwechsel-Test und die Stoffwechsel-Therapie vor sich?
Zunächst wird entweder die allgemeine Stoffwechsellage (z.B. bei *Hypertonie*), oder symptombezogen lokal der Stoffwechsel bestimmt. Dazu werden *energetische* Testverfahren (*EAV, BFD*, Kinesiologie usw.) dem Gerät vorgeschaltet. Es wird auf Zustimmung, d.h. Messwertverbesserung, getestet. Die ermittelte Geräteeinstellung wird direkt zur Therapie verwendet, die etwa 3 Minuten dauert. Die Behandlung kann täglich oder in größeren Abständen (Tage oder Wochen) durchgeführt werden. Bei relativ konstanten Werten kann das Therapiesignal auch magnetisch abgespeichert werden. Der Patient trägt diese Magnetkarte (SI-Card) bei sich, wodurch eine Langzeitbehandlung möglich ist.

Kosten:
€ 25,-- für Test und Therapie.

- **Literaturhinweise:** siehe **Seite 248**
- **Therapeuten-Kontakt-Formular:** Anfrage-Nr. DPA 001155TK
- **Therapiezentren-Kontakt-Formular:** Anfrage-Nr. DPA 001155TZ
- **Hinweis auf Ärzteverband:** siehe **Seite 207 Nr. 28**
- **La Vie-Datenblatt-Nr.:** PA 001155

STS-Schwermetall-Test

Was ist der STS-Schwermetall-Test?

Entwickelt wurde der Schwermetall-Test von Harmonology in den achtziger Jahren auf der Basis der Dithizone-Methode. Sie ermöglicht uns den Nachweis von Metallionen. Dithizon ist ein Reagenz zur qualitativen und quantitativen Bestimmung von Schwermetallionen und ist schon seit 1925 in der analytischen Chemie gebräuchlich. Es eignet sich hervorragend für die Spurenanalyse von ein- bis dreiwertigen Ionen diverser Übergangsmetalle. Die gebildeten Komplexe variieren in Zusammensetzung und Farbe abhängig vom pH - Wert und vom Dipolmoment des organischen Lösungsmittels, in das sie extrahiert werden, so dass sie zur Diskriminierung verschiedener Metalle eingesetzt und zur *kolorimetrischen* Quantifizierung verwendet werden können.

Wir unterscheiden einerseits an Proteine gebundene, für den Stoffwechsel notwendige und vom Körper verwertbare Metalle, wie Eisen, Kupfer, Selen und Zink usw., die an vielen enzymatischen Vorgängen beteiligt sind, und andererseits nichtessentielle, toxische Metalle. Letztere, die toxischen Schwermetalle, entfalten im Stoffwechsel schädliche Wirkungen, weil sie in den am Stoffwechsel, der Vererbung, dem Immunsystem und den Nervenfunktionen beteiligten Proteinen an die Stelle der essentiellen Metalle treten, wodurch sie deren Funktion einschränken oder ganz verhindern (z.B. Blei, Cadmium, Quecksilber, Palladium usw.).

Durch *Chelierung* können diese Schwermetalle daran gehindert werden, diese toxischen Bindungen an die Proteine auszubilden.

Was kann mit dem STS-Schwermetall-Test diagnostiziert werden?
- Schwermetalle im Urin und Speichel, z.B. Kupfer, Zink, Cadmium, Quecksilber, Blei
- Hinweis auf Verdrängung von essentiellen Metallen
- Überwachung des Therapieverlaufs (Ausleitung)
- Beurteilung des Krankheitsbildes

Wie geht der STS-Schwermetall-Test vor sich?
Eine Morgen-Urinprobe wird auf den pH-Wert hin überprüft und gegebenenfalls auf den Wert 7,0 neutral eingestellt, 2 ml der Urinprobe werden in eine mit Dithizon-Molekülen angereicherte grüne Testflüssigkeit gegeben und durchgeschüttelt. Befinden sich Schwermetallionen im Urin bzw. im Speichel, so tritt eine Farbveränderung auf, die mit einem Farbcode verglichen wird.

Kosten:
€ 15,-- bis € 30,-- pro Test.

- **Literaturhinweise:** derzeit nur Fachliteratur verfügbar
- **Therapeuten-Kontakt-Formular:** Anfrage-Nr. DPA 001154TK
- **Therapiezentren-Kontakt-Formular:** Anfrage-Nr. DPA 001154TZ
- **Hinweis auf Ärzteverband:** derzeit keine Angaben verfügbar
- **La Vie-Datenblatt-Nr.:** PA 001154

Symbioselenkung *

Was ist Symbioselenkung?
Die Symbioselenkung bezweckt die Erhaltung oder die Wiederherstellung der normalen Darmflora in einem *probiotisch* vorbereiteten Milieu. Nur die vorangehende schrittweise Sanierung des funktionsgestörten Magen-Darm-Traktes impliziert eine nachfolgende mikrobiologische Therapie mit der Gabe von Darm*symbionten* bzw. deren Stoffwechselprodukten. Die Symbioselenkung kann in drei Phasen gegliedert werden. In der ersten Phase wird die entartete Darmflora reduziert. In der zweiten Phase steht die Schaffung eines physiologischen Darmmilieus im Vordergrund. Hierzu gehört die Vermehrung physiologischer Keime durch selektives Substrat, die Wiederherstellung physiologischer pH-Werte in Dünn- und Dickdarm, die Entzündungshemmung und die *Spasmolyse* der Darmmuskulatur. Hinzu kommt die Aktivierung des Leber*parenchyms* zur Entgiftung der aus dem Darm stammenden toxischen Stoffwechselprodukte und die Therapie der *Dyspepsie, Dysenzymie* sowie der häufig gestörten Magensäureverhältnisse.

Erst in der dritten Phase beginnt die eigentliche mikrobiologische Therapie, wobei die medikamentöse Therapie der Phase II in abgeschwächter Dosierung zur Erhaltung des physiologischen Darmmilieus fortgesetzt wird.

Wobei kann die Symbioselenkung helfen?
- *Colitis ulcerosa/Morbus Crohn*
- chronische sub- bzw. *anazide* Gastritis
- Magen-Darmstörungen als Strahlenfolge bei Krebsbehandlungen
- Wiederaufbau der Flora nach Antibiotika-Therapie
- allergische Haut- und Schleimhauterkrankungen/*Pollinose*/Asthma bronchiale
- Migräne und *vasomotorischer* Kopfschmerz

Wie wird die Symbioselenkung durchgeführt?
Phase I (1.-7. Tag): Reduktion *anaerober pathogener* Keime durch sauerstofffreisetzende Substanzen (Magnesiumperoxid). **Phase II** (2.-4. Woche): Die Vermehrung physiologischer Keime durch selektives Substrat, die Wiederherstellung physiologischer pH-Werte sowie eine Entzündungshemmung und Spasmolyse der Darmmuskulatur erfolgt durch die Gabe eines Kombinationspräparates aus Milchzucker und Kamillenblütenextrakt. Aktivierung des Leberparenchyms, Therapie der Dyspepsie und der meist *subaziden* Magensäureverhältnisse erfolgt mit einer Amara-Mischung aus Bitterstoffen und ätherischen Ölen sowie einem Extrakt aus Mariendistelfrüchten. **Phase III** (5.-12. Woche): Rückgewöhnung des Organismus an lebende Keime mit nicht invasivem Charakter durch Gabe von Lactobacillus acidophilus, Bifidobacterium bifidum, physiologischen Kolibakterien.

Kosten der Therapie:
Die Therapie ist unter bestimmten Voraussetzungen erstattungsfähig.

- **Literaturhinweise:** siehe **Seite 248**
- **Therapeuten-Kontakt-Formular:** Anfrage-Nr. DPA 001156TK
- **Therapiezentren-Kontakt-Formular:** Anfrage-Nr. DPA 001156TZ
- **Hinweis auf Ärzteverband:** siehe **Seite 206** Nr. 25
- **La Vie-Datenblatt-Nr.:** PA 001156

Systemische Familientherapie

Was ist die Systemische Familientherapie?
„Bei der Systemischen Familientherapie geht es darum, herauszufinden, ob jemand innerhalb der erweiterten Familie in die Schicksale früherer Familienmitglieder verstrickt ist. Dies kann man durch Familienaufstellungen ans Licht bringen. Wenn das am Licht ist, kann sich jemand leichter aus seinen Verstrickungen lösen" (BERT HELLINGER).
Die Systematische Familientherapie hat in der Psychosomatik in den letzten Jahren eine starke Resonanz und Verbreitung gefunden. Die psychosomatische Arbeit kann durch die Systemische Familientherapie in ihrer ganzheitlichen Grundkonzeption ergänzt und um wesentliche systemische Gesichtspunkte der Entwicklung des psychosomatischen Krankheitsgeschehens erweitert werden.

Wobei wird die Systemische Familientherapie eingesetzt?
- Familienaufstellungen und Familienskulpturen
- Genogrammarbeit (übersichtliche Darstellung zum eigenen Familiensystem, die von den Patienten angefertigt werden)
- zirkuläres Fragen
- Arbeiten mit Ritualen (z.B. Trauerrituale)

Wie geht die Systemische Familientherapie vor sich?
Die Patienten sitzen in einem großen Kreis und um diesen Kreis sitzen weitere Patienten und Therapeuten, die zuschauen. Die Arbeit beginnt damit, dass der Therapeut die Kranken fragt, was ihnen fehlt.
Beispiel: Ein Mann leidet an einer Krankheit, die sich in Herzrasen und vegetativen Störungen äußert. Er wird befragt. Es gibt viele Konflikte in der Familie. Mutter und Vater des Patienten leben getrennt. Mutter und Großvater sind zerstritten. In diesem Falle sind nur wenige Informationen wichtig, nämlich äußere einschneidende Ereignisse, nicht was die Leute denken oder tun. Es stellt sich heraus, dass die Zwillingsschwester seiner Mutter früh verstarb. Somit liegen zwei einschneidende Ereignisse vor. Der Patient wird jetzt gebeten, seine Ursprungfamilie aufzustellen. vier fremde Personen werden stellvertretend für Vater, Mutter und deren Geschwister (einschl. der verstorbenen Zwillingsschwester) aufgestellt. Das Besondere bei dieser Aufstellung ist, dass die ausgewählten Personen, welche die Familienmitglieder vertreten, wie die wirklichen Personen fühlen, sobald sie in dieser Aufstellung stehen. Der Therapeut erkennt die schicksalhaften Verstrickungen und kann eine Auflösung derselben in Gang setzen.

Kosten der Therapie:
Kostenabrechnung im Rahmen eines Klinikaufenthaltes möglich.

- **Literaturhinweise:** siehe **Seite 248**
- **Therapeuten-Kontakt-Formular:** Anfrage-Nr. DPA 001157TK
- **Therapiezentren-Kontakt-Formular:** Anfrage-Nr. DPA 001157TZ
- **Hinweis auf Ärzteverband:** derzeit keine Angaben verfügbar
- **La Vie-Datenblatt-Nr.:** PA 001157

Tanz- und Ausdruckstherapie

Was ist die Tanz- und Ausdruckstherapie?
Die Tanz- und Ausdruckstherapie ist ein tiefenpsychologisch fundiertes psychotherapeutisches Verfahren. Tanz ist Ausdruck des Lebensgefühls. Als Sprache des Körpers offenbart er Gefühle und Empfindungen (Tänze der Naturvölker).
Das macht sich die Tanztherapie zunutze, indem sie über die Bewegungsanalyse seelische Störungen des Patienten aufdeckt, um diese zu beheben.

Wobei kann die Tanz- und Ausdruckstherapie helfen?
- psychosomatische Störungen und in der Suchtbehandlung
- Lebenskrisen und Psychosen
- Sinnes- und Körperbehinderungen
- traumatische Belastungsstörungen
  nach sexuellem Missbrauch, Folter, Unfall etc.
- Beziehungskonflikte

Wie geht die Tanz- und Ausdruckstherapie vor sich?
Bei der Kontaktaufnahme mit dem Patienten sind dem geschulten Tanztherapeuten durch die Körpersprache und Bewegungsanalysen Denken, Fühlen, seelische Spannungen und Unstimmigkeiten erkennbar.
Über die Bewegungskommunikation und nebenher laufender Gesprächsführung versucht er Blockaden zu durchbrechen mit dem Ziel, verschüttete oder fehlende Fähigkeiten wieder zu gewinnen und unterdrückte Gefühle und Wünsche zuzulassen, um seelisches Gleichgewicht herzustellen.

Kosten der Therapie:
Ca. € 50,-- bis € 60,--

- **Literaturhinweise:** derzeit nur Fachliteratur verfügbar
- **Therapeuten-Kontakt-Formular:** Anfrage-Nr. DPA 001158TK
- **Therapiezentren-Kontakt-Formular:** Anfrage-Nr. DPA 001158TZ
- **Hinweis auf Ärzteverband:** derzeit keine Angaben verfügbar
- **La Vie-Datenblatt-Nr.:** PA 001158

TENS – Transkutane Elektrische Nervenstimulation

Was ist TENS?

Die Transkutane Elektrische Nervenstimulation (TENS) hat sich seit Jahrtausenden entwickelt und zählt zu den Heil- und Behandlungsmethoden der Naturheilkunde. Als Gegenirritationsverfahren ist TENS mit der Akupunktur verwandt.

Mittels elektrischer Reize werden über das Nervensystem körpereigene Schutz-, Kontroll- und Regelmechanismen gefahrlos und mit sehr seltenen Nebenwirkungen stimuliert. Diese Mechanismen sind normalerweise auch im Körper wirksam, aber bei einer Erkrankung gestört und überfordert. Vielfach entstehen durch diese krankheitsbedingten, nervalen Fehlsteuerungen chronische Erkrankungen und chronische Schmerzen.

Durch gezielte Reize mit TENS ist es möglich, die Selbstheilungskräfte und die schmerzbegrenzenden Systeme zu aktivieren und das überregte Nervensystem zu beruhigen, damit sich die körpereigenen Regelsysteme in der Erholungsphase harmonisieren können. Nicht angewandt werden darf TENS bei Trägern von Herzschrittmachern und in krankhaft veränderten Hautgebieten.

Wobei kann TENS helfen?
- akute und chronische Schmerzen des Stütz- und Bewegungsapparates
  (z.B. Kreuzschmerzen, Rheumaschmerzen, Kopfschmerz)
- Schmerzen nach Unfällen oder Operationen
- Nervenschmerzen, Amputationsschmerzen, Krebsschmerzen
- Durchblutungsstörungen

Wie geht TENS vor sich?

Diese über das Nervensystem ablaufende Elektrotherapie wird mit kleinen, batteriebetriebenen, tragbaren Taschenreizstromgeräten vorgenommen. Sie sind relativ robust und einfach in ihrer Bedienung und Anwendung. Über verschiedenartige Elektroden, die auf der Haut angebracht werden, werden Stromimpulse verschiedener Form, Frequenz und Stärke in den Körper geschickt. TENS beeinflusst die Nerven, die Muskulatur und die Durchblutung. Zusätzlich kommt es zu einer Ausschüttung von körpereigenen, durchblutungsfördernden Substanzen (vasoaktive Polypeptide). Durch die Stromimpulse geschieht eine Schmerzverdeckung durch Gegenirritation, da die sehr schnell geleiteten elektrischen TENS-Impulse die Schaltstellen der wesentlich langsamer leitenden Schmerzbahnen im Rückenmark blockieren. Bei der Behandlung, die 20 bis 60 Minuten dauert, spürt man ein Kribbeln oder Klopfen, was nicht schmerzhaft ist.

Kosten der Therapie:

€ 12,-- bis € 24,-- für eine Behandlung.
Ein TENS-Gerät kostet zwischen € 260,-- und € 790,--

- **Literaturhinweise:** derzeit nur Fachliteratur verfügbar
- **Therapeuten-Kontakt-Formular:** Anfrage-Nr. DPA 001159TK
- **Therapiezentren-Kontakt-Formular:** Anfrage-Nr. DPA 001159TZ
- **Hinweis auf Ärzteverband:** derzeit keine Angaben verfügbar
- **La Vie-Datenblatt-Nr.:** PA 001159

Therapie nach „Methode" Prof. Dr. Aslan

Was ist die Therapie nach „Methode" Prof. Dr. Aslan?
Die rumänische Ärztin Prof. Dr. ANA ASLAN (1897-1988) war Forscherin und Gründerin des Institutes für Altersforschung in Bukarest/Rumänien. In den 50er Jahren erforschte sie eine nicht in der Natur vorhandene vitaminartige Substanz, die den Zellstoffwechsel des Körpers positiv beeinflusst. Das Mittel, das nach speziellen Kriterien in individuell angepassten Dosierungen verabreicht wird, ist Bestandteil der Regenerationstherapie nach der „Methode" Prof. Dr. Aslan. Das Originalpräparat wird in Rumänien hergestellt und ist seit Jahren in Deutschland zugelassen.

Wobei kann die Therapie nach „Methode" Prof. Dr. Aslan helfen?
- vorzeitige Alterung
- körperliche und geistige Erschöpfungszustände
- Konzentrationsmangel, Leistungsrückgang, Tagesmüdigkeit
- altersbedingte Sehschwäche und Schwerhörigkeit
- Ohrgeräusche
- Arteriosklerose
- rheumatische Beschwerden
- Nervosität, Schlafstörungen

Wie geht die Therapie nach „Methode" Prof. Dr. Aslan vor sich?
Die Behandlung erfolgt über 2-3 Wochen, in denen täglich eine individuell dosierte Menge des Gero-H3-Aslan gespritzt wird. Sollte eine Behandlung mit Injektionen nicht möglich sein, können auch Dragees eingenommen werden, welche die Injektion teilweise ersetzen. Man unterscheidet Erst-, Wiederholungs- und Erhaltungstherapien von zwei oder drei Wochen Dauer. Grundsätzlich wird zwischen den Injektionsserien eine Erhaltungstherapie mit Dragees durchgeführt. Es ist zu empfehlen, die Anwendung nach Prof. Dr. Aslan über Jahre fortzusetzen.

Kosten der Therapie:
Die Preise richten sich nach Darreichungsform und Dauer der Therapie. Da die Behandlung von einem Rahmenprogramm begleitet ist, müssen die Kosten für die Therapie jeweils erfragt werden.

- **Literaturhinweise:** derzeit nur Fachliteratur verfügbar
- **Therapeuten-Kontakt-Formular:** Anfrage-Nr. DPA 001160TK
- **Therapiezentren-Kontakt-Formular:** Anfrage-Nr. DPA 001160TZ
- **Hinweis auf Ärzteverband:** derzeit keine Angaben verfügbar
- **La Vie-Datenblatt-Nr.:** PA 001160

Thymustherapie *

Was ist die Thymustherapie?

Die Thymusdrüse, die als zentrales Immunorgan an der Herstellung vieler Faktoren der Immunabwehr beteiligt ist, unterliegt beim Menschen ab dem 14. Lebensjahr einem natürlichen Abbauprozess. Man geht davon aus, dass ein 80jähriger nur noch ca. 8% der ursprünglichen Thymushormonmenge besitzt.

Bei den alten Griechen galt die Thymusdrüse als Zentrum der Seele und des Mutes. Sie gilt als das „Gehirn", das Steuerungsorgan des Immunsystems. Unter Thymustherapie versteht man die systematische, therapeutische Anwendung von Thymuspeptiden, - extrakten und -enzymen bei Mensch und Tier. Bereits 1911 unternahm Prof. G. KNIPPING erste Versuche mit Thymusextrakten. Die Idee der „Substitution" von Thymushormonen am Menschen wurde in den 50er Jahren von dem schwedischen Tierarzt Dr. ELIS SANDERBERG (1911-1989) praktisch umgesetzt, der Patienten einen frisch hergestellten Thymusgesamtextrakt von jungen Kälbern injizierte. In Deutschland wurde die Thymustherapie 1975 durch Dr. MILAN C. PEš IC eingeführt. Seitdem konnten aus dem Gesamtextrakt über 30 Einzelfaktoren analysiert werden, die zum Teil in ihrer Wirkung auf das Immunsystem untersucht worden sind. Da das Immunsystem nicht nur für die Körperabwehr zuständig ist, sondern auch überschießende entzündliche Körper-reaktionen kontrolliert, ergibt sich für die Thymustherapie ein weites Anwendungsspektrum.

Wobei kann die Thymustherapie helfen?
- allgemeine Abwehrschwäche
- chronisch entzündliche Erkrankungen (z.B. rheumatischer Formenkreis)
- Unterstützung der Krebstherapie
- Anregung des blutbildenden Knochenmarks
- Reaktivierung eines unterdrückten Immunsystems
- Autoimmunerkrankungen (auch Allergien)
- erhöhte virale Belastung (z.B. beim Müdigkeitssyndrom)
- allgemeine Vitalisierung, Vorbeugung von Infektionen

Wie geht die Thymustherapie vor sich?

Der klassische Thymusextrakt wird in den Gesäßmuskel injiziert. Eine Behandlungsserie umfasst 6-15 Behandlungen 1-5 mal wöchentlich, je nach Erkrankung. Es gibt auch Präparate mit geringer Konzentration, die in die Vene injiziert oder als Infusion gegeben werden können. Soll eine Injektion vermieden werden, können auch Dragees mit Thymusextrakt eingenommen werden.

Kosten der Therapie:

Thymusgesamtextrakt ca. € 60,-- bis € 70,-- pro Injektion.

Literaturhinweise: derzeit nur Fachliteratur verfügbar
Therapeuten-Kontakt-Formular: Anfrage-Nr. DPA 001161TK
Therapiezentren-Kontakt-Formular: Anfrage-Nr. DPA 001161TZ
Hinweis auf Ärzteverband: siehe **Seite 204** Nr. 14
La Vie-Datenblatt-Nr.: PA 001161

Tomatis-Methode

Was ist die Tomatis-Methode?
Begründer der Audio-Psycho-Phonologie ist der französische HNO-Arzt Dr. ALFRED TOMATIS. Er gilt als Wegbereiter der Musik- und Klangtherapie, der pränatalen (vorgeburtlichen) Psychologie und verschiedener neuerer Sprech- und Gesangsschulen.
Mittelpunkt der Arbeit ist das aktive Hören (Horchen), da das Ohr als einziges Sinnesorgan schon im fünften Schwangerschaftsmonat voll funktionsfähig einen Zugang in die vorgeburtliche Zeit ermöglicht. Das Kind wird schon im Mutterleib von akustischen Eindrücken geprägt, besonders von den hochfrequenten Klangspuren der Mutterstimme.

Wobei kann die Tomatis-Methode helfen?
- Sprach- und Kommunikationsstörungen, Legasthenie
- Überaktivität bei Kindern (*hyperkinetisches Syndrom*)
- Wahrnehmungsstörungen, Hirnfunktionsstörungen, Entwicklungsstörungen
- Ohrgeräusche und Hörsturz, vegetative Störungen
- Geräuschempfindlichkeit, Gleichgewichtsstörungen
- Vitalitätssteigerung

Wie verläuft die Therapie nach der Tomatis-Methode?
Nach der Erstuntersuchung (*Anamnese*, Horch- und *Lateralitätstest*) wird ein individuelles Programm erstellt. Die Behandlung, die sich in drei Phasen gliedert, erfolgt in einem Tomatis-Institut.
Phase 1: 15 Tage täglich passives Hören mit Kopfhörern, 4 Wochen Pause
Phase 2: 8 Tage täglich passives Hören, anschließend 4 Wochen Pause
Phase 3: 8 Tage täglich passives Horchen und aktives Sprachtraining
Während der Behandlung darf gemalt, gespielt, gebastelt und geschlafen, aber nicht gelesen oder geschrieben werden. Der Behandlungsfortschritt wird durch Zwischentests gemessen. Bei der Behandlung von Kindern sind die Eltern durch ein Begleitprogramm in die Behandlung integriert.

Kosten der Therapie:
Erstgespräch mit Test ca. € 120,--. Die gesamte Behandlung (ca. 60 Stunden) incl. aller Tests und Aufnahme der Mutterstimme ca. € 2.400,--

- **Literaturhinweise:** siehe **Seite 249**
- **Therapeuten-Kontakt-Formular:** Anfrage-Nr. DPA 001162TK
- **Therapiezentren-Kontakt-Formular:** Anfrage-Nr. DPA 001162TZ
- **Hinweis auf Ärzteverband:** derzeit keine Angaben verfügbar
- **La Vie-Datenblatt-Nr.:** PA 001162

Umweltmedizin

Was ist Umweltmedizin?
Seit Beginn der 90er Jahre hat sich die Umweltmedizin in Deutschland langsam etabliert. Gesundheit und Wohlbefinden werden durch die zunehmende Belastung unserer Umwelt immer weiter eingeschränkt. Das zentrale Problem für die Beurteilung schädigender Umwelteinflüsse auf den Körper besteht in der noch weitgehenden Unkenntnis über die Kombinationswirkungen toxischer Substanzen, die in die Umwelt eingebracht werden. Die Mehrzahl der heutigen Patienten mit umweltbedingten Krankheitsbildern leidet unter chronischen Langzeitstörungen und nicht unter akuten Krankheitsbildern.

Wobei kann die Diagnostik/Therapie nach der Umweltmedizin helfen?
- Erkennen von Umwelteinflüssen als Krankheitsursache
- unklare Beschwerden wie Müdigkeit, Konzentrationsstörungen, Schmerzen, Krämpfe, Brennen, Unruhe etc. ohne bekannte Ursache

Wie geht die Diagnostik/Therapie nach der Umweltmedizin vor sich?
Zuerst wird eine genaue Erhebung der Vorgeschichte, Lebensgewohnheiten, Arbeitsplatz, Zahnsituation etc. mit körperlicher Untersuchung durchgeführt; daraufhin werden Labor- und andere Analysen festgelegt. Nach der Befundbesprechung werden die Behandlungsziele und die konkreten Maßnahmen durchgesprochen. Die mit Abstand wichtigste Maßnahme ist die Expositionsvermeidung (z.B. Wohnungssanierung bei Holzschutzmittelbelastung oder der vorsichtige Austausch toxischer Zahnwerkstoffe gegen besser tolerierbare Substanzen). Bei massiven Symptomen können entgiftungsfördernde Medikamente, Mineralien und Spurenelemente hilfreich sein.

Hinter den vielfältigen Symptomenkomplexen lässt sich fast immer folgende Konstellation feststellen: *Toxin*einwirkungen von außen finden häufig am Arbeitsplatz, im Wohnbereich und durch Genussmittelgebrauch statt. Toxineinwirkungen von innen gehen meist von chronisch unverträglichen Zahnfüllmaterialien aus, häufig Amalgam- oder Palladium-Legierungen. Zu den **äußeren** und **inneren** Belastungsfaktoren gesellen sich bei ca. 80% der betroffenen Patienten noch Störungen der körpereigenen Entgiftungsorgane, z.B. Leber- oder Nierenfunktionsstörungen, in zunehmendem Maß auch Störungen der Darmbakterienflora, hinzu. Das gestörte Gleichgewicht dieser Mikroorganismen gibt dann opportunistischen Pilzkeimen die Möglichkeit, sich krank machend auszubreiten und die Entgiftungsfunktion des Darms zu stören. Erst das langzeitige, gemeinsame Auftreten dieser kombinierten Störungen bringt den einzelnen Patienten an die Grenzen seiner Kompensationsmöglichkeiten, und es treten Symptome auf.

Kosten:
Bei Ärzten der Zusatzbezeichnung „Umweltmediziner" sind die entstehenden Kosten Leistungen der gesetzlichen Krankenkassen.

- **Literaturhinweise:** derzeit nur Fachliteratur verfügbar
- **Therapeuten-Kontakt-Formular:** Anfrage-Nr. DPA 001163TK
- **Therapiezentren-Kontakt-Formular:** Anfrage-Nr. DPA 001163TZ
- **Hinweis auf Ärzteverband:** siehe **Seite 206** Nr. 25
- **La Vie-Datenblatt-Nr.:** PA 001163

VEGATEST-Methode *

Was ist die VEGATEST-Methode?
Die VEGATEST-Methode ist die konsequente Weiterentwicklung der Elektroakupunktur nach Voll (EAV). So wird hier an nur einem Hautmesspunkt mit reproduzierbarem Messwert die Antwort des Organismus auf eine entsprechende Testinformation abgefragt.

Seit 1978 wurde die VEGATEST-Methode (unter anderem von Dr. Dr. HELMUT SCHIMMEL und PETER-GEORG RADEMACHER) permanent weiter entwickelt. Schnell und zuverlässig können die Zusammenhänge von Krankheitsursachen erkannt werden.

Die VEGATEST-Methode ist sozusagen der „direkte Dialog" mit dem Organismus des Patienten. An einem beliebigen Hautpunkt des Patienten wird der Widerstand gemessen.

Der Organismus reagiert dabei mit einem klaren „Ja" oder „Nein" auf die Testsubstanz, die in den Messkreislauf eingebracht wird. Auf diese Weise können Ursachen von Beschwerden und nicht nur deren Symptome behandelt werden.

Was kann mit der VEGATEST-Methode diagnostiziert werden?
- Allergien
- bakterielle und virale Belastungen
- Enzym- und Hormonmangel
- *geopathische* Belastungen und *Intoxikationen*
- Organbelastungen, vegetative und psychische Belastungen
- Pilze/Parasiten, Pestizid- und Insektizidbelastungen
- Schwermetallbelastungen und Lebensmittelunverträglichkeiten
- Störfelder im Zahnbereich
- Störungen des Säure-Basen-Haushaltes
- Vitamin-/Mineralmangel

Wie geht die VEGATEST-Methode vor sich?
Zuerst wird ein Energiescreening zur Beurteilung der Energielage und Regulationsfähigkeit des Patienten erstellt. Die Messung galvanischer Mundströme (um Belastungen durch Metalle wie z.B. Zahnfüllungen zu prüfen) wird nicht nur in der Zahnarztpraxis immer wichtiger, um die Gesamtbelastung des Patienten besser beurteilen zu können.

Die VEGA-TESTUNG ermöglicht durch eine Vielzahl integrierter Testampullen (VEGA-Duplex-Speicher-VDS) systematische Einzel- und Kombinationsmessungen.

So lassen sich Ursachen von Belastungen bzw. Krankheiten Schritt für Schritt eingrenzen und eine Verifizierung der Diagnose wird möglich.

Der Medikamententest ermittelt patientenindividuell das verträglichste und effektivste Rezept. Mit der im VEGATEST expert integrierten SI PULSER-Einheit lassen sich

Therapieinformationen, entsprechend dem Ergebnis der Testung, auf das Magnetfeld einer SI CARD abspeichern. Diese kann dem Patienten als therapiebegleitende Maßnahme mitgegeben werden.

Kosten:
Ca. € 15,-- bis € 40,-- pro Testung zuzügl. der üblichen Beratungs-, Untersuchungs- und Behandlungskosten.

- **Literaturhinweise:** derzeit nur Fachliteratur verfügbar
- **Therapeuten-Kontakt-Formular:** Anfrage-Nr. DPA 001164TK
- **Therapiezentren-Kontakt-Formular:** Anfrage-Nr. DPA 001164TZ
- **Hinweis auf Ärzteverband:** siehe **Seite 205** Nr. 22, **Seite 206** Nr. 25, **Seite 207** Nr. 28
- **La Vie-Datenblatt-Nr.:** PA 001164

Vitalogie

Was ist Vitalogie?
Der Schweizer Dr. PETER HUGGLER (1937-1996) erkannte frühzeitig, wie wichtig ein intakter Körper für den Menschen ist. Als Mitglied der Ski-Nationalmannschaft wusste er, dass jeder Muskel, jedes Gelenk nur 100%ig arbeitet, wenn auch das Nervensystem in Ordnung ist. Mit diesen Erfahrungen absolvierte er ein Chiropraktik-Studium und praktizierte die „straight chiropractic" nach D. D. PALMER. Bald wandte er sich von der verbreiteten Methode des knackenden Wirbeleinrenkens ab. HUGGLER verschrieb sich der sanften Art, subluxierte, d.h. verrutschte Wirbel wieder in die richtige Lage zu versetzen. In mehr als 20 Jahren praktischer Arbeit in der Schweiz entwickelte er eine Behandlung, die heute nur noch das Ziel mit der Chiropraktik gemeinsam hat – ein korrektes Raumverhältnis aller Wirbel zueinander und unbedrängt leitfähige Nervenbahnen.

Wobei kann die Vitalogie helfen?
- Migräne, Kopfschmerzen
- Störungen der Sinnesorgane (Sehkraft, Gehör, Geruchssinn)
- Störungen im Ausbreitungsgebiet des *Nervus vagus*
- *Parästhesien*
- Gewebeentartungen (auch Knochen)
- Haltungsfehler allgemein

Wie geht die Vitalogie vor sich?
Bei der Behandlung wird ein so genanntes Adjustement, eine Justierung der Wirbelkörper, veranlasst. Nach einer *Palpation* des Muskel*tonus* in Höhe der seitlichen Fortsätze des *Atlas* erkennt der Vitalogist die Lateralität, die seitliche Raumveränderung des 1. Halswirbels. Mit dieser Erkenntnis platziert er den Hilfesuchenden auf der entsprechenden Seite. Die eigentliche Behandlung wird nun durch einen gezielt ausgelösten Reflex in Höhe des dominierenden Seitenfortsatzes des Atlas eingeleitet. Der Reflex ist ein mit hoher Geschwindigkeit, aber geringster Kraft ausgelöster Impuls aus den Händen des Behandlers in Richtung Seitenfortsatz des Atlas. Durch den Impuls wird das Muskelsystem entlang der Wirbelsäule entspannt und gleichzeitig gerät die gesamte Wirbelsäule in feinste Schwingungen. Dadurch werden Raumveränderungen zwischen den Wirbeln optimal korrigiert. Bedrängte Nervenbahnen werden entlastet. Es wird sofort eine Aktivierung der Nervenleitfähigkeit verspürt.

Kosten der Therapie:
€ 24,-- bis € 36,-- pro Behandlung.
In der Schweiz erstatten alle größeren Krankenkassen die Leistungen.

- **Literaturhinweise:** derzeit nur Fachliteratur verfügbar
- **Therapeuten-Kontakt-Formular:** Anfrage-Nr. DPA 001165TK
- **Therapiezentren-Kontakt-Formular:** Anfrage-Nr. DPA 001165TZ
- **Hinweis auf Ärzteverband:** derzeit keine Angaben verfügbar
- **La Vie-Datenblatt-Nr.:** PA 001165

WaDit-Therapie

Was ist die WaDit-Therapie?
WaDit ist eine Behandlungsmethode der elektrobiochemischen und elektrophysiologischen Stimulation im Hochtonbereich der Sonnen- und Erden-Urtonfrequenz nach dem patentierten Prinzip der horizontalen Stimulation „ho-Sti". Durch die differential therapeutischen Wirkungen im Hochtonbereich der Sonnen- und Erden-Urton-Frequenz wird optimale lokale und systemische Verträglichkeit erreicht.

Die Anwendung von Scan-Einrichtungen löst *Resonanzphänomene* aus, die extrem positive Wirkungen im zellulären und makromolekularen Bereich erzielen. Die horizontal modulierten Urtöne gelangen transdermal (durch die Haut) an die Nerven, Blut- und Lymphgefäße sowie bei kurzen Distanzen über die zelluläre Matrix in Knorpel, *Kallus* und Bindegewebe. Beim Weg von Zelle zu Zelle wird über die Zell-Kanäle die „gab junction" genutzt. So werden die interzelluläre biochemische Kommunikation, die interzelluläre metabolische und die interzelluläre funktionelle Kooperation deutlich gefördert und gebessert.

Wobei kann die WaDit-Therapie helfen?
- chronische Krankheiten mit so genannten „unbekannten *Ätiologien*"
  (*Morbus Crohn, Colitis ulcerosa*)
- degenerative Schmerzzustände (Wirbelsäule, Gelenke), *Arthrose, Osteoporose*
- Neurodermitis, Asthma, Allergie
- *Tinnitus* (Ohrensausen)
- *Ödeme* und *Varizen*
- Revitalisierung bei allgemeiner körperlicher Erschöpfung und chronischen Erkrankungen, Schlafstörungen
- Migräne

Wie geht die WaDit-Therapie vor sich?
In entspannter Atmosphäre erlebt der Patient die zelluläre Urtonmodulation. Dabei gelangen die Sonnen- und Erden-Urtonfrequenzen über die Haut großflächig an die Zielorgane. Das langsame Auf- und Abgleiten der Trägerfrequenzen in Vierteltonschritten, wie dies in den Scan-Einrichtungen geschieht, wird vom Patienten als entspannendes Klopfen im Behandlungsgebiet erlebt.
Etwa 8-10 Sitzungen sind erforderlich, die jeweils ein bis eineinhalb Stunden dauern.

Kosten der Therapie:
Ca. € 20,-- bis € 30,-- für die Einzelsitzung.

- **Literaturhinweise:** derzeit nur Fachliteratur verfügbar
- **Therapeuten-Kontakt-Formular:** Anfrage-Nr. DPA 001166TK
- **Therapiezentren-Kontakt-Formular:** Anfrage-Nr. DPA 001166TZ
- **Hinweis auf Ärzteverband:** derzeit keine Angaben verfügbar
- **La Vie-Datenblatt-Nr.:** PA 001166

Wiedemann-Homöokomplex®-Therapie *

Was ist die Wiedemann-Homöokomplex®-Therapie?
Die Homöopathie ist Dank ihrer offensichtlichen Heilerfolge inzwischen allgemein anerkannt, doch auch hier hat es Weiterentwicklungen gegeben. Gerade in jüngster Zeit hat sich die Anwendung so genannter Komplexmittel, d.h. die Kombination mehrer homöopathischer Einzelmittel in einem Präparat, durchgesetzt, um wirksamer nicht nur einzelne Krankheiten, sondern vielmehr ganze Organsysteme und komplexe Krankheitsgeschehen therapieren zu können. Durch die Wirkstoffkombination können auch chronische Erkrankungen mit ihren oft multifaktoriellen Geschehen effektiver und breiter therapiert werden.

Die in Zusammenarbeit mit den Wiedemann Gesundheitszentren entwickelte Wiedemann-Homöokomplex®-Therapie kombiniert bewährte und naturheilkundliche Therapieverfahren wie die Akupunktur bzw. Segmenttherapie mit der Applikation von homöopathischen Wirkstoffen. Mit dem Zusammenwirken der bewährten Naturheilverfahren lässt sich somit ein Synergieeffekt und eine gewisse „Sofortwirkung" erzielen: Neben der arzneilichen Wirkung des jeweiligen Homöokomplexmittels wird auch der spezifische Akupunkturpunkt und/oder das organbezogene Segment stimuliert. Akupunkturpunkte sind gewissermaßen *Triggerpunkte* mit spezifischen energetischen Eigenschaften. Die Akupunktur hat eine regulatorische Wirkung, die zu einer Stimulation oder aber auch Suppression des natürlichen Energieflusses (Qi) im Organismus beiträgt. Die durch die Injektion erzeugte „Depotwirkung" des Arzneimittels am jeweiligen Akupunkturpunkt kann diesen Effekt noch verstärken. Spezifische Homöopathische Komplexmittel an korrespondierende Akupunkturpunkte bzw. Segmente injiziert – gewissermaßen „auf den Punkt" gebracht – das ist das Prinzip der Wiedemann-Homöokomplex®-Therapie.

Wobei kann die Wiedemann-Homöokomplex®-Therapie helfen?
- Bronchialasthma, Bronchitis und Allergien
- Haut- und Venenerkrankungen
- allgemeine Durchblutungsstörungen
- Migräne
- rheumatische Erkrankungen, Gelenk- und Bandscheibenbeschwerden
- Herz- und Kreislauferkrankungen, Bluthochdruck
- Konzentrationsschwäche, Nachlassen der geistigen Leistungskräfte
- Infektanfälligkeit
- Leber- und Gallenerkrankungen
- Nieren- und Blasenerkrankungen
- klimakterische Erkrankungen und Sexualstörungen
- Erschöpfungszustände
- depressive Verstimmungen
- Regeneration und Nachsorgebehandlung
- Steigerung der Abwehrkräfte

Wie wird die Wiedemann-Homöokomplex®-Therapie angewendet?
Die Applikation der Wiedemann-Therapie richtet sich nach der Belastung der entsprechenden

Organe bzw. Organsysteme. Die Injektionen erfolgen *subkutan* bzw. *intrakutan* in die Head'schen Zonen (organbezogene Segmente), an Schmerzpunkten und/oder an den zugeordneten Akupunkturpunkten. Hierdurch erreicht man neben einer gewissen Sofortwirkung einen zusätzlichen Reiz, der über längere Zeit anhält (vergleichbar mit der Wirkung einer Dauernadel. Es stehen 12 verschiedene Homöokomplex®-Präparate, also injektionsfertige Kombinationen mehrerer ausgewählter und therapeutisch abgesicherter homöopathischer Einzelmittel, für die wichtigsten Organsysteme und Krankheitsbilder zur Verfügung. Die Injektionen erfolgen entweder in die Haut (intrakutan) oder unter die Haut (subkutan) und können zur Wirkungssteigerung an ausgewählte Akupunkturpunkte oder an organbezogene Segmente gesetzt werden. Auch eine intramuskuläre Injektion ist möglich.

Empfohlen werden Injektionsserien mit insgesamt 10 bis 15 Injektionen, 2 bis 3 mal pro Woche. Entsprechend der *Indikations*stellung können mehrere Komplexmittel gleichzeitig injiziert oder mit anderen Präparaten kombiniert werden. Die Wirkungsdauer einer Arzneimittelgabe kann individuell verschieden sein.

Kosten der Therapie:

Kur 1: Regeneration und Gefäße, 10 Sitzungen,   € 274,40
Kur 2: Gelenke und Aufbau, 10 Sitzungen,   € 274,40
Kur 3: Immunsystem und Abwehr, 10 Sitzungen,   € 274,40
 Präparate incl. Injektion.

- **Literaturhinweise:** derzeit nur Fachliteratur verfügbar
- **Therapeuten-Kontakt-Formular:** Anfrage-Nr. DPA 001167TK
- **Therapiezentren-Kontakt-Formular:** Anfrage-Nr. DPA 001167TZ
- **Hinweis auf Ärzteverband:** siehe **Seite 206** Nr. 25
- **La Vie-Datenblatt-Nr.:** PA 001167

Yoga

Was ist Yoga?
Yoga ist ein ca. 5000 Jahre alter Heilweg indogermanischen Ursprungs. Der Begriff und die traditionellen Praktiken des Yoga, wie sie uns heute vorliegen, stammen aus Indien. „Yoga" ist ein Sanskrit-Wort und bedeutet im alten Indien zunächst: „Verbindung", „Lenkung". Gemeint war die Rück-„Verbindung" des persönlichen, konditionierten Ich (Ego) mit dem universellen, unsterblichen Selbst (atman). Um die Zeitenwende entstanden die „Yogasutras" (Yoga-Verse) des Weisen PATANJALI. In diesen knapp 200 Merksätzen ist der Yoga definiert als das „Zur-Ruhe-Kommen (nirodha) der Aktivitäten (vritti) des Gemüts (citta)". PATANJALI lehrt einen achtgliedrigen Übungsweg, der folgende Glieder beinhaltet: 1. yama (allgemeine Regeln), 2. niyama (besondere Regeln), 3. asana (Sitz- und Körperhaltung/en), 4. pranayama (Atem-Achtsamkeit, -Lenkung), 5. pratyahara (Zurückziehen der Sinne nach innen), 6. dharana (Konzentration), 7. dhyana (Meditation, Versenkung), 8. samadhi (Eins-Sein). Neben anderen Yoga-Arten entwickelte sich ab dem 12. Jahrhundert in Indien der Hatha-Yoga („Yoga des Impulses"), der die körperlichen Aspekte noch stärker in das Übungsgeschehen einbezog. Dieser Yoga-Zweig findet seit dem Ende des 19. Jahrhunderts große Verbreitung in Europa.

Wobei kann Yoga helfen?
- psychosomatische Beschwerden (Folgen von Stress, Verspannungen, Angstzustände, chronische Rückenleiden etc.)
- Entfaltung, Rhythmisierung und Harmonisierung des menschlichen Potentials
- Rück-Verbindung und Selbst-Findung

Wie geht Yoga vor sich?
Yoga ist eine ganzheitliche Methode. Seine Weitergabe erfolgt traditionellerweise im engen Vertrauensverhältnis zwischen Lehrer/in und Schüler/in in Einzel- und Gruppenunterricht. Nicht Akrobatik und Leistung sind gefragt, sondern Loslassen, Nach-Innen-Gehen und Zur-Ruhe-Kommen. Der Unterrichtende bedient sich in der Regel verschiedener Körperhaltungen (asanas) und diverser Atemübungen (pranayamas). Diese sind aber nicht Selbstzweck, sondern verfolgen ein höheres Ziel, das in jedem einzelnen Menschen liegt. Diese Achtung vor und die Liebe zum spirituellen Wesen des Menschen prägt die Weitergabe von Yoga. Veränderungen in der Lebensführung (wie das Frei-Werden von Zigaretten, Fleisch, Alkohol, Drogen etc.) ergeben sich meist zwanglos aus der Intensität und Regelmäßigkeit des Übungsgeschehens. Yoga arbeitet so mit der höheren Ein-„Sicht" des Menschen.

Kosten der Therapie:
€ 10,-- bis € 15,-- pro Gruppenstunde.
€ 36,-- bis € 60,-- pro Einzelstunde.

- **Literaturhinweise:** siehe **Seite 249 f.**
- **Therapeuten-Kontakt-Formular:** Anfrage-Nr. DPA 001168TK
- **Therapiezentren-Kontakt-Formular:** Anfrage-Nr. DPA 001168TZ
- **Hinweis auf Ärzteverband:** derzeit keine Angaben verfügbar
- **La Vie-Datenblatt-Nr.:** PA 001168

Zilgrei

Was ist Zilgrei?
In den 70er Jahren entwickelten die Italienerin ADRIANA ZILLO und der Deutsch-Amerikaner HANS GREISSING die nach ihnen benannte Zilgrei-Methode. Sie besteht aus der gezielten Kombination von bewusster Atmung mit den dem Symptom entgegengesetzten Körperbewegungen oder -stellungen.
Dadurch können verspannte Muskeln entspannen und besser durchblutet werden. Die Folge dieser gezielten Entspannung ist die Entlastung der Gelenke. Zilgrei kann die durch einseitige Belastung, Stress und falsche Haltung hervorgerufenen Beschwerden günstig beeinflussen und bringt so den Körper wieder ins Gleichgewicht.

Wobei kann Zilgrei helfen?
- Schmerzen in allen Gelenken, z.B. an der Wirbelsäule, der Hüfte, im Schultergelenk
- Bandscheibenprobleme, *Ischialgie*
- Verspannungen
- Nervosität, Schlafstörungen
- Atem-, Verdauungsbeschwerden
- Kopfschmerz, Migräne

Wie geht Zilgrei vor sich?
Nach der Lockerung der *HWS*- und *LWS*-Muskulatur sowie Korrektur eines eventuellen Beckenschiefstandes werden die Gelenke des Körpers in ihrer Beweglichkeit durch Selbstuntersuchung miteinander verglichen. In der dem Symptom entgegengesetzten Zilgrei-Position wird ein Zilgrei-Atemzyklus durchgeführt.
Durch Wiederholung der Selbstuntersuchung wird nach der Selbstbehandlung (SBH) das Ergebnis kontrolliert. SBH können im Sitzen, Liegen oder Stehen durchgeführt werden. Täglich können bis zu 3 Sitzungen mit maximal 5 SBH durchgeführt werden, wobei eine SBH ca. 2-3 Minuten dauert.

Kosten der Therapie:
Zilgrei-Kurs mit ca. 16 Unterrichtsstunden bis zu ca. € 150,--
Einzelsitzung ca. 60 Minuten ca. € 60,--

- Literaturhinweise: siehe Seite 250
- **Therapeuten-Kontakt-Formular:** Anfrage-Nr. DPA 001169TK
- **Therapiezentren-Kontakt-Formular:** Anfrage-Nr. DPA 001169TZ
- **Hinweis auf Ärzteverband:** derzeit keine Angaben verfügbar
- La Vie-Datenblatt-Nr.: PA 001169

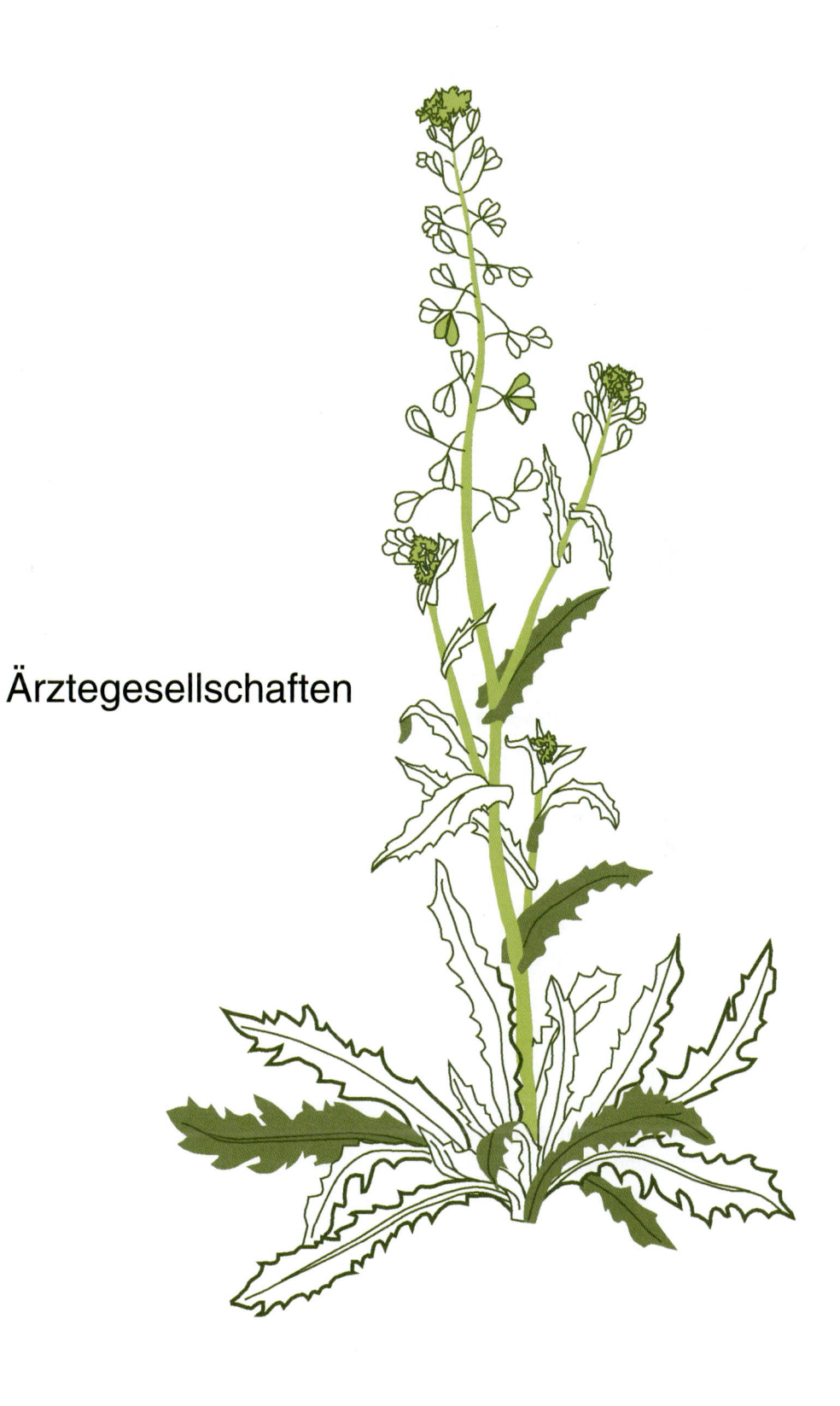

Ärztegesellschaften

Hufelandgesellschaft für Gesamtmedizin e.V.
Vereinigung der Ärztegesellschaften für Biologische Medizin (Stand Juli 2003)

1. Ärztegesellschaft für Biologische Schmerztherapie e.V. (ÄBS)
1. Vorsitzender: Dr. von Hoff
Klosterstern 8
22149 Hamburg
Tel.: 040/ 4 80 48 89
Fax: 040/ 4 80 48 90

2. Ärztegesellschaft für Erfahrungsheilkunde e.V.
1. Vorsitzender: Dr. med. Dr. rer. nat. Erich Dieter Hager
Friedensstraße 2
97720 Nüdlingen

3. Ärztegesellschaft für fotobiologische Blutbehandlung (HOT/UVB) e.V.
1.Vorsitzender: Dr. med Klaus Buchholz
Stellvertretender Vorsitzender: Dr. med. Andreas Turowski
Postfach 900325
81503 München
Tel.+Fax: 089/ 6 91 44 46

4. Ärztliche Aktionsgemeinschaft für Therapiefreiheit
Geschäftsführerin: Frau Ursula Buchleitner
Goethestraße 15
75173 Pforzheim
Tel.: 07231/ 1 25 89-0
Fax: 07231/ 1 25 89-99

5. Ärztliche Arbeitsgemeinschaft für Biologische Medizin
Dr. med. Bernhard Ahlborn
Maximilianplatz 12 a
80333 München
Tel.: 089/ 22 73 44
Fax: 089/ 29 31 44

6. Ärztliche Gesellschaft für Ozon-Anwendung in Prävention und Therapie e.V.
Dr. Renate Viebahn-Hänsler
Nordring 8
76473 Iffezheim
Tel.: 07229/ 30 46-0
Fax: 07229/ 30 46-30

7. Arbeitsgemeinschaft für ganzheitliche Krebs- und Immuntherapie Gemeinschaft Fischermühle e.V.
Dr. Dietrich Schlodder
Postfach 8
72344 Rosenfeld
Fax: 0800/ 9 35 35 00

8. Bundesverband der Naturheilkundlich tätigen Zahnärzte in Deutschland e.V. (BNZ)
Dr. Werner Becker
Von-Groote-Str. 30
50968 Köln
Tel.: 0221/ 7 12 14 68
Fax: 0221/ 9 71 12 55

9. Deutsche Ärztegesellschaft für Akupunktur e.V. (DÄGfA)
Dr. Walburg Maric-Oehler
Würmtalstraße 54
81375 München
Tel.: 089/ 7 10 05 11
Fax: 089/ 7 10 05 25
E-Mail: fz@daegfa.de

10. Deutsche Gesellschaft für Akupunktur und Neuraltherapie e.V. (DgfAN)
MR Dr. med. Rainer Wander
Friedenstraße 41
07985 Elsterberg
Tel.: 036621/ 2 03 14
Fax: 036621/ 2 81 04

11. Deutsche Gesellschaft für Ayurveda e.V.
Dr. med. Lothar Hahn
Wildbadstraße 201
56841 Traben-Trarbach
Tel.: 06541/ 58 17
Fax: 06541/ 81 19 82
www.ayurveda.de

12. Deutsche Gesellschaft für Biologische Medizin und Informatik
Präsident: Dr. Helmut Sauer
Rheinstraße 7
76337 Waldbronn-Reichenbach
Tel.: 07243/ 65 28 03
Fax: 07243/ 6 59 49

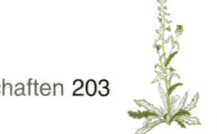

13. Deutsche Gesellschaft für Ganzheitliche Augenheilkunde e.V. (DGGA)

Vorsitzender: Dr. Karl-Uwe Marx
Stellvertretender Vorsitzender: Dr. med. Reinhard Küstermann
c/o Praxis Dr. med. Reinhard Küstermann
Hospitalstraße 8
97877 Wertheim/Main
Tel.: 09342/ 2 34 07
Fax: 09342/ 2 17 63
E-Mail: DGGAeV@t-online.de
www.ganzheitliche-augenheilkunde.com
www.ophthalmologie.de

14. Deutsche Gesellschaft für Thymustherapie e.V.

Dr. Johannes Miller
Ballindamm 8
20095 Hamburg

15. Gesellschaft Anthroposophischer Ärzte in Deutschland e.V.

Frau Verena Hernandes
Roggenstraße 82
70794 Filderstadt
Tel.: 0711/ 7 79 97 11
Fax: 0711/ 7 79 97 12

16. Gesellschaft für ganzheitliche Tiermedizin e.V. (GGTM)

Vorstand: Dr. Heidi Kübler
Rudolf-Diesel-Straße 17
74182 Obersulm-Willsbach
Geschäftsstelle:
Dr. Michael Wolters
Dahlienstraße 15
53332 Bornheim Waldorf
Tel.: 02227/ 77 88
E-Mail: info@ggtm.de
www.ggtm.de

17. Gesellschaft für Ozon- und Sauerstoff-Anwendungen in Medizin und Technik e.V. (G.O.S.)

Dr. Helmut Sauer
Rheinstraße 7
76337 Waldbronn
Tel.: 07243/ 65 28 03
Fax: 07243/ 59 49

18. Hartmannbund – Verband der Ärzte Deutschlands e.V.
Frau Merte Bosch
Godesberger Allee 54
53175 Bonn-Bad Godesberg
Tel.: 0228/ 36 29 78
Fax: 0228/ 8 10 41 55

19. Hessischer Ärzteverband – Naturheilverfahren e.V.
Dr. med. Ute Boeddrich
Frankfurter Straße 64
65429 Rüsselsheim
Tel. u. Fax: 06142/ 4 16 20

20. Int. Ärztegesellschaft für Biokybernetische Medizin e.V.
1. Vorsitzender: Dr. med. Eckart Herrmann
2. Vorsitzender: Dr. med. dent. Karl-Heinz Böhm
Schloßstraße 14
45468 Mülheim
Tel.: 0208/ 47 00 22

21. Int. Ärztegesellschaft für Biophysikalische Informationstherapie e.V.
Dr. med. Bodo Köhler
Sandstraße 19
79104 Freiburg
Tel.: 0761/ 7 45 47
Fax: 0761/ 5 75 22

22. Int. Ärztegesellschaft für bioelektronische Funktionsdiagnostik e.V. Nürnberg (BFD)
Vorstand: Dr. med. Peter Vill
Sekretariat: Johannes Krebs
Am Kleinwald 40
76863 Horxheim
Tel.: 07276/ 91 83 76
Fax: 07276/ 91 95 53

23. Int. Gesellschaft für Ganzheitliche Zahn-Medizin e.V. (GZM)
Vorstand: ZA Peter Helms
Dr. Wolfgang H. Koch
Dr. Erich Wühr
Geschäftsführender Vorstand:
ZA Peter Bornhofen
Seckenheimer Hauptstraße 111
68239 Mannheim
Tel.: 0621/ 4 82 43 00
Fax: 0621/ 47 39 49
E-Mail: GZM-Mannheim@t-online.de
www.gzm.org

24. Int. Gesellschaft für Homotoxikologie e.V. c/o Heel
Dr. Werner Frase
Postfach 100264
76483 Baden-Baden
Tel.: 07221/ 6 32 59
Fax: 07221/ 6 00 62

25. Int. Medizinische Ges. für Elektroakupunktur n. Voll e.V. (EAV)
Präsident: Dr. med. Richard Kraßnigg
Vizepräsident: Dr. med. dent. Helmut Huf
Vorstandsmitglieder: Dr. med. Günther S. Hanzl
Dr. med. Wolfgang Schmitz-Harbauer
Am Promenadenplatz 1
72250 Freudenstadt
Tel.: 07441/ 92 48 50
Fax: 07441/ 92 48 52
www.eav.de
www.eav.org

26. Int. Medizinische Ges. für Neuraltherapie nach Huneke Regulationstherapie e.V.
Dr. med. Jürgen Huneke
Am Promenadenplatz 1
72250 Freudenstadt
Tel.: 07441/ 92 48 50
Fax: 07441/ 92 48 52

27. Medizinische Gesellschaft für Bioresonanz e.V.
Dr. med. G. Rummel
Postfach 1120
76276 Rheinstetten
Tel.: 0721/ 51 19
Fax: 0721/ 5 11 98

28. VEGA-AKADEMIE
(früher Grieshaber Akademie)
Am Hohenstein 111
77761 Schiltach
Tel.: 07836/ 5 00
Fax: 07836/ 5 02 06

29. Verein Selbstdispensierender homöopathischer Ärzte e.V.
1. Vorsitzender: Dr. med. Manfred Freiherr von Ungern-Sternberg
c/o Dr. Conrad Frevert
Akazienstraße 4
32760 Detmold

30. Zentralverband der Ärzte für Naturheilverfahren e.V. (ZÄN)
Dr. med. Antonius Pollmann
Am Promenadenplatz 1
72250 Freudenstadt
Tel.: 07441/ 92 48 50
Fax: 07441/ 92 48 52

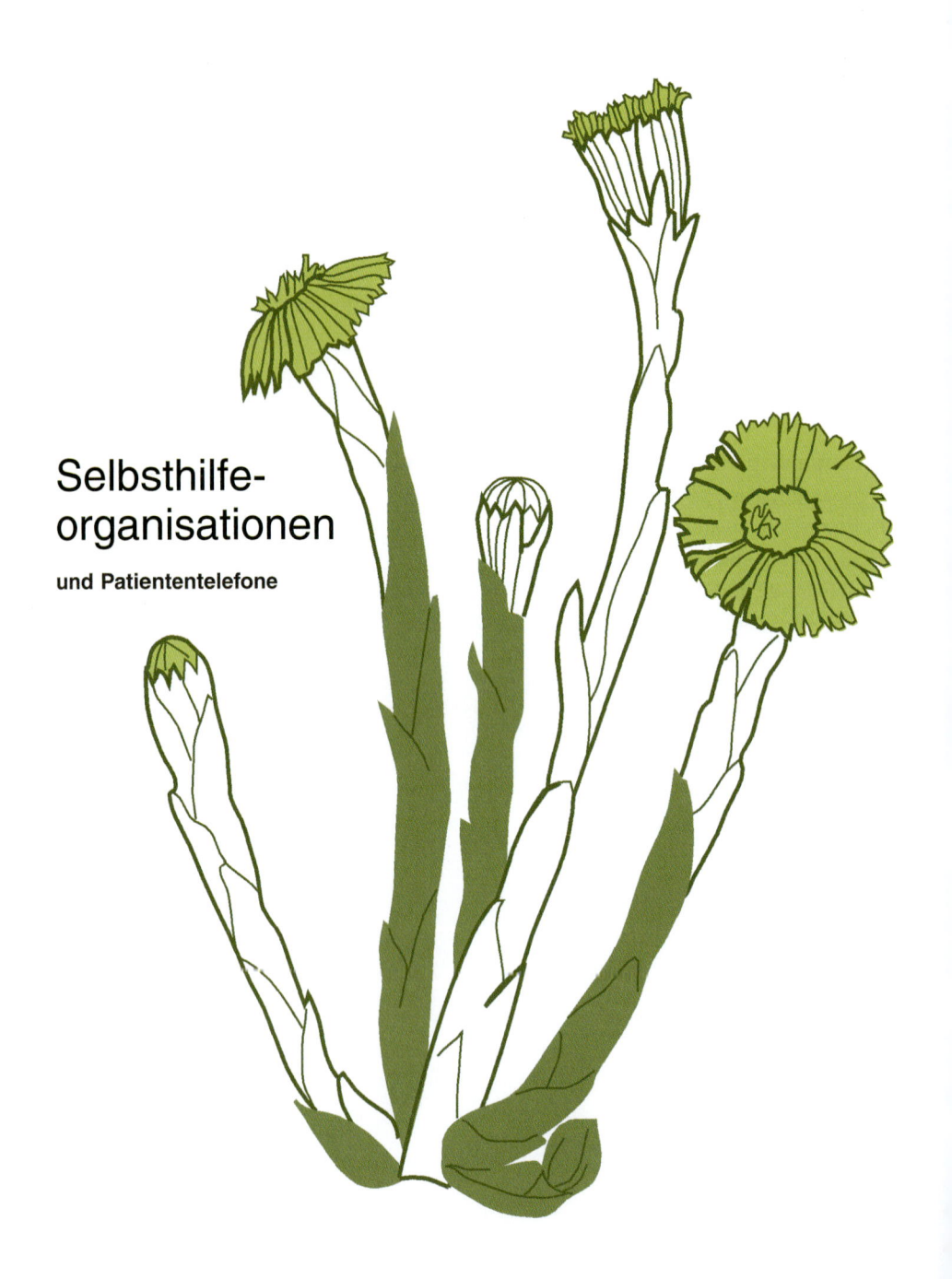

Selbsthilfeorganisationen

und Patiententelefone

Selbsthilfeorganisationen und Patiententelefone

**Aktion für Biologische Medizin e.V. –
Vereinigung für Gesundheit und Umwelt**
Goethestraße 15
75173 Pforzheim
Tel.: 07231-14 78 0
Fax: 07231-14 78 29
e-mail: info@abiomed.de
Internet: www.abiomed.de

Aktive Schmerzhilfe e.V.
Postfach 100 116
47701 Krefeld
Tel.: 02151-76 17 97
Fax: 02151-65 51 45
e-mail: Aktive-Schmerzhilfe@web.de
Internet: www.aktive-schmerzhilfe.de

**Arbeitsgruppe Biologische Krebstherapie
am Klinikum Nürnberg Nord**
Prof.-Ernst-Nathan-Str. 1
90491 Nürnberg
Tel.: 0911-398 30 56
Fax: 0911-398 35 22
e-mail: agbkt@klinikum-nuernberg.de
Internet: www.agbkt.de

**Arbeitskreis für Autogenes Training
und Progressive Relaxation**
Oberer Lindweg 2
53129 Bonn
Tel.: 0228-98 73 10
Fax: 0228-987 31 70
e-mail: service@bdn-verband.org

**Arterielle Verschlusskrankheit –
SELBSTHILFEGRUPPEN Bundesverband e.V.**
An der Oberhecke 34
55270 Sörgenloch
Tel.: 06136-92 40 50
Fax: 06136-92 52 51
e-mail: rwb-pfeiffer@t-online.de
Internet: www.avk-bundesverband.de

Arthrose-Selbsthilfe
Am Mühlenberg 2
34587 Felsberg
Tel.: 05662-40 88 51
Fax: 05662-939 05 81
e-mail: ecki.f@12move.de
Internet: www.arthrose-selbsthilfeorganisation.de

Beratungszentrum bei Eßstörungen Dick & Dünn e.V.
Innsbrucker Str. 25
10825 Berlin
Tel.: 030-854 49 94
Fax: 030-854 84 42

Bundesselbsthilfeverband für Osteoporose e.V.
Kirchfeldstr. 149
40215 Düsseldorf
Tel.: 0211-319 165
Fax: 0211-332 202
e-mail: info@bfo-aktuell.de
Internet: www.bfo-aktuell.de

Bundesverband Deutsche Schmerzhilfe e.V.
Sietwende 20
21720 Grünendeich
Tel.: 04142-81 04 34
Fax: 04142-81 04 35
Internet: www.schmerzhilfe.de

Bundesverband Frauenselbsthilfe nach Krebs e.V.
B 6 Nr. 10/11
68159 Mannheim
Tel.: 0621-244 34
Fax: 0621-15 48 77
e-mail: kontakt@frauenselbsthilfe.de
Internet: www.frauenselbsthilfe.de, www.fsh-nach-krebs.de

Bundesverband Neurodermitiskranker in Deutschland e.V.
Oberstraße 171
56135 Boppard
Tel.: 06742-871 30
Fax: 06742-27 95
e-mail: Bvneuro@aol.com
Internet: www.neurodermitis.net

Deutsche Allergie- und Asthmahilfe
Dorotheenstr. 174
22299 Hamburg
Tel.: 040-763 13 22

Deutsche Arbeitsgemeinschaft Selbsthilfegruppen e.V.
Friedrichstr. 28
35392 Gießen
Tel.: 0641-994 56 12

Deutsche Arthrosehilfe
Postfach 11 05 51
60040 Frankfurt/Main
Tel.: 06831-94 66 77
Fax: 06831-94 66 78
e-mail: service@arthrose.de
Internet: www.arthrose.de

Deutsche Atemwegsliga
Im Prinzenpale
Burgstr.
33175 Bad Lippspringe
Tel.: 05252-93 36 15
Fax: 05252-93 36 16
Internet: www.atemwegsliga.de

Deutsche Gesellschaft für medizinische Hypnose
Horner Landstr. 173
22111 Hamburg
Tel.: 040-65 18 000
Fax: 040-65 18 000

Deutsche Gesellschaft für Muskelkranke (DGM) e.V.
Im Moos 4
79112 Freiburg
Tel.: 07665-94 47 0
Fax: 07665-94 47 20
e-mail: info@dgm.org
Internet: www.dgm.org

Deutsche Gesundheitshilfe Magen und Darm
Postfach 94 03 03
60461 Frankfurt/Main
Tel.: 069-789 47 47
Fax: 069-78 77 00

Deutsche Haut- und Allergiehilfe e.V.
Gotenstraße 164
53175 Bonn
Tel.: 0228-36 79 10
Fax: 0228-36 79 190
e-mail: Bv-dha@t-online.de
Internet: www.dha-allergie.de

Deutsche Herzhilfe
Weißhausstr. 21
50939 Köln
Tel.: 0221-41 08 12
Fax: 0221-41 39 45

Deutsche Hypertonie Gesellschaft
Berliner Str. 46
69120 Heidelberg
Tel.: 06221-41 18 41
Fax: 06221-40 22 74
e-mail: hochdruckliga@t-online.de

Deutsche Krebshilfe e.V.
Thomas-Mann-Str. 40
53111 Bonn
Tel.: 0228-72 99 00
Fax: 0228-729 90 11
e-mail: deutsche@krebshilfe.de
Internet: www.krebshilfe.de

Deutsche Leberhilfe e.V.
Möserstr. 56
49074 Osnabrück
Tel.: 0541-357 44 33
Fax: 0541-357 44 19
e-mail: info@leberhilfe.org
Internet: www.leberhilfe.org

Deutsche Liga zur Bekämpfung des hohen Blutdrucks e.V. (Hochdruckliga)
Berliner Straße 46
69120 Heidelberg
Tel.: 06221-47 48 00 (Herz-Kreislauf-Telefon)
Tel.: 06221-41 17 74 (Bluthochdruck-Hotline)
Fax: 06221-40 22 74
e-mail: hochdruckliga@t-online.de
Internet: www.hochdruckliga.info.de

Deutsche Morbus Crohn/Colitis ulcerosa Vereinigung – Bundesverband für chronisch entzündliche Erkrankungen des Verdauungstraktes (DCCV) e.V.
Paracelsusstr. 15
51375 Leverkusen
Tel.: 0214-87 60 80
Fax: 0214-87 60 888
e-mail: info@dccv.de
Internet: www.dccv.de

Deutsche Myasthenie Gesellschaft e.V.
Langemarckstr. 106
28199 Bremen
Tel.: 0421-59 20 60
Fax.: 0421-50 82 26
Internet: www.dmg-online.de

Deutsche Rheumaliga e.V. / Bundesverband
Maximilianstr. 14
53111 Bonn
Tel.: 0228-76 60 60
Fax.: 0228-766 06 20
Internet: www.rheuma-liga.de

Deutsche Schmerzliga e.V.
Adenauerallee 18
61440 Oberursel
Tel.: 0700-375 375 375
Fax: 0700-375 375 38
e-mail: into@schmerzliga.de
Internet: www.schmerzliga.de

Deutsche Tinnitus-Liga e.V.
Am Lohsiepen 18
42369 Wuppertal
Tel.: 0202-24 65 20
Fax: 0202-24 65 220
e-mail: dtl@tinnitus-liga.de
Internet: www.tinnitus-liga.de

Deutscher Allergie- und Asthmabund
Hindenburgstr. 110
41061 Mönchengladbach
Tel.: 02161-81 49 40
Fax.: 02161-814 94 30
Hotline Tel.: 02161-102 07
Internet: www.daab.de

Deutscher Diabetiker-Verband
Hahnbrunner Str. 46
67659 Kaiserslautern
Tel.: 06131-370 26 80
e-mail: diabeteskl@aol.com

Deutscher Neurodermitis Bund
Spaldingstr. 210
20097 Hamburg
Tel.: 040-23 08 10
Fax: 040-23 10 08
Hotline Tel.: 0190-25 10 51
e-mail: info@dnb-ev.de
Internet: www.dnb-ev.de

Feldenkrais-Gilde
Theresienstr. 102/V
80333 München
Tel.: 089-52 31 01 71

Förderkreis Herz- und Kreislaufhilfe e.V.
Josef-Lutz-Weg 15
81371 München
Tel. und Fax: 089-723 53 33

Frauengesundheitszentrum
Goetheallee 9
37073 Göttingen
Tel.: 0551-48 45 30

Kindernetzwerk e.V.
Hanauer Straße 15
63739 Aschaffenburg
Tel.: 06021/120 30 oder 0180/521 37 39
Fax: 06021/124 46
e-mail: info@kindernetzwerk.de
Internet: www.kindernetzwerk.de

Kuratorium Knochengesundheit
Leipziger Str. 6
74889 Sinsheim
Tel.: 07261-921 70
Fax: 07261-646 59
e-mail: Ulrike.Barth@osteoporose.org
Internet: www.osteoporose.org

Migräne Liga e. V. Deutschland
Westerwaldstr. 1
65462 Ginsheim-Gustavsburg
Tel.: 06144-22 11
Fax: 06144-319 08
e-mail: info@migraeneliga.com
Internet: www.migraeneliga.com

Patienten-Liga Atemwegserkrankungen
Wormser Str. 81
55276 Oppenheim
Tel.: 06133-35 43
Fax: 06133-92 45 57

Psoriasis Selbshilfegruppe München e.V. (PSM)
c/o Dietmar Schulz
Hans-Thonaur-Str. 25
80686 München
Tel.: 089-5 70 26 54
e-mail: pso-schulz@t-online.de
Internet: www.pso-schulz.bei.t-online.de

Selbsthilfe Bundesverband Schlafapnoe Deutschland BSD e.V.
Greifenberger Str. 18
30996 Hemmingen
Tel.+ Fax. : 0511-2 34 51 25
e-mail: sprecher@bsd-web.de
Internet: www.peter-hoedt.bsd-web.de

Selbsthilfe bei Depressionen e.V.
Wermbachstr. 13
63739 Aschaffenburg
Tel.: 06021-2 36 26

**Selbsthilfegruppe für Pilzerkrankungen und Chronische Müdigkeit –
CFS und MCS**
c/o Christa Schröder
Weskammstr. 11
12279 Berlin
Tel.: 030-723 18 91
Fax: 030-723 22 710
e-mail: Pilze-CFS@www-pool.de
Internet: http://kunden.www-pool.de/cfs+mcs-berlin

Stiftung Deutscher Polleninformationsdienst
Burgstr. 12
33175 Bad Lippspringe
Tel.: 05252-93 12 03

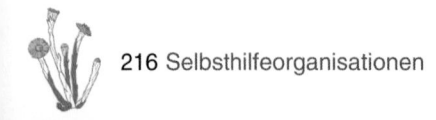

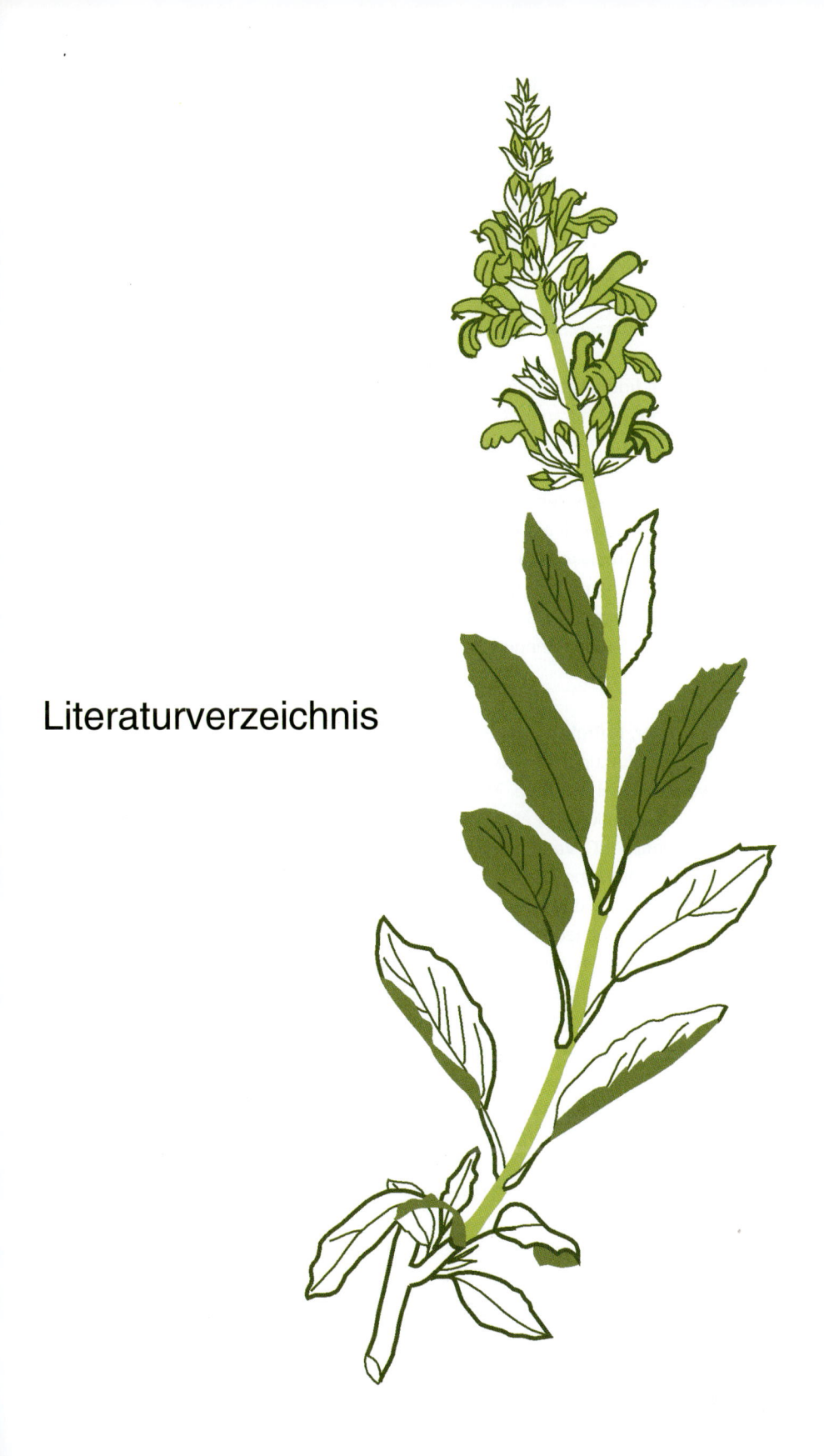

Literaturverzeichnis

Literaturverzeichnis

Aderlass
Abele, J./Stiefvater, E. W.: Aschner-Fibel. Die wirkungsvollsten konstitutionstherapeutischen Methoden nach Aschner, Thieme Verlag, Stuttgart 1996.
Posch, H.: Hildegard von Bingen. Die kleine Aderlass Fibel, Posch Verlag, St. Georgen 1989.

Akabane-Test
Brodde, A.: Brennen mit Moxakraut. Der Akabanetest, WBV Verlag, Schorndorf 1982.

Aktiv spezifische Immuntherapie (ASI)
Hanusch, K. H.: Immuntherapie. Vorbeugung und Heilung von Krankheiten durch Naturheilkunde, Oesch Verlag, Zürich 2002.

Akupunkt-Massage nach Penzel
Köhls, G./Kluge, H.: So hilft mir die Akupunkt-Massage nach Penzel. Neue Chancen bei vielen chronischen Erkrankungen. So finden Sie einen guten Therapeuten. Wie Sie die Behandlung optimal unterstützen, Thieme Verlag, Stuttgart 2001.
Schneider, H./Steininger, R.: Gesund durch Akupunkt-Massage nach Penzel. Lebensenergie zum Fließen bringen, Hugendubel Verlag, München 2001.

Akupunktur
Bielan, H./Erlacher, H./Pothmann, R.: Rücken Probleme: So hilft mir die chinesische Medizin. Wie Sie mit Akupunktur, Akupressur, Wärmetherapie und gezielter Ernährung Ihre Beschwerden lindern können, Thieme Verlag, Stuttgart 2000.
Brambrink, A.: Akupunktur bei chronischen Schmerzen: Psychosomatische Heilkunst mit Nadeln? LIT Verlag, Münster 1997.
Burg, A. van der: Mit Magnetismus heilen. Gesund und fit durch die Prinzipien der chinesischen Akupunktur, mvg Verlag, München 1997.
Ewald, H.: Akupunktur für jeden. Eine Anleitung in Bildern, Ullstein TB Verlag, Berlin 1999.
Fabriek, A.: Akupunktur in der Allergiebehandlung, Thieme Verlag, Stuttgart 1999.
Gösmeier, I.: Akupunktur. Gesundheit erhalten – Krankheiten heilen mit Akupunktur, Akupressur und chinesischen Kräutern, Müller Rüschlikon Verlag, Cham 2002.
Hammes, M./Kuschick, N./Christoph, K. H.: Akupunktur kompakt, Kolster Verlag, Marburg 2001.
Jedicke, G.: Sucht-Therapie mit Akupunktur, Foitzick Verlag, München 1993.
Park-Rügler, Y.-S.: Akupunktur für die Seele. Ein Gesundheitsratgeber, Oase Verlag, Berlin 2002.
Worsley, J. R.: Was ist Akupunktur? Gesundheit für den ganzen Menschen, Neue Erde Verlag, Saarbrücken 2000.

Alexander-Technik
Barlow, W.: Die Alexandertechnik. Gesundheit und Lebensqualität durch richtigen Gebrauch des Körpers, Kösel Verlag, München 1989.

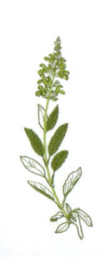

Brennan, R.: Alexander-Technik. Die Wiederentdeckung der natürlichen Körperhaltung, Aurum/Kamphausen Verlag, Bielefeld 1993.
Gelb, M. J.: Sich selbst präsentieren mit Mind Mapping und Alexander-Technik, Gabal Verlag, Offenbach 1998.
MacDonnell, M.: Alexander-Technik. Gesundheit und Wohlbefinden durch natürliche Körperhaltung, Urania Verlag, Neuhausen 2000.
Park, G.: Alexander-Technik – Die Kunst der Veränderung. Grundlagen und Übungen, Heyne Verlag, München 2000.
Reil, A.: Was Sie schon immer über Esoterik wissen wollten. Ein 60 Minuten Videofilm erklärt alles über Yoga, Thai-Chi, Reiki, Chi-Gong etc., VHS, Reil Verlag, Gau-Heppenheim 1997.

Anthroposophische Medizin
Wiesenauer, M./Fintelmann, V.: Naturheilverfahren – Homöopathie – Anthroposophische Medizin, Mayer Verlag, Stuttgart 1999.
Wolff, O.: Anthroposophisch orientierte Medizin und ihre Heilmittel, Verlag Freies Geistesleben & Urachhaus, Stuttgart 1996.
Wolff, O.: Die naturgemäße Hausapotheke. Praktischer Ratgeber für Gesundheit und Krankheit, Verlag Freies Geistesleben & Urachhaus, Stuttgart 1996.
Wolff, O.: Was essen wir eigentlich? Praktische Gesichtspunkte zur Ernährung, Verlag Freies Geistesleben & Urachhaus, Stuttgart 1998.

Armlängenreflex
Herschel, S.: Der Armlängenreflex, Dittel Verlag, Bad Hersfeld 2002.

Aromatherapie
Andres, I.: Duftberatung. Pflanzen, ätherische Öle und Essenzen, Bassermann Verlag, München 2000.
Brewer, S.: Vital & fit. Mehr Energie durch Ernährung, Bewegung und Entspannung, Kindersley Verlag, Starnberg 2002.
Dahlem, P.: Brennessel – vorbeugen, heilen und pflegen. Heilmischungen und ätherische Öle, schonende Kosmetik für mehr Schönheit, leckere Rezepte für mehr Power, Seehamer Verlag, Weyarn 2000.
Fronius, D.: Ätherische Öle & Aromatherapie, Compact Verlag, München 1998.
Guist, Ch./Assenmacher, H.: Aroma für Leib & Seele. Ätherische Öle, Bio Verlag, Schaafheim 1999.
Helberg, D.: Die Wellness-Diät. Abnehmen und sich wohlfühlen – Immer satt und Gute-Laune-Food – Fit durch Massage und Aromatherapie. Mit großem Persönlichkeitstest, Econ Ullstein List Verlag, München 2003.
Kraus, M.: Aromatherapie für jeden Tag, Simon u. Wahl Verlag, Egweil 1990.
Kropp, G.: Sinnliche Welten – ätherische Öle. Das große Buch der Düfte, Michaels Verlag, Peiting 1994.
Price, S.: Praktische Aromatherapie. Vitalität und Lebensfreude durch ätherische Öle, Urania Verlag, Neuhausen 1992.
Schnaubelt, K.: Neue Aromatherapie. Gesundheit und Wohlbefinden durch ätherische Öle, Egmont vgs Verlag, Köln 1995.

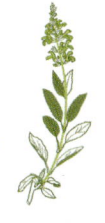

Stix, W.: Im Reich der Düfte. Ätherische Öle und ihre Wirkung, Niederösterr. Pressehaus, St. Pölten 2003.
Werner, M.: Ätherische Öle für Wohlbefinden, Schönheit und Gesundheit. Aromatherapie erfolgreich anwenden. Schönheit für Haut und Haare. Sanfte Hilfe bei Alltagsbeschwerden, Gräfe u. Unzer Verlag, München 2002.

Astromedizin
Olbricht, I.: Krebs verstehen – neue Wege gehen, Orlanda Frauenverlag, Berlin 1997.
Ripota, P.: Astromedizin. Gesundheit aus den Sternen, Herold Verlag, Wien 1999.

Atemtherapie nach Middendorf
Barknowitz, S.: Atmen – ein lebendiges Geschehen, Gralsbotschaft Verlag, Stuttgart 1997.
Glaser, V.: Sinnvolles Atmen. Atemschulung und Atemtherapie, Humata Verlag, Bern 1988.
Middendorf, I.: Der Erfahrbare Atem in seiner Substanz, Junfermannsche Verlagsbuchhandlung, Paderborn 1998.
Middendorf, I.: Weil wir alle Menschen sind, Utz Verlag, München 2001.
Nakamura, T.: Das große Buch vom richtigen Atmen. Übungsanleitungen zur Entspannung und Selbstheilung mit den altbewährten Methoden der fernöstlichen Atemtherapie, Scherz Verlag, München 1990.
Schünemann, A.: Das Atem-Übungsbuch, Schünemann Verlag, Verden 1993.
Schünemann, A.: Himmel, Mensch und Erde im Erfahrbaren Atem. Die Middendorf-Arbeit, Schünemann Verlag, Verden Aller 1992.
Vonier, J.: Begleitbroschüre zum Gesundheitsseminar für Bäcker, Knopf Verlag, Edingen-Neckarshausen 1996.

Augentraining
Bates, W. H.: Rechtes Sehen ohne Brille, Rohm Verlag, Bietigheim-Bissingen 1999.
Goodrich, J.: Natürlich besser sehen, VAK Verlag, Kirchzarten 1991.
Grätz, D.: Augentraining im Alltag. Ausgleichsprogramme für beanspruchte Augen, BLV Verlag, München 2001.
Haak, K.: Wieder gut sehen. Augentraining, Lange Media Verlag, Düsseldorf 2002.
Hätscher-Rosenbauer, W.: Augenschule für gesundes Sehen. Das erfolgreiche Programm zur Stärkung der Sehkraft und zur Vorbeugung von Fehlsichtigkeit. Mit 20 Kurzübungen für das tägliche Training, Hätscher-Rosenbauer Verlag, Bad Vilbel 2002.
Rosanes-Berrett, M. B.: Besser sehen durch Augentraining. Wie Sie in wenigen Wochen Ihre Brille loswerden können, Heyne Verlag, München 2000.
Scholl, L.: Das Augenübungsbuch. Besser sehen ohne Brille – eine ganzheitliche Therapie, Rowohlt TB Verlag, Reinbek 2001.
Tepperwein, K.: Mentales Augentraining. So verbessern Sie Ihre Sehfähigkeit, Verlag „Die Silberschnur", Güllesheim 2002.
Walz, D.: Augentraining zum besseren Sehen, Neustadt Verlag, Neustadt/Weinstr. 1997.

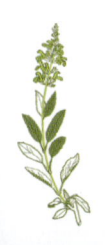

Aura-Soma-Therapie nach Vicky Wall

Bind-Klinger, A.: Aura-Soma, Bach-Blüten und Reiki. Die harmonische Verbindung der drei großen Heilsysteme, Heyne Verlag, München 2000.
Booth, M.: Die Aura-Soma Equilibrium Flaschen. Die wahre Bedeutung ihrer Namen, Aquamarin Verlag, Grafing 2002.
Booth, M./Michel, P.: Aura-Soma und die Chakras, Aquamarin Verlag, Grafing 2002.
Dalichow, I./Booth, M.: Aura-Soma, Droemer Knaur Verlag, München 2000.
Flammini, G./Hasinger, R.: Aura-Soma – Der Weg von Licht und Farbe, Aquamarin Verlag, Grafing 2001.
Mill, Ch.: Aura-Soma für Kinder, Aquamarin Verlag, Grafing bei München 2000.
Mill, Ch.: Lichtbewusstsein und Kreativität. Positive Lebensgestaltung mit Aura-Soma, Blütenessenzen und Edelsteinen, Aquamarin Verlag, Grafing 1999.
Ranker, S.: Die Meister von Aura-Soma, Falk Verlag, Seeon 1997.
Ranker, S.: Wege mit Aura-Soma. Meister und Engel, Falk Verlag, Seeon 1999.
Wall, V.: Das Wunder der Farbheilung, Nietsch Verlag, Freiburg 1998.
Willing, D. M.: Aura-Soma. Der Weg des Herzens, Heyne Verlag, München 2002.
Youngman, J.: Die Farben des Lebens. Die Aura-Soma-Karten, Aquamarin Verlag, Grafing 2001.

Aurasskopie und Aurastest

Hierzu derzeit nur wissenschaftliche Fachliteratur verfügbar!

Aurikulotherapie (Ohrakupunktur)

Hierzu derzeit nur wissenschaftliche Fachliteratur verfügbar!

Autogenes Training

Adlhoch, Ch./Behrle, G.: Die sanfte Entspannung – Stressabbau leicht gemacht. Ein kleines Autogenes Training mit Musik, Tonkassette, C.M.A.-Edition Verlag, Regensburg 1994.
Alke, D. H.: Die Antwort auf alle Fragen. Sag Ja zum Leben! Verlag Kyborg Institut, Flörsheim 1994.
Alke, D. H.: Das Erfolgskonzept. Die Grundlagen positiven Denkens und Handelns. Das spirituelle Konzept für konstruktives Denken, Verlag Kyborg Institut, Flörsheim 2000.
Alke, D. H.: Lebensplanung mit Erfolg. Wie man seine Ziele erkennt und durchsetzt, Verlag Kyborg Institut, Flörsheim 2000.
Brenner, H.: Autogenes Training. Der Weg zur inneren Ruhe, Pabst Science Publishers Verlag, Lengerich 2002.
Derra, C.: Autogenes Training für zwischendurch. Wie Sie Pausen und Wartezeiten für Entspannung und Stressabbau nutzen. So verbessern Sie Ihre Gesundheitsbilanz, Thieme Verlag, Stuttgart 1998.
Eberlein, G.: Gesund durch Autogenes Training, Ullstein TB Verlag, Berlin 2001.
Englisch, O.: Der Weg aus dem Streß durch Autogenes Training, Simon Verlag, Detmold 1981.
Friebel, V./Friedrich, S./Walter, P. G.: Mach's gut, kleiner Bär – Entspannung für Kinder. Entspannung, Autogenes Training, Musikbär Verlag, München 1993.

Gschwend, G.: Mehr Selbstvertrauen. Durch Autogenes Training, Positives Tagträumen, Kunsttherapie, Profil Verlag, München 1989.
Hennig, M.: Autogenes Training. Entspannungsübungen, CD, Hennig Verlag, Schmallenberg 1999.
Hertzer, K.: Autogenes Training. Mit dem universellen Entspannungstraining gegen Schlafstörungen und Schmerzen, für Konzentration und Ausgeglichenheit, Econ Ullstein Verlag, München 1999.
Kirchner, G.: Autogenes Training für jedermann. Die Basis für körperlich-seelische Gesundheit, CD, Moderne Industrie Verlag, München 1992.
König, W./Dipol, G./Schaeffer, G.: Fibel für autogenes Training. Anleitung für Übende, Urban & Fischer Verlag, München 1996.
Kraneis-Zindel, H.: Die Muschel weiß immer eine Antwort. Autogenes Training für Kinder, Text-o-phon Verlag, Wiesbaden 2001.
Markert, M.: Autogenes Training für Dich, CD, Insel Welt Verlag, Hemsbünde 1998.
Müller, E.: Du fühlst die Wunder nur in dir. Autogenes Training in Naturimpressionen und Alltagsbeobachtungen, S. Fischer Verlag, Frankfurt a. M. 2001.
Müller, E.: Du spürst unter deinen Füßen das Gras. Autogenes Training in Phantasie- und Märchenreisen. Vorlesegeschichten, S. Fischer Verlag, Frankfurt a. M. 1997.
Müller, E.: Inseln der Ruhe. Ein neuer Weg zum Autogenen Training für Kinder und Erwachsene, S. Fischer Verlag, Frankfurt a. M. 2001.

Ayurveda
Dr. Bauhofer, U.: Aufbruch zur Stille. Maharishi Ayurveda – eine leise Medizin für eine laute Zeit, Lübbe Verlag, Bergisch Gladbach 2002.
Bohlen, N. C.: Schön sein mit Ayurveda, Münchner Akademie für bewusstes Leben, Kirchheim 2001.
Cavelius, A. A./Frohn, B.: Gesund und schön durch Ayurveda. Das individuelle Wohlfühlprogramm, Econ Ullstein Verlag, München 2000.
Chopra, D.: Alle Kraft steckt in dir. Lübbe Ayurveda Ratgeber, G. Lübbe Verlag, Bergisch Gladbach 1996.
Chopra, D.: Das Gewicht, das zu mir passt. Lübbe Ayurveda Ratgeber, G. Lübbe Verlag, Bergisch Gladbach 1996.
Chopra, D.: Die Körperseele, Droemer Knaur Verlag, München 2001.
Frawley, D.: Vom Geist des Ayurveda – Therapien für den Geist. Yogische ganzheitliche Medizin und ayurvedische Psychologie, Windpferd Verlag, Aitrang 1999.
Fronius, D.: Ayurveda. Der sanfte Weg zu Gesundheit und Wohlbefinden, Compact Verlag, München 1998.
Fronius, D.: Ayurveda-Kochbuch – 150 Rezepte köstlich und gesund, Compact Verlag, München 1999.
Hosbach, E.: Ayurveda wirkt natürlich, Windpferd Verlag, Aitrang 1995.
Klapp, G.: Das Ayurveda Buch für Kosmetik und Wellness, Klapp Cosmetics GmbH, Hessisch Lichtenau 2002.
Maier, A. M./Dr. Schrott, E.: Glück und Erfolg sind kein Zufall. Die Erfolgs- und Managementgeheimnisse des Veda, Kamphausen Verlag, Bielefeld 2002.

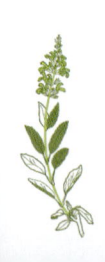

Dr. Mittwede, M.: Der Ayurveda – Von der Wurzel zur Medizin heute, Thieme Verlag, Stuttgart 1998.
Dr. Pirc, K.: Den Alterungsprozess umkehren. Das Lebenselixier des Maharishi-Ayur-Veda, Kamphausen Verlag, Bielefeld 2001.
Dr. Pirc, K.: Ayurveda Kursbuch für Mutter und Kind,
Lübbe Verlag, Bergisch Gladbach 1996.
Dr. Pirc, K.: Frei von Asthma, Lübbe Verlag, Bergisch Gladbach 1999.
Rhyner, H. H.: Gesund leben, sanft heilen mit Ayurveda, Urania Verlag,
Neuhausen 2000.
Rosenberg, K.: Ayurveda – kurz & praktisch, Bauer Verlag, Freiburg 2000.
Drs. Schachinger, W./Schrott, E.: Ayurveda – Gesundheit aus dem Selbst:
Transzendentale Meditation, Kamphausen Verlag, Bielefeld 1999.
Drs. Schachinger, W./Schrott, E.: Kopfschmerz muss nicht sein. Die wertvollen Tipps des Maharishi-Ayur-Veda, Kamphausen Verlag, Bielefeld 2002.
Dr. Schrott, E.: Ayurveda – Das Geheimnis Ihres Typs,
Goldmann Verlag, München 2003.
Dr. Schrott, E.: Ayurveda für jeden Tag, Goldmann Verlag, München 1998.
Dr. Schrott, E.: Die heilenden Klänge des Ayurveda, CD, Thieme Verlag, Stuttgart 2001.
Dr. Schrott, E.: Die köstliche Küche des Ayurveda, Heyne Verlag, München 1998.
Dr. Schrott, E.: Weihrauch, Mosaik Verlag, München 1998.
Dr. Schrott, E./Bolen, S. N.: Natürlich schön mit Ayurveda, Goldmann Verlag,
München 2003.
Skibbe, P./Skibbe, J.: Backen nach Ayurveda – Kuchen, Torten & Gebäck.
Eifrei & vollwertig, Pala Verlag, Darmstadt 1997.
Veit, E.: Mit Ayurveda zum Idealgewicht. Entschlacken – Abnehmen – Bewegen,
Heyne Verlag, München 2001.

Ayurvedische Pulsdiagnostik
Brockmüller, A.: Traditionelle Chinesische Pulsdiagnostik, Müller & Steinicke Verlag,
München 2001.

Azidosetherapie
Rohner, P.: Acibas Säuren-Basen-Haushalt. Azidose-Übersäuerung: Fakten, Ursachen, Wirkung, Diagnose, Heilung und Prävention, Acibas Verlag, Muralto 2002.
Strassburg, H.: Azidose-Fasten. Die etwas andere Art der Körperentschlackung,
Genesis Verlag, Oberhausen 2001.

Bach-Blütentherapie
Bach, E.: Blumen, die durch die Seele heilen. Die wahre Ursache von Krankheiten.
Diagnose und Therapie, Hugendubel Verlag, München 1999.
Bach, E.: Heile Dich selbst. Die geistige Grundlage der Original Bach-Blütentherapie,
Hugendubel Verlag, München 2000.
Glück, H./Wenz, S.: Interessantes rund um die Bach-Blütentherapie.
Bach-Blütentherapie in der Praxis mit vielen Anwendungsbeispielen. Rezeptblock für eigene Mischungen, CD-ROM, Glück Wenz Verlag, Reinheim 1999.

Künsberg, I. von: Bach-Blütentherapie. Harmonie und Wohlbefinden für die Einheit von Pferd und Mensch, Müller Rüschlikon Verlag, Cham 2002.
Liebl, H.: Bach-Blüten für jeden Tag. Repertorium zur Bach-Blütentherapie, Natura-Med Verlag, Neckarsulm 1997.
Miesala-Sellin, L. S./Gienger, M.: Stein und Blüte. Hilfe und Heilung mit Bachblüten und Edelsteinen, Neue Erde Verlag, Saarbrücken 2000.
Scheffer, M.: Erfahrungen mit der Bach-Blütentherapie. Mit Fragebogen zur Selbstbestimmung der richtigen Bach-Blütenessenzen-Kombination, Hugendubel Verlag, München 1995.
Scheffer, M.: Der Original Bach-Blüten Check-up. Das Kartenset zur einfachen Anwendung der Bach-Blütentherapie, Hugendubel Verlag, Kreuzlingen 2002.
Scheffer, M.: Die Original-Bachblütentherapie zur Selbstdiagnose. Blockierte Seelenzustände erkennen und verändern, Hugendubel Verlag, Kreuzlingen 2002.
Scheffer, M.: Die praktische Anwendung der Original Bach-Blütentherapie in Fragen und Antworten, Goldmann Verlag, München 1999.
Scheffer, M.: Selbsthilfe durch Bach-Blüten-Therapie. Blumen, die durch die Seele heilen, Heyne Verlag, München 2000.

Balneotherapie
Gillert, O./Rulffs, W.: Hydrotherapie und Balneotherapie. Theorie und Praxis, Pflaum Verlag, München 1990.

Baunscheidtieren
Hierzu derzeit nur wissenschaftliche Fachliteratur verfügbar!

BFD-Decoderdermographie
Hierzu derzeit nur wissenschaftliche Fachliteratur verfügbar!

BDF-Kurztest
Hierzu derzeit nur wissenschaftliche Fachliteratur verfügbar!

BFD-Regulationstest
Hierzu derzeit nur wissenschaftliche Fachliteratur verfügbar!

Biochemie nach Schüßler
Broy, J.: Die Biochemie nach Dr. Schüßler, Foitzick Verlag, München 1993.
Emmrich, P.: Allergie/Kampf der Arthrose/Homöopathie – Biochemie – Bachblüten, 3 Tonkassetten, Jungjohann Verlag, Neckarsulm 2002.
Emmrich, P.: Antlitzdiagnostik. Eine Einführung in die biochemische Heilweise nach Dr. Schüßler, Jungjohann Verlag, Neckarsulm 2003.
Feichtinger, T./Niedan, S.: Antlitzanalyse in der Biochemie nach Dr. Schüßler. Der Bildatlas, MVS Verlag, Stuttgart 2001.

Bio-Elektronik nach Vincent (BEV)
Hierzu derzeit nur wissenschaftliche Fachliteratur verfügbar!

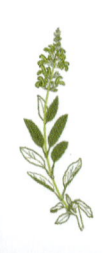

Biofeldtest
Krummel, G.: Verträglichkeit von Bettmaterialien. Prüfverfahren mit dem Biofeldtest nach Dr. Paul Schweitzer, Lichtenau Verlag, Kassel 2000.

Bionator-Therapie
Bahnemann, F. (Hrsg.): Der Bionator in der Kieferorthopädie. Grundlagen und Praxis, MVS Verlag, Stuttgart 1993.

Biophysikalische Informationstherapie (B-I-T)
Bischof, M.: Biophotonen – das Licht in unseren Zellen, Zweitausendeins Verlag, Frankfurt a. M. 1995.
Ogtrop, V. van: Informationstherapie durch Weltraumenergie. Motto: Information und Resonanzraum sind sinngebunden, Euro-Verlag, Nieby 1994.

Bioresonanz-Therapie (BRT)
Endler, P. C./Schulte, J.: Homöopathie und Bioresonanztherapie, Maudrich Verlag, Wien 1996.
Hennecke, J.: Allergie und Schwingung. Neue Hoffnung für Allergiker? – Erfahrungen mit der Bioresonanz-Therapie, Astro Spiegel Verlag, Stollberg 2001.
Keymer, M./Will, R. D./Schmedtmann, N. O.: Bioenergietherapie. Ein ganzheitliches Diagnose- und Behandlungskonzept, Oesch Verlag, Zürich 2002.
Maasz-Daley, B./Lerch, R.: Bioresonanz – Heilen ohne Medikamente. Mit körpereigenen Schwingungen gegen Allergien, Rückenschmerzen, Migräne, Neurodermitis, stressbedingte Erkrankungen, MVS Verlag, Stuttgart 1999.

Biotensor
Kupfer, K. H.: Auf der Suche nach Kraftplätzen und Störzonen. Mit Pendel, Biotensor und Wünschelrute, KMV Verlag, Korntal 1990.
Oberbach, J.: Das atomare Feuerwerk des Lebens. Das große Biotensor Praxis Buch. Das Aufspüren der Strahlungsgefahren für den Menschen, Bioplasma Verlag, Biessenhofen 1983.
Oberbach, J.: Erdstrahlen und Atomkrankheiten, Bioplasma Verlag, Biessenhofen 1988.

Blutegeltherapie
Moser, C./Moser, K.: So hilft Ihnen die Blutegel-Therapie. Die bewährte Heilmethode neu entdeckt. Bei welchen Krankheiten sie hilft. So finden Sie den richtigen Therapeuten, MVS Verlag, Stuttgart 2002.

Blutsteigbild nach Kaelin
Hierzu derzeit nur wissenschaftliche Fachliteratur verfügbar!

Bradford-Bluttest
Aschoff, D.: Radiästhesie und Physik. Neue wissenschaftliche Erkenntnisse bestätigen Radiästhesie, Geopathie und elektromagnetischen Bluttest, Mehr Wissen Verlag, Langenfeld 1989.

Kunz, Y.: Der Elektromagnetische Bluttest. Eine Methode, die Art und das Ausmaß organischer Erkrankungen zu untersuchen, Verlag Wissen und Handeln, Berlin 1999.

Buchinger-Fasten
Buchinger, O.: Geistige Vertiefung und religiöse Verwirklichung durch Fasten und meditative Abgeschiedenheit, Turm-Verlag, Bietigheim 1988.
Buchinger, O.: Das Heilfasten und seine Hilfsmethoden, Thieme Verlag, Stuttgart 1999.
Buchinger, O./Baden, H. J.: Älter werden ohne zu altern, MVS Verlag, Stuttgart 1996.
Buchinger, O./Buchinger, A.: Das heilende Fasten. So stärken Sie Ihr Wohlbefinden, Oesch Verlag, Zürich 2002.
Dahlke, R.: Bewusst fasten. Der Wegweiser zu neuen Erfahrungen, Goldmann Verlag, München 1996.
Kuhn, Ch.: Heilfasten. Heilsame Erfahrung für Körper und Seele. Fasten nach der Buchinger-Methode, Herder Verlag, Freiburg 1999.

Calligaris-Diagnostik
Hierzu derzeit nur wissenschaftliche Fachliteratur verfügbar!

C.E.I.A.-Flockungstest
Hierzu derzeit nur wissenschaftliche Fachliteratur verfügbar!

Chakra-Farbtest
Cumming, C.: Farben. Wohnen. Wohlfühlen! Wie Farben im Haus unser Wohlbefinden beeinflussen, Augustus Verlag, München 2002.
Diemer, D.: Chakra-Therapie – kurz & praktisch, Bauer Verlag, Freiburg 1998.
Sharamon, S./Baginski, B. J.: Das Chakra-Handbuch. Vom grundlegenden Verständnis zur praktischen Anwendung. Eine umfassende Anleitung zum Harmonisieren der Energiezentren durch Klänge, Farben, Edelsteine, Düfte, Atemtechniken, Naturerfahrungen, Reflexzonen und Meditationen, Windpferd Verlag, Aitrang 2001.

Chelat-Therapie
Kummer, P./Collatz, J.: Kranker Patient – guter Patient. Die sensationellen Heilerfolge der ambulanten Chelat-Therapie bei Herzinfarkten, Schlaganfällen und arteriellen Verschlusskrankheiten, Frick Verlag, Pforzheim 2001.

Chinesische Pflanzenheilkunde
Flaws, B.: Chinesische Heilkunde für Kinder. Wie sich Kinderkrankheiten heilen und vermeiden lassen. Ein praktischer Ratgeber für Eltern, Joy Verlag, Sulzberg 1998.
Hawkey, S.: Pflanzenheilkunde. So fördern Sie Ihr Wohlbefinden, Urania Verlag, Neuhausen 2000.
Hempen, C. H./Fischer, T.: Leitfaden Chinesische Phytotherapie, Urban & Fischer Verlag, München 2001.
Meng, Ch.-L./Exel, W.: Chinesisch heilen, Verlag des österr. Kneippbundes, Leoben 1998.

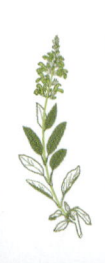

Chinesische Pulsdiagnostik
Brockmüller, A.: Traditionelle Chinesische Pulsdiagnostik, Urban & Fischer Verlag, München 2002.
Flaws, B.: Das Geheimnis der Chinesischen Pulsdiagnose, Verlag f. Ganzheitliche Medizin, Kötzting 2001.
Yuan, H.: Chinesische Pulsdiagnostik, Urban & Fischer Verlag, München 2002.

Chinesische Zungendiagnostik
Maciocia, G.: Zungendiagnose in der chinesischen Medizin, ML Verlag, Uelzen 1996.
Yuan, H.: Traditionelle chinesische Zungendiagnostik, Urban & Fischer Verlag, München 2001.

Chirotherapie
Eder, M./Tilscher, H.: Du und Deine Wirbelsäule. Was Dir fehlt. Was Dir schadet. Was Dir hilft, Maudrich Verlag, Wien 1994.
Weber-Multhaupt, C.: So hilft mir die Chirotherapie. Gezielte Griffe bei Hexenschuss, Ischias, Kopfschmerzen, Tinnitus und vielem mehr, Thieme Verlag, Stuttgart 1998.

Chronobiologie
Fuchs, H./Huber, A.: Gesund durch kluges Timing. Mit der Chronobiologie zu einem körperbewussten Lebensrhythmus, Hugendubel Verlag, Kreuzlingen 2001.
Scheppach, J.: Leben im Einklang mit der inneren Uhr. Mehr Glück, Gesundheit und Leistungsfähigkeit mit den Erkenntnissen der Chronobiologie, Goldmann Verlag, München 2001.
Schlachter, H./Ernst, S.: Die Körperuhr. Wie Sie die Chronobiologie für Ihr Wohlbefinden nutzen, Midena Verlag, München 2001.
Schultz, H. (Hrsg.): Altern und Schlaf. Schlafstörungen: Epidemiologie, Schlafphysiologie, Mechanismen der Schlafregulation im Alter, Chronobiologie des Alterns, Schlaf und Traum im Alter, Schlafstörungen: Therapie, Huber Verlag, Bern 1997.

CO_2-Insufflationstherapie
Hierzu derzeit nur wissenschaftliche Fachliteratur verfügbar!

Colon-Hydro-Therapie
Schultz-Wittner, T.: Gesund durch Colon-Hydro-Therapie, Natura Viva Verlag, Weil-der-Stadt 2002.
Ullrich, M. A.: Colon-Hydro-Therapie – chronische Krankheiten durch Darmsanierung heilen, Oesch Verlag, Zürich 2002.
Walker, N. W.: Darmgesundheit ohne Verstopfung, Natura Viva Verlag, Weil-der Stadt 2001.
Walker, N. W.: Natürliche Gewichtskontrolle, Natura Viva Verlag, Weil-der-Stadt 1992.
Weiss, H.: Kranker Darm – kranker Körper, MVS Verlag, Stuttgart 1994.

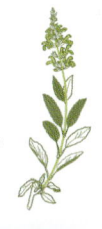

CranioSacral-Therapie
Agustoni, D.: CranioSacral-Rhythmus. Praxisbuch zu einer sanften Körpertherapie, Hugendubel Verlag, München 1999.
Upledker, J.: Auf den inneren Arzt hören. Eine Einführung in die CranioSacral-Arbeit, Hugendubel Verlag, München 1999.

Cytolisa Nahrungsmittel Immunscreening Test (CNIT)
Hierzu derzeit nur wissenschaftliche Fachliteratur verfügbar!

„Dance Alive" – Heilpädagogischer Tanz
Hörmann, K.: Tanztherapie – Beiträge zur Angewandten Tanzpsychologie, Hogrefe & Huber Verlag, Göttingen 1993
Willke, E./Hölter, G./Petzold, H. (Hrsg.): Tanztherapie – ein Handbuch für Theorie und Praxis, Junfermannsche Verlagsbuchhandlung, Paderborn 1990

Dauerbrause
Hierzu derzeit nur wissenschaftliche Fachliteratur verfügbar!

Dermapunktur
Rimpler, M.: Die Dermapunktur-Fibel. Grundlagen und Anwendungsmöglichkeiten der Dermapunktur-Massage in Medizin, Kosmetik, Sport, Ulmer Verlag, Tuningen 1993.

Dunkelfelddiagnostik nach Enderlein
Hierzu derzeit nur wissenschaftliche Fachliteratur verfügbar!

Dynamis-Therapie
Hierzu derzeit nur wissenschaftliche Fachliteratur verfügbar!

Edelsteintherapie
Gienger, M.: Die Heilsteine Hausapotheke. Hilfe von A wie Asthma bis Z wie Zahnschmerzen, Neue Erde Verlag, Saarbrücken 1999.
Gienger, M.: Heilsteine. 400 Steine von A-Z, Neue Erde Verlag, Saarbrücken 2003.
Graf, B.: Heilen mit Edelsteinen. Die wichtigsten Heilsteine und ihre Wirkung. Wie Sie Ihre persönlichen Steine auswählen. Heilenergie verstärken mit Wasser, Sonne und Mond, Gräfe u. Unzer Verlag, München 2002.
Häge, W.: Bachblüten- und Edelsteintherapie. Die Kraft der Selbstheilung anwenden, Modul Verlag, Wiesbaden 1998.
Hahl, W.: Heilender Schmuck. Die kraftvollsten Heilsteine und die wichtigsten Energiegesetze beim Tragen von Schmuck, Aquamarin Verlag, Grafing 2002.
Hofmann, H.: Praktische Einführung in die Edelsteintherapie. Bedeutung, Anwendung und Wirkung der wichtigsten Steine, Hugendubel Verlag, München 1998.
Lorenzo, L.: Edelsteine, die heilen. Anwendung und Wirkung der Heilsteine von A-Z, Ullstein TB Verlag, Berlin 1999.
Lorenzo, L.: Das kleine Lexikon der Edelsteine. Anwendung und Wirkung der Heilsteine von A-Z, Taoasis Verlag, Lemgo 1993.

Labacher, J.: Heilsteine. Körperliche und seelische Blockaden lösen – kompakt, Ludwig Verlag, München 2002.
Miesala-Sellin, L. S./Gienger, M.: Stein und Blüte. Hilfe und Heilung mit Bachblüten und Edelsteinen, Neue Erde Verlag, Saarbrücken 2000.
Schwarz, A./Schweppe, R.: Heilende Edelsteine. 39 Heilsteine und ihre Wirkung auf Wohlbefinden und Gesundheit. Von der Beschwerde zum richtigen Stein. Heilsteine und Tierkreiszeichen, Gräfe u. Unzer Verlag, München 2002.
Staab, R.: Die wahre Kraft der Edelsteine und Mineralien. Ein kleiner Ratgeber für die ernsthafte Edelsteintherapie, Hofmann Verlag, Gemünden 1998.

Eigenbluttherapie
Höveler, V.: Eigenbluttherapie. Eine Fibel für die Praxis, MVS Verlag, Stuttgart 1998.
Lanninger-Bolling, D.: Blut als Heilmittel. Ein Lehrbuch für Eigenbluttherapie, Sonntag Verlag, Stuttgart 1995.

Eigenharntherapie (EHT)
Hierzu derzeit nur wissenschaftliche Fachliteratur verfügbar!

Elektroakupunktur nach Voll (EAV)
Hierzu derzeit nur wissenschaftliche Fachliteratur verfügbar!

Elektromagnetische Homöopathie (EMH)
Hierzu derzeit nur wissenschaftliche Fachliteratur verfügbar!

Elektroneuraltherapie
Hierzu derzeit nur wissenschaftliche Fachliteratur verfügbar!

Energetische Terminalpunkt-Diagnose (ETD) nach Mandel
Hierzu derzeit nur wissenschaftliche Fachliteratur verfügbar!

Enzymtherapie
Hierzu derzeit nur wissenschaftliche Fachliteratur verfügbar!

Ernährungstherapie
Anemueller, H.: Anemuellers Molkebuch. Kuren mit Molke für Gesundheit, Fitness und Schönheit, Natura Viva Verlag, Weil-der-Stadt 2000.
Elmadfa, I./Leitzmann, C.: Ernährung des Menschen, UTB Verlag, Stuttgart 1998.

Eye Movement Desensitization and Reprocessing (EMDR)
Hierzu derzeit nur wissenschaftliche Fachliteratur verfügbar!

Farbfolien-Energiekarten-Therapie
Gillessen, W.: Erfahrung mit den fünf Tibetern. Neue Einblicke in das alte Geheimnis, Scherz Verlag, München 1991.

Farbtherapie
Liberman, J.: Die heilende Kraft des Lichts. Der Einfluss des Lichts auf Psyche und Körper, Piper Verlag, München 2002.
Straten, D. van: Die geheimnisvollen Kräfte der Farben – offenbart. Farben zur Erkenntnis von Körper, Geist und Seele – Umfassende Anleitungen, Tests, Diagnosen und Selbstbehandlungen. Mit großem Farben-Kompass, Windpferd Verlag, Aitrang 2001.

Feldenkrais-Methode
Alon, R.: Leben ohne Rückenschmerzen. Bewegungen im Einklang mit der Natur. Feldenkrais-Lektionen, 2 Bde., Junfermannsche Verlagsbuchhandlung, Paderborn 1992.
Feldenkrais, M.: Die Feldenkrais-Methode in Aktion. Eine ganzheitliche Bewegungslehre, Junfermannsche Verlagsbuchhandlung, Paderborn 1990.
Triebel T. A.: Feldenkrais: Bewegung – ein Weg zum Selbst. Eine Einführung in die Feldenkrais-Methode, Junfermannsche Verlagsbuchhandlung, Paderborn 2002.
Wallner, G.: Wahrnehmen und Lernen. Die Feldenkrais-Methode und der Pragmatismus Deweys, Junfermannsche Verlagsbuchhandlung, Paderborn 2000.
Walterspiel, B.: Das Abenteuer der Bewegung. Die Feldenkrais-Methode. Lektionen auf Tonkassetten, Kösel Verlag, München 2001.

Felke-Kur
Hierzu derzeit nur wissenschaftliche Fachliteratur verfügbar!

Fiebertherapie
Hierzu derzeit nur wissenschaftliche Fachliteratur verfügbar!

Frischzellentherapie
Hierzu derzeit nur wissenschaftliche Fachliteratur verfügbar!

Fußreflexzonen-Therapie
Hinterschuster, A.: Mein Standpunkt auf der Erde. Eine ganzheitliche Fußreflexzonen-Therapie für Körper und Seele, Natura Viva Verlag, Weil-der-Stadt 1999.
Kunz, K./Kunz, B.: Durch die Füße heilen. Anleitungen zur Reflexzonentherapie, Ehrenwirth Verlag, Bergisch Gladbach 1999.
Muth, C.: Heilen durch Reflexzonentherapie an Füßen und Händen. Ein Praxisbuch, Heyne Verlag, München 2003.
Muth, C.: Reflexzonentherapie. Heilen mit Hand und Fuß. Die erfolgreiche Heilmethode aus Fernost. Einfache Griff-Folgen für alle Anwendungen. Schnelle Linderung für Beschwerden sämtlicher Organe, Urania Verlag, Berlin 1999.

Gelopunktur nach Preußer
Hierzu derzeit nur wissenschaftliche Fachliteratur verfügbar!

Hämatogene Oxidationstherapie (HOT/UVB)
Hierzu derzeit nur wissenschaftliche Fachliteratur verfügbar!

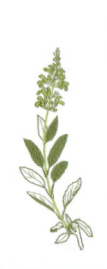

Hand- und Nageldiagnostik (Chirologie)
Issberner-Haldane, E.: Die medizinische Hand- und Nageldiagnostik, Bauer Verlag, Freiburg 1999.

Hara-Diagnostik
Dürckheim, K. von: Der Alltag als Übung, Auditorium Verlag, Schwarzach 1986.
Dürckheim, K. von: Hara – Die Erdmitte des Menschen, Scherz Verlag, München 1983.
Dürckheim, K. von: In der Begegnung mit dem Osten begegnen wir unserem Schatten, Isiom Verlag, Locarno 1993.
Dürckheim, K. von: Meditation als Geisteshaltung, Auditorium Verlag, Schwarzach 1997.
Dürckheim, K. von: Meditation in unserer Zeit, Auditorium Verlag, Schwarzach 1997.
Dürckheim, K. von: Ton der Stille. Gedanken und Einsichten, Weitz Verlag, Aachen 1997.
Osho: Das Hara Buch. Zurück zur Quelle der Lebenskraft, Osho Verlag, Köln 2002.
Wagner, W.: Zwischen Hirn, Herz und Hara. Grundlagen lebensenergetischer Übungen und Therapien, Prolog Verlag, Immenhausen 1994.
Würzburger, A.: Hara-Meditation. Die Kraft aus der Mitte, Edition Innenwelt, Köln 2002.

Harmonikale Therapie
Stössel, R.: Wege zur Harmonik, Kreis d. Freunde um Hans Kayser Verlag, Bern 1987.

Heilsynergetik
Boriés, R.: Geistiges Heilen – Heilen durch den Geist. Wegleitung für Hilfegebende und Hilfesuchende, Sargos Verlag, Berlin 1995.
Emde, G.: Geistiges Heilen – Spiritualität im Alltag, Emde Verlag, Pittenhart 1986.
Emde, G.: Spirituelle Lebenshilfe. Wie können wir geistiges Heilen verstehen und anwenden? Emde Verlag, Pittenhart 1991.
Singh, K.: Das neue Leben, Edition Naam Verlag, Augsburg 1993.
Tomalla, L.: Heilungsgeheimnisse. Geistiges Heilen, Osnabrücker Yoga-Gruppe, Osnabrück 2001.
Wiesendanger, H.: Geistheiler – Der Ratgeber. Was Hilfesuchende wissen sollten. Ehrliche Antworten auf 45 spannende Fragen, Lea Verlag, Schönbrunn 2000.

Hochfrequenz-Somato-Densitometrie (HF-SDM)
Hierzu derzeit nur wissenschaftliche Fachliteratur verfügbar!

Holopathie
Capra, F: Wendezeit. Bausteine für ein neues Weltbild, Droemer Knaur Verlag, München 1999.
Sheldrake, R.: Das Gedächtnis der Natur. Das Geheimnis der Entstehung der Formen in der Natur, Scherz Verlag, München 1992.
Wilber, K.: Das Spektrum des Bewusstseins. Eine Synthese östlicher und westlicher Psychologie, Rowohlt TB Verlag, Reinbek 2000.
Wilber, K.: Wege zum Selbst. Östliche und westliche Ansätze zu persönlichem Wachstum, Goldmann Verlag, München 1996.

Homöopathie
Amann, M.: Dem Geist auf die Sprünge helfen. Unser kreatives Potential angstfrei entfalten mit Naturheilkunde und Homöopathie, Goldmann Verlag, München 2000.
Becker, J.: Was ist Homöopathie? Galli Verlag, Freiburg 1996.
Bruker, M.: Homöopathie, Emu-Verlag, Lahnstein 1990.
Burkhardt-Neumann, C.: Ähnlichkeit macht stark. Homöopathie und Selbstheilung bei seelischen Krankheiten, Zenit/Herold Verlag, München 2000.
Connert, K./Wilhelmer, S.: Homöopathie für Daheim, Institut f. Homöopath. Heilweisen, Köstendorf 1997.
Deutsch, C.: Auf sanften Schwingen zur Gesundheit. Bach-Blüten – Homöopathie – Edelsteine, Aquamarin Verlag, Grafing 1999.
Fink, W.: Natürlich abnehmen mit Homöopathie, Natura-Med Verlag, Neckarsulm 1998.
Heiler, T.: Homöopathie. Richtig kennen lernen – Vernünftig anwenden, Heiler Turi Verlag, Eberbach 2002.
Kreuter, J. H.: Homöopathie, Bassermann Verlag, München 2002.
McNamara, R. J.: Heilung durch Energiearbeit. Die erfolgreiche Anwendung von Akupressur, Homöopathie, Aromatherapie und Chakrenharmonisierung, Goldmann Verlag, München 2000.
Möllinger, H.: Homöopathie – die große Kraft der kleinen Kugeln. Ein Leitfaden für Patienten, Herder Verlag, Freiburg 2002.
Müller, G.: Heilkraft durch Verdünnen. Homöopathie – was steckt dahinter? CLV Verlag, Bielefeld 1992.
Naik, P.: Homöopathie-Ratgeber für Schwangerschaft, Geburt und Stillzeit, Humboldt Verlag, Höfen 1998.
Nowak, J. P./Nguyen, T.-H.: Praktische Tipps und Homöopathie für Ihr Baby. Ein unterhaltsamer Leitfaden für frischgebackene Eltern, Ennsthaler Verlag, Steyr 1999.
Pahlow, M./Buchtala, E.: Homöopathie – natürliche Selbsthilfe. Sanfte Medizin für die ganze Familie. Schnell und sicher zum passenden Mittel. Die wichtigsten Homöopathika von A bis Z, Gräfe u. Unzer Verlag, München 2002.
Risch, G.: Der sanfte Weg. Eine Information über Homöopathie für Jedermann, Müller & Steinicke Verlag, München 1994.
Roy, C./Roy, R.: Homöopathie für Mutter und Kind. Schwangerschaft, Geburt, Kindbett, Kinderkrankheiten, Impfschäden, Goldmann Verlag, München 1999.
Roy, C./Roy, R.: Selbstheilung durch Homöopathie, Droemer Knaur Verlag, München 2000.
Schiepeck, M./Schweiger, A.: Homöopathie für Kinder, Bassermann Verlag, München 2002.
Schmidt, S.: Nie mehr Schulstress. Hilfe mit Bach-Blüten & Homöopathie. Lernstörungen, Angst und Unruhe, Bauchweh und Kopfschmerzen sanft behandeln.
Auf einen Blick: Wegweiser zum richtigen Mittel, Gräfe u. Unzer Verlag, München 2002.
Stübler, M.: Was ist Homöopathie? Grundlagen, Möglichkeiten, Grenzen, Verein f. Anthropos. Heilwesen, Bad Liebenzell 1995.
Stumpf, W.: Homöopathie für Kinder. Sanfte Medizin ohne Nebenwirkungen. Schnell und sicher zum passenden Mittel. Der bewährte Klassiker,

Gräfe u. Unzer Verlag, München 2002.

Stumpf, W.: Homöopathie. Selbstbehandlung. Zuverlässige Mittelwahl. Hilfe im Notfall. Der Bestseller komplett überarbeitet, Gräfe u. Unzer Verlag, München 2002.

Terlinden, M.: Homöopathie. Der natürliche Weg zur Gesundheit, Thales Verlag, Essen 1991.

Vetter, C.: Gesund sein – Gesund bleiben. Mit Homöopathie fit bis ins hohe Alter, Aurelia Verlag, Baden-Baden 2002.

Wenzel, P.: Hausapotheke. Die häufigsten Beschwerden wirksam selbst behandeln. Erprobte Hausmittel, sanfte Heilmethoden und Homöopathie. Erste Hilfe bei Notfällen, Pabel-Moewig Verlag, Rastatt 2001.

Wiesenauer, M.: Homöopathie fürs Kind. Tipps für Eltern, Medpharm Verlag, Stuttgart 2001.

Zittlau, J.: Schmerzen lindern mit Magneten. Mit der Kraft der Magnete zu Gesundheit und Vitalität, Econ Ullstein List Verlag, München 2000.

Homöosiniatrie

Hierzu derzeit nur wissenschaftliche Fachliteratur verfügbar!

Homotoxikologie

Doerper-Reckeweg, M./Maschke, P.: Sechs Phasen zwischen gesund und krank. Das Leben des Begründers der Homotoxikologie Hans-Heinrich Reckeweg, Forum Medizin, Stockdorf 1996.

Hypnose

Araoz, D. L.: Die neue Hypnose, Junfermannsche Verlagsbuchhandlung, Paderborn 1989.

Bick, C. H.: Heilen mit Hypnose, Ehrenwirth Verlag, Bergisch Gladbach 2002.

Bongartz, B./Bongartz, W.: Hypnose. Wie sie wirkt und wem sie hilft, Rowohlt TB Verlag, Reinbek 1999.

Eberwein, W.: Abenteuer Hypnose. Heilung durch Trance, Kösel Verlag, München 1996.

Eberwein, W./Schütz, G.: Die Kunst der Hypnose. Dialoge mit dem Unbewußten. Mit Übungen zur Selbsthypnose, Junfermannsche Verlagsbuchhandlung, Paderborn 1996.

Franzke, R.: Vorsicht! Hypnose. Auf dem Weg in die Hypnosegesellschaft. Wesen – Techniken – Gefahren, Alpha Press Verlag, Hannover 2002.

Kloock, G.: Hilfe durch Hypnose, Äskulap Verlag, München 1997.

Kloock, G.: Leben statt Angsthaben. Befreiung von Ängsten durch Hypnose, Äskulap Verlag, München 1997.

Kujath, F.: Hypnose leicht gemacht. Erlernen, Erfahren, Anwenden, Kersken-Canbaz Verlag, Uelzen 1989.

Schenk, C.: Loslassen – Stress bewältigen. Wege zu entspanntem Bewusstsein und besserem Schlaf. Ein Wegweiser durch das Labyrinth unseres Gehirns und der Entspannungstechniken, S. Fischer Verlag, Frankfurt a. M. 2002.

Wallnöfer, H.: Seele ohne Angst. Autogenes Training und Hypnose: Wege zur Entspannung, Naglschmid Verlag, Stuttgart 1992.

Irisdiagnostik
Hommel, H.: Irisdiagnose. Blick in dich hinein und werde gesund, Bechtermünz & Weltbild Verlag, München 2002.
Hommel, H.: Irisdiagnose leichtgemacht. Blick in dich hinein und werde gesund, Hugendubel Verlag, Kreuzlingen 1996.
Schwarz, W.: Die Praxis der Irisdiagnose. In den Augen lesen, Goldmann Verlag, München 2002.
Stolz, R.: Topographische Übersicht der Iris. Lehrtafel nach Josef Deck, Geiger Verlag, Ditzingen 2002.

Isopathie nach Enderlein
Arnoul, F.: Schlüssel des Lebens. Heilung durch die biologische Therapie nach Professor Enderlein, Reichl Verlag, St. Goar 1996.
Brennecke, D.: Im Kampf gegen Neurodermitis. Selbstheilung durch Isopathie, Frieling Verlag, Berlin 1997.
Linhart, P.: Die unsichtbare Macht des "Endobionten". Dunkelfeld-Blutdiagnostik und Isopathie nach Professor Dr. Günther Enderlein, Semmelweis-Institut, Hoja 2001.
Surya, G. W.: Homöopathie-Isopathie, Biochemie, Jatrochemie, Elektrohomöopathie und praktische Homöopathie, Rohm Verlag, Bietigheim 1982.

Kalifornische Blütentherapie
Kaminski, P./Katz, R.: Handbuch der kalifornischen und englischen Blütenessenzen, AT Verlag, Kiel 1991.
Katz, R./Kaminski, P.: Blütenessenzen. Repertorium ihrer Wirkungsweisen, Laredo Verlag, Chieming 1991.
Samel, G./Krähmer, B.: Heilende Energie der ätherischen Öle. Heilessenzen & Aromaöle für Körper und Seele nutzen. Bewährte Rezepte, ganzheitliche Duftberatung, Düftekompass von A bis Z, Ludwig Verlag, München 2001.
Thelen, B.: Astrologie und Blütenessenzen. Bach-Blüten und Kalifornische Blüten als Schlüssel zur Persönlichkeitsentfaltung, Hugendubel Verlag, München 1998.

Kantharidenpflaster
Hierzu derzeit nur wissenschaftliche Fachliteratur verfügbar!

Kinesiologie
Baumgart, G.: Kinesiologie. Mit voller Kraft durchs Leben. Die einzigartige Methode zur Stärkung der körperlichen, seelischen und geistigen Energien, MVG Verlag, München 1997.
Da Silva, K./Rydl, D. R.: Kinesiologie. Das Wissen um die Bewegungsabläufe in unserem Körper, Droemer Knaur Verlag, München 2000.
Decker, F./Bäcker, B.: Kinesiologie für die ganze Familie, Urania Verlag, Berlin 2002.
Decker, F./Bäcker, B.: Kinesiologie mit Kindern, Urania Verlag, Berlin 2001.
Dewe, B./Dewe, J.: Frei von Stress. Selbsthilfe mit Kinesiologie, VAK Verlag, Kirchzarten 1998.
Dewe, B./Dewe, J.: Tibetische Energie. Selbsthilfe mit Kinesiologie, VAK Verlag, Kirchzarten 1998.

Ertl, A.: Kinesiologie – Gesund durch Berühren, Econ Ullstein Verlag, München 1996.
Förder, G./Neuenfeld, G.: Kinesiologie. Leben mit ganzer Kraft. Wohlbefinden durch Energiebalance. Positiv und wach durch den Alltag, Gräfe u. Unzer Verlag, München 1996.
Goldschmidt, A.: Alles klar mit Kinesiologie. Hellwach und voller Energie durch den Alltag, VAK Verlag, Kirchzarten 1997.
Holdway, A.: Kinesiologie. Der goldene Schlüssel zur Weisheit des Körpers, Kamphausen Verlag, Bielefeld 1997.
Innecken, B.: Kinesiologie-Kinder finden ihr Gleichgewicht. Wissenswertes, Spiele, Lieder und Geschichten, Don Bosco Medien Verlag, München 2002.
Keding-Pütz, C.: Gesund durch psychologische Kinesiologie. Die Kraft der Psyche als Tür zur Heilung, Oesch Verlag, Zürich 2002.
Koneberg, L./Förder, G.: Kinesiologie für Kinder. Lernblockaden erkennen und auflösen. Spielerische Selbsthilfe für Eltern und Kinder. Ängste abbauen, Fähigkeiten fördern. Viele praktische Übungen, Gräfe u. Unzer Verlag, München 2002.
Lesch, M./Förder, G.: Kinesiologie – Aus dem Stress in die Balance. Stressoren finden und beseitigen. Energieniveau anheben mit wirksamen Übungen. In wenigen Minuten stressfrei und befreit, Gräfe u. Unzer Verlag, München 2002.
Thie, J. S.: Gesund durch Berühren. Touch for Health, Hugendubel Verlag, München 1995.
Tourelle, M./La Courtenay, A.: Was ist angewandte Kinesiologie? VAK Verlag, Kirchzarten 1998.

Klimatherapie
Menger, W.: Klimatherapie an Nord- und Ostsee, Urban & Fischer Verlag, München 1997.

Klinischer Ayurveda
siehe Literaturhinweise zu Ayurveda

Kneippsche Therapie
Bachmann, R. M./Burghardt, L.: Kneippen, Gondrom Verlag, Bindlach 2002.
Bachmann, R. M./Schleinkofer, G. M.: Natürlich gesund mit Kneipp. Wie Sie fit und schön bleiben: über 50 einfache Wasser-Anwendungen für Ihr Wohlbefinden, Trias Verlag, Stuttgart 2000.
Beer, A. M./Goecke, C.: Kneipp-Therapie. In der Rehabilitation und Heilung gynäkologischer Erkrankungen, I.S.M.H. Verlag, Sarow 1997.
Böckle, R.: Das Neue Kneipp-Kochbuch. Gesunde Ernährung mit Vollwertkost – von einfach bis phantasievoll, Verlag d. österr. Kneippbundes, Leoben 1996.
Brüggemann, W.: Wohin gehen wir? Überlegungen zur Lebensordnung aus der Sicht der Kneipptherapie, Verlag d. österr. Kneippbundes, Leoben 1990.
Bruker, M. O.: Kneipp'sche Maßnahmen, emu Verlag, Lahnstein 1990.
Fehrenbach, M.: Kneipp A-Z. Das Gesundheitsbuch für alle, Ehrenwirth Verlag, Bergisch Gladbach 2001.
Kneipp, S.: Mein Testament für Gesunde und Kranke, Ehrenwirth Verlag, Bergisch Gladbach 1997.

Kneipp, S.: Meine Wasserkur/So sollt ihr leben. Die weltberühmten Ratgeber in einem Band, Ehrenwirth Verlag, Bergisch Gladbach 1997.
Krammer, H.: Praktischer Ratgeber bei Streß und Überforderung. Für alle, die nicht "im Regen" stehen wollen, Verlag d. österr. Kneippbundes, Leoben 1990.
Novotny, U.: Kneipp für Kinder. Einfach und bewährt: Wie Sie mit Wickeln, Güssen und Co. viele Krankheiten lindern, Wehwehchen heilen und die Abwehrkräfte Ihres Kindes stärken, Trias Verlag, Stuttgart 1999.
Riedel, G.: ... meinte Sebastian Kneipp. Kleines Zitatenbuch für Spaß und Gesundheit, Kneipp-Verlag, Wörishofen 1998.
Roth, E.: Heitere Kneipp-Fibel, Ehrenwirth Verlag, Bergisch Gladbach 1997.
Tschebull, E.: Mit Kneipp vorbeugen, lindern, heilen, Verlag d. österr. Kneippbundes, Leoben 1999.
Uehleke, B./Hentschel, H.: Gesund leben mit Kneipp. Vorbeugen und Heilen mit der Kneipp Methode, Ehrenwirth Verlag, Bergisch Gladbach 1999.
Veroll, F.: Das kleine Kneipp Buch. Vorbeugen und heilen, Compact Verlag, München 1997.
Veroll, F.: Pfarrer Kneipp. Die natürliche Heilkraft des Wassers, Compact Verlag, München 1997.
Wipler, I.: Gesund und schlank statt rund und krank. Vollwert-Reduktionskost nach Kneipp, Leoben 1999.
Wurm-Fenkl, I./Fischer, D.: Richtig kneippen. Die 5 Prinzipien der Kneipp-Therapie, Verlag d. österr. Kneippbundes, München 2001.

Konstitutionsmedizin
Hierzu derzeit nur wissenschaftliche Fachliteratur verfügbar!

Kunsttherapie
Gschwend, G.: Mehr Selbstvertrauen durch Autogenes Training, Positives Tagträumen, Kunsttherapie, Profil Verlag, München 1989.
Heide, P. von der: Therapie mit geistig-seelischen Mitteln. Psychosomatik – Psychotherapie – Kunsttherapie, Verlag am Goetheanum, Dornach 2002.
Hörmann, K.: Tanzpsychologie und Bewegungsgestaltung, Paroli Verlag, Münster 1999.
Kraus, W.: Die Heilkraft des Malens. Einführung in die Kunsttherapie, C.H. Beck Verlag, München 2002.
Mettler-von Meibom, B.: Schau-Spiel als Weg. Eine Initiatische Kunsttherapie, Via Nova Verlag, Petersberg 2001.
Schottenloher, G.: Kunst- und Gestaltungstherapie. Eine praktische Einführung, Kösel Verlag, München 2000.

Laser-Therapie
Hierzu derzeit nur wissenschaftliche Fachliteratur verfügbar!

Lüscher-Farbtest
Kraaz von Rohr, I. S./Rohr, W. von: Die richtige Schwingung heilt. Das große Praxisbuch für Bach-Blüten, Farben und andere Energien, Goldmann, W. Verlag, München 1996.

Lüscher, M.: Das Harmoniegesetz in uns, Ullstein TB Verlag, Berlin 2002.
Lüscher, M.: Der 4-Farben-Mensch. Der Weg zum inneren Gleichgewicht. Mit neuem Lüscher-Test, Goldmann W. Verlag, München 1991.
Ryberg, K.: Farbtherapie. Die Wirkung der Farben auf Körper und Seele, mvg-Verlag, München 1995.

Magnetfeldtherapie
Alke, D. H.: Die Energiepyramiden des Horus. Sanfte Energie für eine bessere Zukunft des Lebens auf dieser Erde. Begleitheft für Benutzer. Die wichtigsten Informationen in Kürze, Verlag Kyborg Institut, Flörsheim-Dalsheim 2001.
Alke, D. H.: Die Plasmamassage. Eine ganzheitliche Massagetechnik unter besonderer Berücksichtigung des elektromagnetischen Feldes des menschlichen Körpers, Verlag Kyborg Institut, Flörsheim-Dalsheim 1997.
Alke, D. H.: Der Pyramidenmann und das Abenteuer des Bewusstseins. Auf den Spuren kosmischer Energiequellen. Am Anfang einer neuen spirituellen Dimension, Verlag Kyborg Institut, Flörsheim-Dalsheim 2000.
Hanusch, K. H.: Magnetfeldtherapie. Schmerzen lindern – natürlich und ohne Nebenwirkung, Oesch Verlag, Zürich 2003.
Whitaker, J./Adderly, B.: Schmerzfrei durch Magnetfeldtherapie, Ehrenwirth Verlag, Bergisch Gladbach 2000.
Zittlau, J.: Schmerzen lindern mit Magneten. Mit der Kraft der Magnete zu Gesundheit und Vitalität, Econ Ullstein Verlag, München 2000.

Maharashi Ayur-Veda
siehe Literaturhinweise zu Ayurveda

Matrix-Regenerations-Therapie
Hierzu derzeit nur wissenschaftliche Fachliteratur verfügbar!

Max-Gerson-Therapie
Gerson, M.: Eine Krebstherapie. Fünfzig geheilte Fälle, Natura Viva Verlag, Weil-der-Stadt 2002.

Mayr-Kur – Diagnostik und Therapie
Fiedermutz, J.: Die Dr. F. X. Mayr-Kur als Schlüssel zum Erfolg, videel Verlag, Niebüll 2000.
Pfeiffer, A.: Magen und Darm natürlich behandeln. Ernährung, Wasseranwendungen, Heilpflanzen. Selbsthilfe bei akuten und chronischen Beschwerden. F. X. Mayr-Kur, Symbioselenkung, Homöopathie, Gräfe u. Unzer Verlag, München 2002.
Rauch, E.: Die Darmreinigung nach Dr. med. F.X. Mayr. Wie Sie richtig entschlacken, entgiften und entsäuern. Leben nach dem F.X. Mayr-Gedanken. Das Standardwerk zur F.X. Mayr-Kur, MVS Medizinverlage, Stuttgart 2001.
Rauch, E.: Die F.X. Mayr-Kur und danach gesünder leben. So entschlacken Sie richtig und finden den Weg zur optimalen Ernährung, MVS Medizinverlage, Stuttgart 2001.

Stossier, H.: Allergien erfolgreich behandeln mit der F.X. Mayr-Kur. Wie Sie ein gesunder Darm vor Allergien schützt. Leben nach dem F.X. Mayr-Gedanken, MVS Medizinverlage, Stuttgart 2001.
Werner, B.: Erfolgsrezept Mayr-Kur. Der Schlüssel zu Gesundheit, Schönheit und Wohlbefinden, Ueberreuter Verlag, Wien 2001.
Werner, B.: Vital und schön durch die F. X. Mayr-Kur und ergänzende Naturheilverfahren, MVS Medizinverlage, Stuttgart 1998.
Winkler, M.: Die neue F.-X.-Mayr-Kur. Schlank, gesund & schön durch Darmreinigung. Das erfolgreiche Programm zum Fasten und Abnehmen. Extra: 3-Wochen Kur für zu Hause, Gräfe u. Unzer Verlag, München 2002.

Medizinische Resonanztherapie Musik
Bruker, M.: Hilfe bei Kopfschmerzen, Migräne, Schlaflosigkeit, emu Verlag, Lahnstein 1998.
Campbell, D.: Die Heilkraft der Musik. Klänge für Körper und Seele, Droemer Knaur Verlag, München 2000.
Cramer, A.: Tinnitus: Wirksame Selbsthilfe durch Musiktherapie. Mit 2 CDs. Einfach auswählen: Ihr individuelles Training gegen Ohrgeräusche. Mit Tiefentspannung gegen Ihren Hörstress. Viele Klang- und Musikbeispiele für besseres Hören, MVS Medizinverlage, Stuttgart 2002.
Röcker, A. E./Spiegel, R.: Klangreisen in die Seele. Die innere Stimme entdecken mit Musik, Ullstein Verlag, Berlin 2001.

Metamorphose
Saint-Pierre, G./Shapiro, D.: Die metamorphische Methode. Grundlagen und Anwendung, Neue Erde Verlag, Saarbrücken 2000.

Mikrobiologische Therapie
Rusch, K./Rusch, V.: Mikrobiologische Therapie. Grundlagen und Praxis, MVS Medizinverlage, Stuttgart 2001.

Mineralanalyse aus Haar, Blut oder Urin
Armstrong, J.: Urin – Wasser des Lebens, Wallmann Verlag, Mittelbiberach 2002.
Christy, M.: Selbstheilung mit Urin. Unsere eigene perfekte Medizin, Ennsthaler Verlag, Steyr 1997.
Martens, A.: Heilsaft Urin. Ein altes Mittel neu entdeckt, Weltbild Verlag, Augsburg 2000.

Misteltherapie
Bopp, A.: Die Mistel – Heilpflanze in der Krebstherapie, Rowohlt TB, Reinbek 2002.
Brettschneider, H./Scheffler, A.: Fieber als Heilmittel. Die therapeutische Idee der Mistel, Tycho Brahe Verlag, Niefern-Öschelbronn 1988.
Glöckler, M./Schürholz, J.: Krebsbehandlung in der Anthroposophischen Medizin, Verlag Freies Geistesleben Verlag, Stuttgart 1996.

MORA-Therapie
Morell, F.: MORA-Therapie. Patienteneigene und Farblichtschwingungen – Konzept und Praxis, MVS Medizinverlage, Stuttgart 1995.

Moxa-Therapie (Moxibustion)
Brodde, A.: Brennen mit Moxakraut/Der Akabanetest. WBV Biologisch-Medizinische Verlagsgesellschaft, Schorndorf 1982.
Höting, H.: Die Moxa-Therapie: Wärmepunktur – eine klassische Heilmethode, Ehrenwirth Verlag, Bergisch Gladbach 1995.

Mundakupunktur
Gleditsch, J. M.: Mundakupunktur. Ein Schlüssel zum Verständnis regulativer Funktionssysteme, WBV Biologisch-medizinische Verlagsgesellschaft, Schorndorf 1982.
Hecker, U.: Ohr- und Mundakupunktur, Hippokrates-Verlag, Stuttgart 1998.
Ogal, H. P./Kolster, B. C.: Kompendium Ohrakupunktur. Der effektive Weg vom Punkt zum Behandlungskonzept, Kolster Verlag, Marburg 2000.

Musiktherapie
Aissen-Crewett, M.: Analytische Musiktherapie. Das Modell Mary Priestley, Universität Potsdam Universitätsbibliothek, Potsdam 2000.
Albert, Y.: Das spirituelle Songbook. Die Heilkraft des Singens. Wie durch Laute, Mantras, Heilgesänge und Lieder Körper, Geist und Seele in Harmonie schwingen, Windpferd Verlag, Aitrang 1996.
Campbell, D.: Die Heilkraft der Musik. Klänge für Körper und Seele, Droemer Knaur Verlag, München 2000.
Hegi, F.: Improvisation und Musiktherapie. Möglichkeiten und Wirkung freier Musik, Junfermannsche Verlagsbuchhandlung, Paderborn 1986.
Hörmann, K.: Schulen der Musiktherapie, Reinhardt, Ernst Verlag, München 2001.
Irle, B./Müller, I.: Raum zum Spielen – Raum zum Verstehen. Musiktherapie mit Kindern, LIT-Verlag, Münster 1996.
Leidecker, K.: Lieder und Klänge als Lebenserzählung. Musiktherapie in der Altenarbeit, Strube Verlag, München 2001.
Petersen, D./Thiel, E.: Tonarten, Spielarten, Eigenarten. Kreative Elemente in der Musiktherapie mit Kindern und Jugendlichen, Vandenhoeck & Ruprecht Verlag, Göttingen 2001.
Röcker, A. E. /Spiegel, R.: Klangreisen in die Seele. Die innere Stimme entdecken mit Musik, Ullstein Verlag, Berlin 2001.

Neuraltherapie nach Huneke
Barop, H.: Poster Neuraltherapie nach Huneke, Hippokrates-Verlag, Stuttgart 1999.
Dosch, P.: Wissenswertes zur Neuraltherapie nach Huneke, MVS Medizinverlage, Stuttgart 1997.
Fischer, L.: Neuraltherapie nach Huneke. Grundlagen – Technik – Praktische Anwendungen, Hippokrates-Verlag, Stuttgart 2001.

Neuro-Elektrische Therapie (NET)
Hierzu derzeit nur wissenschaftliche Fachliteratur verfügbar!

Neuro-Linguistisches Programmieren (NLP)
Bachmann, W.: NLP – Wie geht denn das? Grundlagen. Zusammenhänge. Entwicklungen, Junfermannsche Verlagsbuchhandlung, Paderborn 1995.
Bandler, R./MacDonald, W.: Der feine Unterschied. NLP-Übungsbuch zu den Feinunterscheidungen, Junfermannsche Verlagsbuchhandlung, Paderborn 2000.
Besser-Siegmund, C.: Frei von Eifersucht. NLP – Das Psycho-Power-Programm, Rowohlt TB Verlag, Reinbek 1996.
Birker, G./Birker, K.: Was ist NLP? Grundlagen und Begriffe des Neuro-Linguistischen Programmierens, Rowohlt TB Verlag, Reinbek 2002.
Blickhan, D./Blickhan, C.: Denken, Fühlen, Leben. Vom bewussten Wahrnehmen zum kreativen Handeln mit NLP, mvg-Verlag, München 2000.
Blickhan, D.: Mit Kindern wachsen – NLP im Alltag, Junfermannsche Verlagsbuchhandlung, Paderborn 1996.
Blickhan, D.: Nerv nicht so, Mama! Wie Eltern sich und ihren Kindern mit NLP helfen können, Junfermannsche Verlagsbuchhandlung, Paderborn 2003.
Braun, R.: NLP für Chefs und alle, die es werden wollen, Ueberreuter Verlag, Frankfurt a. M. 2000.
Brinkmann, M.: Unterwegs zur Vollkommenheit – Rolfing und NLP – Körper und Geist. Eine Ganzheit kommt sich näher, Junfermannsche Verlagsbuchhandlung, Paderborn 1989.
Buchholz, M. H.: Tu was du willst. Die Universellen Einsichten für ein erfülltes Leben, Omega-Verlag, Aachen 2002.
Cameron-Bandler, L.: Wieder zusammenfinden, NLP – neue Wege der Paartherapie, Junfermannsche Verlagsbuchhandlung, Paderborn 2002.
Decker, F.: Den Stress im Griff. Neue, sofort umsetzbare Methoden aus Kinesiologie, NLP und Mindfitness, Lexika Verlag, Würzburg 1999.
Döpper-Henrich, A.: Das gestaltende Individuum. NLP und Menschenbild, Haag + Herchen, Frankfurt a. M. 2001.
Forner, R.: NLP – Der Schlüssel zum Erfolg, Logophon Verlag, Mainz 2001.
Haag, S.: NLP – Eine Einführung. Fähigkeiten entdecken, Bewusstsein entwickeln, Leben verändern, Schirner Verlag, Darmstadt 2002.
Hege, R./Kremser, G.: Die Faszination erfolgreicher Kommunikation. Die NLP-Werkzeuge für Coaching – Effektivität – Führung – Kreativität – Konfliktlösung – Motivation – Verhandlungen – Verkauf, expert Verlag, Renningen 2001.
Hoffmann, W./Jost, A.: NLP – Neuro-Linguistisches Programmieren, Münchner Akademie f. Bewusstes Leben, Kirchheim 2001.
Kliebisch, U. W./Basten, K.H.: Lernen wie die Profis! NLP und andere Tricks. Ein Übungsbuch, Schneider Hohengehren Verlag, Baltmannsweiler 1997.
Kliebisch, U. W.: Nützliche Lügen produzieren! NLP für jeden Tag. Ein Trainings-Handbuch, Schneider Hohengehren Verlag, Baltmannsweiler 1996.
Köster, S.: Mit NLP zum Erfolg, Gabal Verlag, Offenbach 2000.
Liekens, P.: NLP in Beziehungen, Aurum/Kamphausen Verlag, Bielefeld 1997.

Sawizki, E.: 30 Minuten für erfolgreiches NLP im Alltag, Gabal Verlag, Offenbach 2003.
Schott, B.: Endlich entspannt verkaufen! Mehr Lust statt Frust durch NLP. Auftritt, Anbahnung, Abschluss, moderne industrie, München 1996.
Ulsamer, B./Blickhan, C.: NLP für Einsteiger. Neuro-Linguistisches Programmieren leicht gemacht, Gabal Verlag, Offenbach 1998.
Winteler, A.: Denken – Wollen – Handeln. Das NLP-Erfolgsprogramm, Humboldt Verlag, Höfen 1996.
Zarro, R. A./Blum, P.: Gekonnt telefonieren durch NLP. So finden Sie den richtigen „Draht"! mvg-Verlag, München 1995.

Nosodentherapie
Hierzu derzeit nur wissenschaftliche Fachliteratur verfügbar!

Optischer Erythrozytentest (OET)
Hierzu derzeit nur wissenschaftliche Fachliteratur verfügbar!

Orgontherapie
Fischer, J.: Der Engel-Energie-Akkumulator nach Wilhelm Reich. Mediale Gespräche mit dem Entdecker der Orgonenergie. Mit Bauanleitung und Anwendungshinweisen, Omega-Verlag, Aachen 1997.
Fischer, J.: Orgon und DOR. Die Lebensenergie und ihre Gefährdung, Verlag Simon u. Leutner, Berlin 1998.
Herskowitz, M.: Emotionale Panzerung. Einführung in die psychiatrische Orgontherapie, LIT-Verlag, Münster 1997.
Lassek, H./Runge, W./Hebenstreit, G.: Lebensenergieforschung. Die Orgontherapie Wilhelm Reichs und ihre Weiterentwicklung zu einer energetisch orientierten Medizin, Simon u. Leutner Verlag, Berlin 1997.
Sharaf, M./Reich W.: Der Heilige Zorn des Lebendigen – Die Biographie, Simon u. Leutner Verlag, Berlin 1994.

Orthomolekulare Medizin
Glagau, K./Ohlenschläger, G.: Vitalstoffe – Bausteine der Gesundheit. Wissenswertes über die orthomolekulare Medizin, MVS Medizinverlage, Stuttgart 2000.
Mohr, P.: Gesund durch Nahrungsergänzungsmittel, Orthomolekulare Medizin, Oesch Verlag, Zürich 2001.

Orthomolekulare Medizin in der Onkologie
Hierzu derzeit nur wissenschaftliche Fachliteratur verfügbar!

Osteopathie
Hartmann, C.: Osteopathie. Eine andere Art Medizin zu begreifen, Hartmann Verlag, Pähl 2000.
Newiger, C.: Osteopathie: Sanftes Heilen mit den Händen. Wie gezielte Berührungen Ihre Selbstheilungskräfte freisetzen, Im Überblick: Bei welchen Beschwerden die Erfolgs-Methode hilft. Wer Sie behandelt und was es kostet. Empfohlen vom Verband der Osteopathen Deutschland e.V., Trias, Stuttgart 2001.

Newiger, C./Beinborn, B.: Osteopathie: So hilft sie Ihrem Kind. Die neue sanfte Behandlung ohne Nebenwirkung. So wirkt sie bei den häufigsten Beschwerden. Was Sie selbst tun können, Trias, Stuttgart 2000.
Peeters, L./Lason, G.: Das Becken. Diagnostische und therapeutische Aspekte der Arteriologie, Phlebologie und Lymphologie, Huber Verlag, Bern 1991.
Schulte-Wien, B.: Osteopathie. Bewegungsblockaden vorbeugen – erkennen – beheben, Müller Rüschlikon Verlag, Cham 2000.
Tempelhof, S.: Osteopathie. Schmerzfrei durch sanfte Berührungen. Bewegungsblockaden erkennen und lösen. Die Selbstheilungskräfte aktivieren. Extra: Mit Selbstbehandlungsprogramm, Gräfe u. Unzer Verlag, München 2002.

Oxyvenierung nach Regelsberger
Hierzu derzeit nur wissenschaftliche Fachliteratur verfügbar!

Ozontherapie
Mohr, P./Voges, S. R.: Sauerstoff- und Ozontherapie. Aescura-Titel, Urban & Fischer Verlag, München 1998.

Phronimologie
Hierzu derzeit nur wissenschaftliche Fachliteratur verfügbar!

Phytotherapie (Pflanzenheilkunde)
Hawkey, S.: Pflanzenheilkunde. So fördern Sie Ihr Wohlbefinden, Urania Verlag, Neuhausen 2000.
Wenigmann, M.: Phytotherapie. Arzneipflanzen, Wirkstoffe, Anwendung, Urban & Fischer Verlag, München 1998.

Polarity-Therapie
Chitty, J.: Einfach mehr Energie. Wie Sie jederzeit aus Ihrer inneren Quelle schöpfen können, VAK Verlag, Kirchzarten 1994.
Sebottendorf, A. von: Bio-Magnetismus – Heilkraft des Lebens. Vom animalischen zum psychosomatischen Magnetismus und seinen Polarity-Heilanwendungen, Arcturus Verlag, Schäffern 1995.
Stone, R.: Polaritätstherapie. Ganzheitliches Heilen durch harmonischen Energiefluss, Hugendubel Verlag, München 1994.

Prognos-A
Hierzu derzeit nur wissenschaftliche Fachliteratur verfügbar!

Psychoenergetische Analyse
Lowen, A.: Bioenergetik als Körpertherapie. Der Verrat am Körper und wie er wiedergutzumachen ist, Rowohlt TB Verlag, Reinbek 1999.
Lowen, A.: Bioenergetik – Therapie der Seele durch Arbeit mit dem Körper, Rowohlt TB Verlag, Reinbek 2002.
Schrauth, N.: Körperpsychotherapie und Psychoanalyse. Eine vergleichende Studie am

Beispiel von Wilhelm Reich, Gerda Boyesen und Alexander Lowen sowie Sandor Ferenczí, Michael Balint und D.W. Winnicott, Leutner Verlag, Berlin 2001.
Steinvorth, M. G.: Im Körper zu Hause. Eine bioenergetische Entdeckungsreise, Vandenhoeck & Ruprecht, Göttingen 1999.

Psychopunktur
Hierzu derzeit nur wissenschaftliche Fachliteratur verfügbar!

Psychotonik Glaser
Glaser, V.: Eutonie. Das Verhaltensmuster des menschlichen Wohlbefindens. Lehr- und Übungsbuch für Psychotonik, MVS Medizinverlage, Stuttgart 1994.
Grossmann-Schnyder, M.: Berühren, Praktischer Leitfaden zur Psychotonik in der Pflege und Therapie, Hippokrates Verlag, Stuttgart 2000.

Qigong
Bölts, J.: Das daoyin-Qigong. Chinesische Übungen zur Pflege der Gesundheit, BIS-Verlag, Oldenburg 1993.
Bölts, J.: Das Herz-Qigong. Um das Herz zu beruhigen und den Kreislauf zu regulieren, BIS-Verlag, Oldenburg 1992.
Chang, E. C./Brecher, P.: Chinesische Heil- und Entspannungsübungen Taiji und Qigong nach dem offiziellen Handbuch der Volksrepublik China, Christian Verlag, München 2001.
Daiker, I./Kirschbaum, B.: Die Heilkunst der Chinesen. Qigong. Akupunktur. Massage. Ernährung. Heilkräuter, Rowohlt TB Verlag, Reinbek 2003.
Ellmer, R.: Lust auf Qigong. Harmonie für Körper, Seele und Geist, Edition Va Bene, Klosterneuburg 2002.
Guo, B.: Gesunde Augen mit Qigong. Einfache Übungen für Kinder und Erwachsene, Sujet Verlag, Bremen 1998.
Guorui, J.: Die 15 Ausdrucksformen des Taiji-Qigong, Gesundheitsfördernde Übungen der traditionellen chinesischen Medizin, ML-Verlag, Uelzen 2001.
Guorui, J.: Qigon Yangsheng – Chinesische Übungen zur Stärkung der Lebenskraft, S. Fischer Verlag, Frankfurt a. M. 1996.
Höting, H.: Aktiv und gesund durch die magischen Qigong-Kugeln aus China. Neu entdeckt – das Geheimnis der chinesischen Qigong-Kugeln, Spurbuchverlag, Baunach 1992.
Jarosch, I.: Die sanften Künste. Körpererfahrung, Kraft und Entspannung: Qigong, Hsing I, Bagua, Taiji, Taikyokuken, Oesch Verlag, Zürich 2003.
Jin, W.: Wohlbefinden durch Duft-Qigong. Die Wiederentdeckung der chinesischen Heilgymnastik, Jopp Verlag, Wiesbaden 2001.
Klein, N.: Auf den Schwingen des Drachen. Übungs-CD zum Buch – Qigong zum Kennenlernen, Hugendubel Verlag, München 1998.
Klein, N.: Gesund mit Qigong, Books on Demand, Norderstedt 2000.
Kubiena, G./Zhang, X. P.: Duft-Qigong. Ein einfacher Weg zu innerer Harmonie, Maudrich Verlag, Wien 2002.
Lie, F. T.: Wissenswertes von Qigong, Kolibri Verlag, Hamburg 1993.

Schoefer-Happ, L. U.: Besser hören und sehen mit Qigong, Ehrenwirth Verlag, Bergisch Gladbach 2001.
Sebkovß-Thaller, Z.: Ich stehe fest auf der Erde, über mir wölbt sich der Himmel. Übungen aus dem Stillen. QiGong für Erwachsene. Wichtige Vorbereitung für die spezifischen Übungen (MS, Entbindung u.a.), Hernoul-le-Fin Verlag, Markt Berolzheim 1999.
Sebkovß-Thaller, Z.: Lächelnd gebären. QiGong zur Geburtsvorbereitung, Hernoul-le-Fin Verlag, Markt Berolzheim 1998.
Yun, M. G./Yin, M. B.: Qi Gong-Energieheilung mit den 5 Elementen. Die fünf Elemente im Tanz der Chi-Energie. Heilung und Stärkung der Lebensenergie durch Klang, Timing, Mudras, Ernährung und die fünf Verjüngungs-Übungen, Windpferd Verlag, Aitrang 2000.

Radionik
Paris, D./Köhne, P.: Die vorletzten Geheimnisse. Radionik – Wo Wissenschaft und Weisheitslehren zusammenfinden, Euro Verlag, Nieby 2001.

REDEM-Speicheltest
Hierzu derzeit nur wissenschaftliche Fachliteratur verfügbar!

REGENA-Therapie nach Stahlkopf
Hierzu derzeit nur wissenschaftliche Fachliteratur verfügbar!

Regulations-Thermographie
Hierzu derzeit nur wissenschaftliche Fachliteratur verfügbar!

Reiki
Asbach, G. I.: Reiki – Heilende Kraft der Hände. Die universelle Lebensenergie zur Heilung von Körper, Geist und Seele einsetzen. Mit Schritt-für-Schritt-Anleitungen zur Selbstanwendung, Ludwig Verlag, München 1996.
Baginski, B./Sharamon, S.: Reiki, Universale Lebensenergie. Zur ganzheitlichen Selbstheilung, Patientenbehandlung, Fernheilung von Körper, Geist und Seele, Synthesis Verlag, Essen 2001.
Barnett, L./Chambers, M.: Reiki, Energie-Medizin. Heilende Berührung für Praxis, Krankenhaus, Beruf und zu Hause, Synthesis Verlag, Essen 1998.
Bind-Klinger, A.: Aura-Soma, Bach-Blüten und Reiki. Die harmonische Verbindung der drei großen Heilsysteme, München 2000.
Bind-Klinger, A.: Aura-Soma, Bachblüten und Reiki. Sanfte Wege in die Gesundheit, Heyne Verlag, Aquamarin Verlag, Grafing 1998.
Blaszok, B./Rohr, W. von: Reiki fürs Leben. Eine praktische Einführung in beide Reiki-Systeme, Goldmann Verlag, München 1995.
Dalberg, A.: Der Weg zum wahren Reiki-Meister. Mit den Symbolen, Mantren und Einweihungsritualen aller Reiki-Grade, Droemer Knaur Verlag, München 2000.
Delnooz, F./Martinot, P.: Reiki, die Berufung zum Heilen. Die unsichtbare Welt hinter Reiki. Energetische Werkzeuge für ein tieferes Verständnis der Reiki-Erfahrung, Windpferd Verlag, Aitrang 2003.
Distel, W./Wellmann, W.: Das Herz des Reiki, Goldmann Verlag, München 1999.

Geiss, H. M.: Reiki. Gesund und zufrieden aus eigener Kraft, Compact Verlag, München 1996.

Glaser, B.: Reiki. Wohlbefinden durch die Heilkraft der Hände, Goldmann Verlag, München 2003.

Honervogt, T.: Behandle dich selbst mit Reiki. Stärkung der Selbstheilungskräfte, Edition Innenwelt, Köln 2002.

Honervogt, T.: Reiki. Gesundheit und Harmonie durch die Heilkraft der Hände, Edition Innenwelt, Köln 2003.

Kathrein, S. S.: Das Reiki-Praxisbuch. Die neuen 7 tibetischen Reiki-Übungen, Mosaik Verlag, München 2001.

Lackner, D.: Spüre dich fühle dich. Reiki – zärtliche Berührung für Körper, Geist und Seele, Freya Verlag, Gallneukirchen 2000.

Lovrek, E.: Reiki. Ein Weg in die Ganzheit des Lebens, edition ergo sum, Wien 1996.

Luijerink, A./Staveren, M. van: Reiki – kurz & praktisch, Bauer Verlag, Freiburg 1997.

McFadyen, M.: Die Heilkraft des Reiki. Mit Händen heilen. Schnellbehandlung, Rowohlt TB Verlag, Reinbek 2003.

Reil, A.: Was Sie schon immer über Esoterik wissen wollten. Ein 60 Minuten Videofilm erklärt alles über Yoga, Thai-Chi, Reiki, Chi-Gong etc., Reil Verlag, Gau-Heppenheim 1997.

Schwarz, A. A./Schweppe, R. P.: Reiki. Heilen durch Handauflegen, mvg-Verlag, München 1997.

Simonsohn, B.: Das authentische Reiki. Wirksame Hilfe gegen die körperlichen und seelischen Probleme der heutigen Zeit, Goldmann Verlag, München 2001.

Stahl, D.: Gesund und fit durch Reiki. Entspannung, natürliche Heilung und Persönlichkeitsentwicklung, Oesch Verlag, Zürich 2002.

Ziegler, B.: Erfahrungen mit der Reiki-Kraft. Auf dem Weg zur Meisterschaft das Geheimnis der Lebensenergie entdecken, Windpferd Verlag, Aitrang 1994.

Zopf, R.: Reiki. Ein Weg sich selbst zu vervollkommnen, Welthüter Verlag, Scharnhorst 2001.

Zopf, R.: Das Wunder von Reiki. Die sieben Grundregeln einer erfolgreicher Reiki-Arbeit, Weltenhüter Verlag, Scharnhorst 2001.

Resonanzhomöopathie
Buthke, M./Schimmel, H. W.: Resonanzhomöopathie, Buthke Verlag, Flensburg 1994.

Roedern
Buchinger, O./Buchinger, A.: Die Roeder-Methode. Ganzheitliche Betrachtungen der Tonsillitis und ihrer Folgekrankheiten, MVS Medizinverlage, Stuttgart 1993.

Karl, J.: Heilgeheimnisse der Natur, Lübbe Verlag, Bergisch Gladbach 1999.

Rolfing
Brecklinghaus, H. G.: Rolfing – Was es kann, wie es wirkt und wem es hilft, Lebenshaus, Gundelfingen 1999.

Johnson, D.: Rolfing und die menschliche Flexibilität, Synthesis Verlag, Essen 1990.

Rolf, I.: Rolfing. Strukturelle Integration. Wandel und Gleichgewicht der Körperstruktur Hugendubel Verlag, München 1996.

Rolf, I.: Rolfing im Überblick. Physische Wirklichkeit und der Weg zu innerem Gleichgewicht, Junfermannsche Verlagsgesellschaft, Paderborn 1993.
Schwind, P.: Rolfing – Alles im Lot. Eine Einführung in die Rolfing-Methode, Droemer Knaur Verlag, München 2003.

Sauerstoff-Mehrschritt-Therapie (SMT)
Ardenne, M. von: Grundlagen für die Bekämpfung der Krebs-Metastasierung durch Prozesse der Sauerstoff-Mehrschritt-Immunstimulation, Mehr Wissen Verlag, Langenfeld 1984.
Ardenne, M. von: Wo hilft Sauerstoff-Mehrschritt-Therapie? Erster schneller Weg zur anhaltenden Steigerung der Energie im menschlichen Organismus, Urban & Fischer Verlag, München 1999.
Markus, M./Hoffmann, A.: Heilen mit Sauerstoff. Die Sauerstoff-Mehrschritt-Therapie, Ehrenwirth Verlag, Bergisch Gladbach 1999.

Sauerstofftherapien
Engler, I.: Ionisierter Sauerstoff. Inhalations-, Instillation-, Insufflations-Therapie, Spurbuchverlag, Baunach 2001.
Engler, I.: Patienten-Information zur Ionisierten Sauerstoff-Intensiv-Therapie, ML-Verlag, Uelzen 2001.
Hechtl, C.: Wasser mit natürlich gelöstem Sauerstoff – Eine Einführung. Ein Jungbrunnen mit ungeahnten Auswirkungen für Gesundheit, Wohlbefinden und Lebenserwartung, Deutsche Gesellschaft f. gesundes Wasser, Andechs 2001.
Imm, H.: Patienten-Information zur Ozon-Sauerstoff-Therapie, ML-Verlag, Uelzen 2001.
Kaltenthaler, B.: Powerdrink Sauerstoffwasser. Immunsystem stärken, Heilungsprozesse beschleunigen. Vitalität, Ausdauer und Leistungskraft verbessern, Midena Verlag, München 2002.
Markus, M./Hoffmann, A.: Heilen mit Sauerstoff. Die Sauerstoff-Mehrschritt-Therapie, Ehrenwirth Verlag, Bergisch Gladbach 1999.

Schröpfen
Abele, J.: Das Schröpfen. Eine bewährte alternative Heilmethode, Urban & Fischer Verlag, München 1998.
Abele, J.: Schröpfkopfbehandlung. Theorie und Praxis, MVS-Verlage, Stuttgart 1996.

Schroth-Kur
Brosig, V.: Die Originale Schrothkur. Das altbewährte Naturheilverfahren nach Johann Schroth, Schlütersche Verlag, Hannover 2001.
Köhler, H. H./Beinke, K.: Gesund und fit durch die Schrothkur. Mit Tips in den Bereichen Ernährung, Physikalische Therapie und Sport während und nach der Kur, MVS-Verlage, Stuttgart 1996.

Segmenttherapie
Bergsmann, O.: Projektionssymptome. Reflektorische Krankheitszeichen als Grundlage für holistische Diagnose und Therapie, Fakultas Verlag, Wien 1997.

Needham, I.: Holistische Krankenpflege: Therapie oder Philosophie? Eine hermeneutische Untersuchung zur weltanschaulichen Orientierung des Holismus, Recom Verlag, Bad Emstal 1986.

Shiatsu

Daiker, I.: Shiatsu. Heilende Berührung für Körper, Geist und Seele, Rowohlt Verlag, Reinbek 1998.
Daiker, I.: Wissenswertes über Shiatsu, Kolibri Verlag, Hamburg 1997.
Franzen, S.: Shiatsu. Ein Leitfaden für die wirksame Behandlung zu Hause, Urania Verlag, Neuhausen am Rheinfall 1999.
Goodman, S.: Shiatsu. Ein praktisches Handbuch, Heyne Verlag, München 2000.
Hähnel, E.: Harmonie mit Shiatsu, Ehrenwirth Verlag, Bergisch Gladbach 1999.
Kluge, F.: Shiatsu – Die japanische Heilmassage. Sanfte Kraft – neue Energie, Compact Verlag, München 1996.
Masunaga, S./Ohasahi, W.: Das große Buch der Heilung durch Shiatsu. Das Standardwerk über Theorie und Praxis der japanischen Heilmassage, Scherz Verlag, München 1988.
Ossenbrügger, B.: Yoga und Shiatsu. Persönlichkeitsförderung in der Schule, Lesen u. Schreiben e.V., Hamburg 1998.
Rappenecker, W.: Yu Sen – Sprudelnder Quell: Shiatsu für Anfänger, Goldmann Verlag, München 2001.
Reil, A.: Was Sie schon immer über Esoterik wissen wollten. Ein 60 Minuten Videofilm erklärt alles über Yoga, Thai-Chi, Reiki, Chi-Gong etc., Reil Verlag, Gau-Heppenheim 1997.
Scheib, A./Schories, C.: Sich wohl fühlen in der Schwangerschaft, 1 CD. Audio-Traumreisen zu Ihrem Baby. Sanft entspannen und neue Kräfte sammeln. Mit Atemübungen, Schwangerschaftsgymnastik und Shiatsu. 72 Min., Thieme Verlag, Stuttgart 1999.
Schories, C.: Shiatsu für eine unbeschwerte Schwangerschaft. Wie Sie Beschwerden selbst lindern. Ideal auch zum Entspannen. Mit 80 Selbst- u. Partner-Massagen, Thieme Verlag, Stuttgart 2000.

Simonton-Methode

Simonton, O. C.: Auf dem Wege der Besserung. Schritte zur körperlichen und spirituellen Heilung, Rowohlt Verlag, Reinbek 2003.
Simonton, O. C./Matthews-Simonton, S./Creighton, J.: Wieder gesund werden. Eine Anleitung zur Aktivierung der Selbstheilungskräfte für Krebspatienten und ihre Angehörigen, Rowohlt Verlag, Reinbek 2001.

Soma-Therapie

Hierzu derzeit nur wissenschaftliche Fachliteratur verfügbar!

Sotai

Hashimoto, K./Kawakami, Y.: Sotai. Diagnostik und Therapie gestörter Bewegungsformen, MVS-Verlage, Stuttgart 1992.

Spagyrische Medizin
Bernus, A. von: Alchymie und Heilkunst, Verlag am Goetheanum, Dornach 1994.
Helmstädter, A.: Spagyrische Arzneimittel. Pharmazie und Alchemie der Neuzeit, Wissenschaftliche Verlagsgesellschaft, Stuttgart 1990.

Spenglersan-Kolloid-Immuntherapie
Hierzu derzeit nur wissenschaftliche Fachliteratur verfügbar!

Stoffwechsel-Test und -Therapie (STT)
Schole, J.: Regulationskrankheiten, Verlag videel, Niebüll 2001.

STS – Schwermetall-Test
Hierzu derzeit nur wissenschaftliche Fachliteratur verfügbar!

Symbioselenkung
Pfeiffer, A.: Magen und Darm natürlich behandeln. Ernährung, Wasseranwendungen, Heilpflanzen. Selbsthilfe bei akuten und chronischen Beschwerden. F.X. Mayr-Kur, Symbioselenkung, Homöopathie, Gräfe u. Unzer Verlag, München 2002.

Systemische Familientherapie
Burnham, J. B.: Systemische Familienberatung. Eine Lern- und Praxisanleitung für soziale Berufe, Beltz Verlag, Weinheim 1995.
Deissler, K. G.: Sich selbst erfinden? Von systemischen Interventionen zu selbstreflexiven therapeutischen Gesprächen, Waxmann Verlag, Münster 1997.
Hellinger, B.: Zweierlei Glück. Theorie und Praxis der systemischen Psychotherapie, Auer-Systeme Verlag, München 2002.
Jones, E.: Systemische Familientherapie. Entwicklungen der Mailänder systemischen Therapien, Verlag modernes lernen, Dortmund 1995.
Kim, H.-S.: Koreanische Familie und Systemische Familientherapie, Shaker Verlag, Herzogenrath 1997.
Omer, H./Schlippe, A. von: Autorität ohne Gewalt. Coaching für Eltern von Kindern mit Verhaltensproblemen. "Elterliche Präsenz" als systemisches Konzept, Vandenhoeck & Ruprecht, Göttingen 2000.
Schäfer, T.: Wenn Liebe allein den Kindern nicht hilft. Heilende Wege in Bernd Hellingers Psychotherapie, Droemer Knaur Verlag, München 2002.

Tanz- und Ausdruckstherapie
Hierzu derzeit nur wissenschaftliche Fachliteratur verfügbar!

TENS – Transkutane Elektrische Nervenstimulation
Hierzu derzeit nur wissenschaftliche Fachliteratur verfügbar!

Therapie nach „Methode" Prof. Dr. Aslan
Hierzu derzeit nur wissenschaftliche Fachliteratur verfügbar!

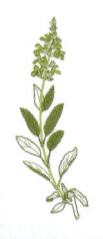

Thymustherapie
Hierzu derzeit nur wissenschaftliche Fachliteratur verfügbar!

Tomatis-Methode
Tomatis, A. A.: Der Klang des Lebens. Vorgeburtliche Kommunikation – die Anfänge der seelischen Entwicklung, Rowohlt TB Verlag, Reinbek 1990.
Tomatis, A. A.: Der Klang des Universums. Vielfalt und Magie der Töne, Artemis & Winkler Verlag, Düsseldorf 1997.
Tomatis, A. A.: Klangwelt Mutterleib. Die Anfänge der Kommunikation zwischen Mutter und Kind, dtv-Verlag, München 1999.
Tomatis, A. A.: Das Ohr – die Pforte zum Schulerfolg. Schach dem Schulversagen, Verlag modernes lernen, Dortmund 2000.
Tomatis, A. A.: Das Ohr und das Leben. Erforschung der seelischen Klangwelt, Walter Verlag, Düsseldorf 1997.
Tomatis, C./Kunze, J.: Kraftwerk Ohr. Die Tomatis-Methode trainiert die Kompetenz unseres ersten Sinns, Verlag modernes lernen, Dortmund 2003.
Vervoort, J. von/Vervoort, M. J. (Hrsg.): Wissen Sie warum Sie zwei Ohren haben? Interessantes und Wissenswertes rund um die Therapie nach Tomatis, Wotys Verlag, Kleve 1998.

Umweltmedizin
Hierzu derzeit nur wissenschaftliche Fachliteratur verfügbar!

VEGATEST-Methode
Hierzu derzeit nur wissenschaftliche Fachliteratur verfügbar!

Vitalogie
Hierzu derzeit nur wissenschaftliche Fachliteratur verfügbar!

WaDit-Therapie
Hierzu derzeit nur wissenschaftliche Fachliteratur verfügbar!

Wiedemann-Homöokomplex®-Therapie
Hierzu derzeit nur wissenschaftliche Fachliteratur verfügbar!

Yoga
Aivanhov, O. M.: Yoga der Ernährung, Prosveta Verlag, München 1998.
Alke, D. H.: Die Erweckung der inneren Kraft. Teil 1: Suggestionstraining für neue Energie und ein klares Selbstbewusstsein – Teil 2: Die Kraft des Universellen Bewusstseins ruht in Dir! Verlag Kyborg Institut, Flörsheim-Dalsheim 2002.
Alke, D. H.: Zen. Die Kunst zu lenken ohne zu denken, Verlag Kyborg Institut, Flörsheim-Dalsheim 1994.
Alves, N./Schang, S.: Yoga im Alltag. Für Anfänger bis Fortgeschrittene, Mangalam Verlag, Lautersheim 2002.
Andro: Tantra Yoga, Nietsch, H. Verlag, Freiburg im Breisgau 1997.

Artaud, Y./Medhahda/Karnasch, T.: Der Goldene Ball. Yoga als Spiel, Mirapuri-Verlag, Gauting 1981.

Ashby, M.: Das Yoga der alten Ägypter. Die Philosophie der Erleuchtung, Koha-Verlag, Isen 2001.

Asokananda: Yoga – Übungen gegen Verstopfung für Leute unterwegs, Laufersweiler Verlag, Wittenberg 2000.

Asokananda: Yoga der Achtsamkeit. Ein buddhistischer Pfad für Körper und Geist, Laufersweiler Verlag, Wettenberg 2000.

Bachmeier, B.: Fasten und Yoga. Klarheit für Körper, Seele und Geist, Aurum Verlag, Bielefeld 1997.

Balaskas, J.: Yoga für Schwangere. Übungsprogramm mit Tonkassetten, Kösel Verlag, München 2001.

Bhajan: Fit in 15 Minuten. Einfache und effektive Übungen mit Kundalini Yoga, Sat Nam Versand, Offenbach 2001.

Birla, G. S.: Dein Karma in der Hand. Die alte indische Kunst des Handlesens – Tor zur Selbsterkenntnis, Windpferd Verlag, Aitrang 2003.

Bögle, R.: Im Einklang mit dem inneren Mond. 28-Tage-Yoga für Frauen, Droemer Knaur Verlag, München 2000.

Borysenko, J.: Das Buch der Weiblichkeit. Der 7-Jahres-Rhythmus im Leben der Frau, dtv Verlag, München 2000.

Chidvilasananda: Yoga der Disziplin, Siddha Yoga Verlag, Telgte 2002.

Christiansen, A.: Mudras. Finger-Yoga für mehr Wohlbefinden und Lebensfreude, Stress abbauen und zu neuen Kräften finden, Mudras für die häufigsten Beschwerden von A-Z, Ludwig Verlag, München 2002.

Nägele, H.: Die Heilkraft der Massage. Yoga Sikichai Gesundheitsmassage. Anleitung zur Praxis, Spurbuchverlag, Baunach 1998.

Nagel, S.: Raja-Yoga-Meditation. Der edle Pfad der Selbstentfaltung, Humata Verlag, Frankfurt a. M. 1999.

Ohlig, A.: Yoga mit den Mondphasen – Luna Yoga. Ein Praxisbuch, Droemer Knaur Verlag, München 2000.

Petersen, E.: Yoga. Das große Übungsbuch für Anfänger und Fortgeschrittene, Heyne Verlag, München 2001.

Pfretzschner, H.: Yoga-Üben in Schritten. Der Einheit auf der Spur – über 40 asanas im Detail, Via Nova Verlag, Petersburg Kr. Fulda 2001.

Pilguj, S.: Yoga mit Kindern. Übungen und Fantasiereisen zu Hause erleben, Urania Verlag, Berlin 2002.

Zilgrei
Greissing, H./Zillo A.: Neue Hoffnung Zilgrei: Schmerzfrei durch eine kombinierte Haltungs- und Atemtherapie. Verblüffend schnell wirksam, leicht erlernbar, Thieme Verlag, Stuttgart 1991.

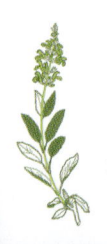

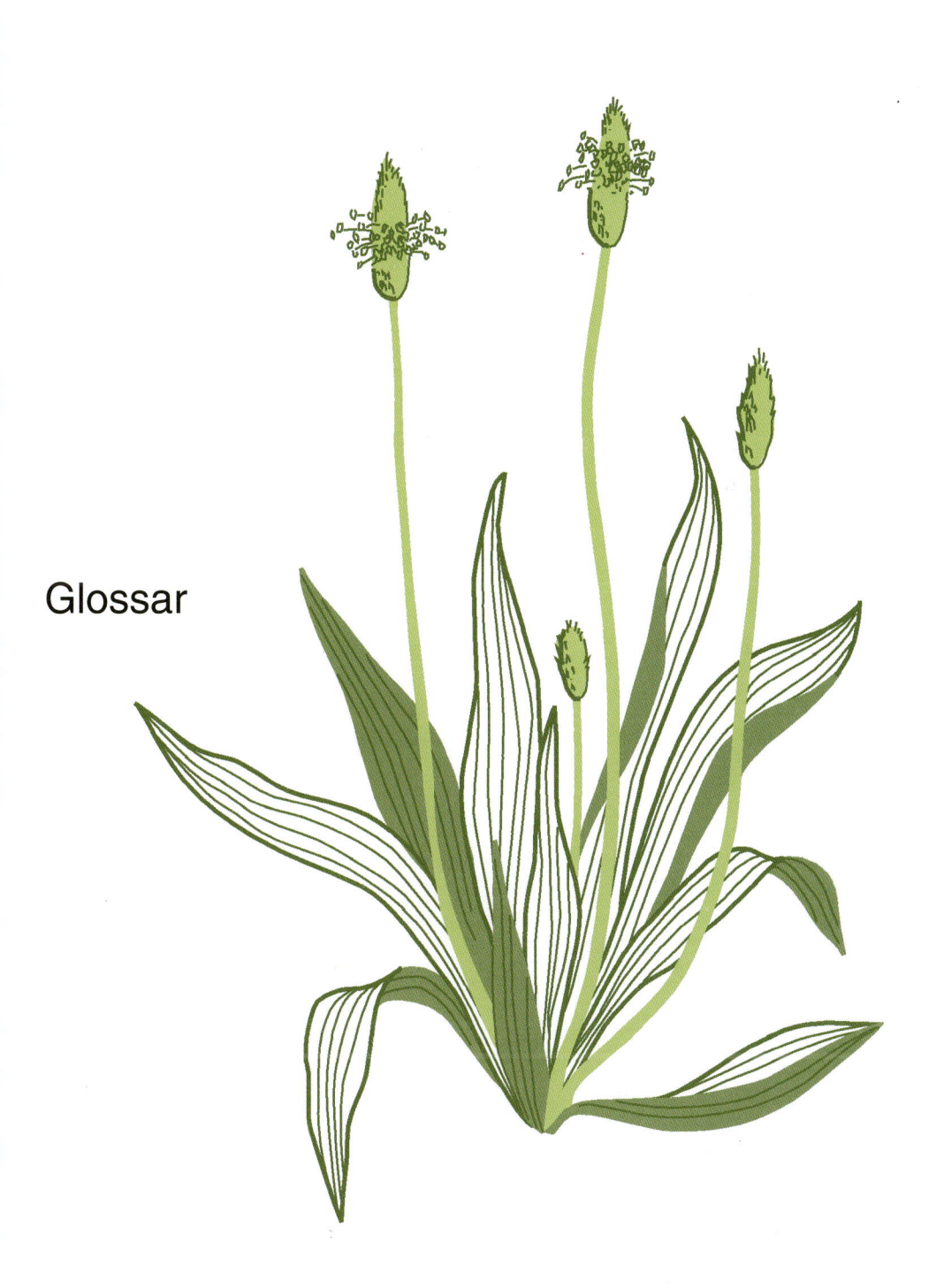

Glossar

Glossar

A

Acne vulgaris — In der Pubertät, selten später auftretende eitrige Hautkrankheit im Bereich der talgdrüsenreichen Hautregionen

Adaptogen — Fördert die Anpassungsfähigkeit des Körpers

Adipositas — Krankhaftes Übergewicht, Fettsucht

Adjuvant — Unterstützend, verstärkend

Adrenalin = Epinephrin — Neurotransmitter und im Nebennierenmark gebildetes Hormon, das die Pulsfrequenz und den Herzrhythmus steigert (s. Neurotransmitter)

Allergische Diathese — Neigung zu allergischen Reaktionen

Allopathie — Die Behandlung einer Erkrankung mit Mitteln entgegengesetzter Wirkung; Grundregel der Schulmedizin

Allopathisch — (s. Allopathie)

Amplitude — Größter Ausschlag eines Schwingungsvorgangs, z.B. bei einem Pendel

Anämie — Blutarmut

Anaerobe — Ohne Sauerstoff lebende Bakterien

Anamnese — Krankengeschichte

Anamnestisch — In Bezug auf die Krankengeschichte

Anazid — Das Fehlen von Magensäure betreffend

Antigen — Eiweißstoff, der von einem Organismus als fremd erkannt wird und im Blut die Bildung von Antikörpern anregt

Antigenität — (s. Antigen)

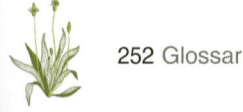

Antioxidantien = Antioxidanzien	Stoffe, welche die Oxidation anderer chemischer Elemente verhindern. Können die Entstehung freier Radikale verhindern
Antioxidativ	(s. Antioxidantien)
Antitoxin	Toxine neutralisierender Antikörper im Blut
Antitoxisch	(s. Antitoxin)
Apoplexie = Apoplex	Schlaganfall
Arteria radialis	Schlagader in der Hand
Arthritiden	Mehrere gleichzeitig auftretende arthritische Erkrankungen; Mehrzahl von Arthritis
Arthritis	Gelenkentzündung mit z.B. Schmerzen, Schwellungen, Überwärmung oder Bewegungseinschränkungen
Arthrose	Fortschreitende Gelenkerkrankung durch Abnutzung, Überbeanspruchung, Übergewicht, Alter, etc.
ASI	–> Aktiv Spezifische Immuntherapie
Aspiration	Einatmung
Aszendierend	Aufsteigend
Ätiologie	Die Lehre von der einer Krankheit zugrunde liegenden Ursache
Ätiologisch	(s. Ätiologie)
Atlas	Oberster Halswirbel
Atopie	Genetisch bedingte allergische Überempfindlichkeitsreaktion mit unterschiedlichen Symptomen, z.B. Nesselsucht
Atopische Dermatitis	Genetisch bedingte, allergische Hautentzündung
AVK	Arterielle Verschlusskrankheiten

Azidose	Übersäuerung des Blutes –> Azidosetherapie

B

Balneophysikalisch	–> Balneotherapie
BEV	–> Bio-Elektronik nach Vincent
BFD	–> BFD-Decodermographie –> BFD-Kurztest –> BFD-Regulationstest
Bilateral	Beidseitig, doppelt
Bioenergetik	Teilgebiet der Biophysik, das sich mit der Gewinnung und Umwandlung von Energie im Organismus befasst
Bioenergetisch	(s. Bioenergetik)
B-I-T	–> Biophysikalische Informations-Therapie
Borderline Syndrom	Akute psychische Erkrankung mit wechselnden neurotischen und psychotischen Symptomen
BRT	–> Bioresonanz-Therapie
Bulimie	Fresssucht
BWS-Syndrom	Störungen im Bereich der Brustwirbelsäule (BWS=Brustwirbelsäule)

C

C.E.I.A.	–> C.E.I.A.-Flockungstest
Cancerose = Kanzerose	Die verschiedenen Formen bösartiger, chronischer oder einseitig destruktiver Krankheiten
Candida	Sprosspilze auf der Haut und Schleimhaut von Mensch und Tier
Chelierung	Prozess, bei dem Chelate (organische Verbindungen) Schwermetalle im Körper an sich binden; wird zur Entgiftung bei Belastungen durch Schwermetalle eingesetzt. –> STS-Schwermetall-Test

Chirologie	–> Hand- und Nageldiagnostik
Cholecystitis	Entzündung der Gallenblase
Claudicatio intermittens	Auftreten heftiger Wadenschmerzen nach längerem Gehen
CNIT	–> Cytolisa Nahrungsmittel Immunscreening Test
Colitis	Dickdarmentzündung
Colitis ulcerosa	Meist in Schüben verlaufende Entzündung der Dickdarmschleimhaut
Cutivisceral	Berührungsempfindlichkeit; Reizwirkung ausgehend vom unter der Haut liegenden Nerv
Cystitis	Harnblasenentzündung

D

Dechi = de-qi (gespr.: de-tschi)	„Das Ankommen des Qi" Grundbegriff in der Akupunktur für das Empfinden von Spannung, Ziehen oder eines tauben Gefühls im genadelten Körperteil
Dermatose	Allgemeine Bezeichnung für Hautkrankheit
Deszendierend	Absteigend
Diarrhö	Durchfall
Divertikulitis	Entzündung der Wand eines Hohlorgans
Dolent	Schmerzhaft
Dysbakterie	Fehlbesiedlung der Schleimhautflora mit Bakterien
Dysenzymie	Gestörte Absonderung und fehlerhafte Zusammensetzung der Enzyme
Dysfunktion	Funktionsstörung
Dyskrasie	Fehlerhafte Zusammensetzung der Körperflüssigkeiten

Dyspepsie	Oberbauchbeschwerden verschiedener Ursachen

E

EAV	–> Elektroakupunktur nach Voll
EHIT	–> Eigenharntherapie
EMDR	–> Eye Movement Desensitization and Reprocessing
Emetisch	Erbrechen auslösend
EMH	–> Elektromagnetische Homöopathie
Emphysem	Abnorme Ansammlung von Luft und Gasen in Geweben und Organen (Haut, Lunge)
Endogen	Im Körper selbst entstanden, nicht von außen zugeführt
Endokrin	In Bezug auf die Hormonabgabe einer Drüse an das Blut
Endokrine Dysfunktion	Drüsenfehlfunktion
Endstrombahn	Bereich des Gefäßsystems, in dem die Stoffwechselprodukte zwischen dem Blut und den Zellen ausgetauscht werden
Energetisch	Die Energie betreffend; sich auf die Energie beziehend
Enoral	Im Mund
Enuresis nocturna	Nächtliches Bettnässen
Epithelzelle	Zelle des Epithelgewebes – Geschlossener Zellverband, der innere oder äußere Körperflachen bedeckt
Eradikationsnachsorge	Nachsorge, nach der Behandlung einer bakteriellen Erkrankung an der Magenschleimhaut
Erysipel	Entzündung der Haut, durch Bakterien oder nach Verletzungen, auch: Wundrose
Erythrozyten	Rote Blutkörperchen

ETD	–> Energetische Terminalpunkt-Diagnose
Eutonie	Normaler Spannungszustand der Muskeln und Gefäße
Extraktion	Herausziehen, z.B. bei der Geburt eines Kindes, hier: das Ziehen eines Zahnes

F

Fango	Mineralschlamm aus heißen Quellen, der für Packungen und Bäder verwendet wird
Faszien	Bindegewebsartige Fasern, die einzelne Organe, Muskeln oder Muskelgruppen umhüllen
Fasziennetz	(s. Faszien)
Fazialisparese	Gesichtslähmung
Fibrinologisch	In Bezug auf den Faserstoff des Blutes (=Fibrin), der bei der Gerinnung entsteht
Fibroblast	Vorstufe der Fibrozyten (s. Fibrozyten)
Fibrozyt	Spindelförmige Zelle des Bindegewebes
Fingerbeere	Fingerkuppe
Furunkulose	Furunkel, die an verschiedenen Körperteilen auftreten

G

Gastro-intestinal	Zum Magen- und Darm-Trakt gehörend
Gastroenterologisch	Krankheiten, die den Magen-Darm-Trakt betreffen
Gelose	Veränderung der Haut, des Bindegewebes und der Muskeln durch Alterungsprozesse; Wasseransammlung im Bindegewebe –> Gelopunktur
Gelotisch	(s. Gelose)
Geopathie	Physikalisch nicht nachgewiesenes System der Wirk-samkeit geologischer Gegebenheiten, wie Erdstrahlung, Wasseradern, auf die Gesundheit des Menschen

Geopathisch	(s. Geopathie)
Glaukom	Grüner Star; Augenerkrankungen, die mit einem erhöhten Augeninnendruck einhergehen

H

Hämatokrit	Anteil der zellulären Bestandteile am gesamten Blutvolumen
Hämodilution	Blutverdünnung
Haptisch	Den Tastsinn betreffend
Hara-Diagnostik	Tastbefundung spezifischer Diagnosepunkte und -zonen aus der traditionellen japanischen Medizin –> Hara-Diagnostik
Heilsynergetik	Geistiges Heilen –> Heilsynergetik
Heparin	Ein in Lunge, Leber, Thymus und Milz vorkommender Stoff mit gerinnungshemmenden Eigenschaften
HF-SDM	–> Hochfrequenz-Somato-Densitometrie
Hochvalent	Hochwertig
Holistische Kinesiologie	Nicht apparatives Diagnoseverfahren, das die Krankheitsursachen auf verschiedenen Ebenen aufdecken soll und dazu mit dem Armlängenreflex arbeitet, auch: Physioenergetik nach van Asche
Holographie	Fotografisches Verfahren der Erzeugung räumlicher Bilder durch Laserstrahlen
Holographisch	(s. Holographie)
Homöostase	Durch Selbstregulation von Organen, Blut, Drüsen- und Nervensystem angestrebter biologischer Gleichgewichtsprozess
Homotoxin	Auf den Menschen einwirkendes Gift
HOT/UVB	–> Hämatogene Oxidationstherapie
Humoral	Die Körperflüssigkeiten betreffend

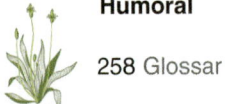

Humoralmedizin	–> Kantharidenpflaster
HWS-Muskulatur	Die Muskulatur der Halswirbelsäule (HWS= Halswirbelsäule)
HWS-Syndrom	Störungen im Bereich der Halswirbelsäule (=HWS), die mit oder ohne Beeinträchtigung der Nerven vorliegen können
Hydratation	Bildung von Hydraten durch Anlagerung von Wasser an ein Molekül
Hyperämisch	Den Blutreichtum oder die Blutüberfüllung eines Organs betreffend
Hyperfunktion	Überfunktion
Hyperkinetisches Syndrom	Überaktivität (z.B. Bewegungsdrang bei Kindern)
Hypertonie	Übersteigerte Spannung von Muskeln; erhöhter Blutdruck
Hypoämisch	Den Blutmangel in einem Organ betreffend
Hypophyse	Hirnanhangdrüse
Hypophyse	Hirnanhangdrüse, an der Bildung und Steuerung von Hormonen beteiligt
Hypoton	(s. Hypotonie)
Hypotonie	Herabgesetzte Spannung von Muskeln; niedriger Blutdruck

I

IGG-Antikörper	Antikörper, wichtig bei der Abwehr von mikrobiellen Infektionen. Zerstören Antigene
Immunenzymatisch	Eine Testmethode bei der Suche nach der Ursache eines Blutgerinnungsfehlers betreffend
Immunmodulation	Therapeutisches Vorgehen zur Veränderung der Immunabwehr des Körpers auf Fremdstoffe, durch verschiedene Substanzen (Immunstimulanzien)

Immunmodulator	(s. Immunmodulation)
Immunstimulanzien	(s. Immunmodulation)
Impulsdermatogramm (IDG)	Verfahren zur Diagnostik chronischer Krankheiten, das mit elektronischen Messungen der Haut arbeitet, wurde zur Decoderdermographie weiterentwickelt –> BFD-Decoderdermographie
Indikation	Auf der Diagnose basierende Veranlassung, ein bestimmtes Heilverfahren anzuwenden
Inhibitor	Stoff, der biochemische Vorgänge hemmt
Inkret	Hormone, die von den endokrinen Drüsen in den Blutkreislauf abgegeben werden
Instillation	Einträufelung eines Arzneimittels
Insufflation	Einblasen von Gasen –> CO2-Insufflationstherapie
Insufflieren	(s. Insufflation)
Interkostalneuralgie	Entzündung der Zwischenrippennerven
Interstitiell	Im Zwischengewebe liegend
Intoxikation	Vergiftung
Intrakutan = intracutan	In die Haut hinein
Intraoral	Im Mund
In vitro	Im Reagenzglas, d.h. außerhalb des lebenden Organismus (Gegensatz: in vivo)
Inzision	Schnitt
Ischialgie	Schmerzen im Versorgungsbereich der Nerven im Hüftbereich

K

Kallus	Nach einem Knochenbruch an der Bruchstelle neu gebildeter Knochen

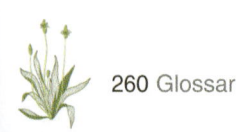

Kapillare	Haargefäß, kleinstes Blutgefäß
Kardiovaskulär = Cardiovaskulär	Herz und Gefäße betreffend
Karzinom	Bösartige Geschwulstbildung des Gewebes; Krebs
KHK	Koronare Herzkrankheit (s. koronar)
Kinästhetisch	Über Bewegung und Muskelempfindung wahrgenommen
Kinesiologie	Sammelbegriff für verschiedene Diagnose- und Therapieverfahren mittels eines Muskelspannungstests –> Kinesiologie
Kollagen = Collagen	Eiweißstoff, wichtigster Bestandteil von Stütz- und Bindegewebe, Haut, Sehnen und Knochen
Kolorimetrie	Verfahren zur Bestimmung der Konzentration einer Lösung mittels ihrer Farbintensität
Kolorimetrisch	(s. Kolorimetrie)
Koronar	Die Herzkranzgefäße betreffend
Krebsrezidivprophylaxe	Vorsorgemaßnahmen, um einen Rückfall nach einer Krebserkrankung zu verhindern
Kulminante	Höchstmögliche Entwicklungsform

L

Labyrinthitis	Entzündung des Innenohres
Lactovegetabil	Form der vegetarischen Ernährung, die den Verzehr von Milch und Milchprodukten erlaubt
Lateralität	Auf eine Körperseite bezogen (Homöopathie)
Lipopolysaccharide	Aus Fett und Mehrfach-Kohlehydraten gebildete Moleküle, die sich mit Bakterien verbinden und nach deren Auflösung giftig wirken

Lipozyten	Fettspeichernde Zellen
Luetisch	An Syphilis erkrankt, durch Syphilis verursacht
Lumbalgie = Lumbago	Heftige Schmerzen im Bereich der Lenden, Muskelrheumatismus, auch: Hexenschuss
LWS	Lendenwirbelsäule
Lymphdrainage	Ableitung von Lymphflüssigkeit, die sich im Gewebe angestaut hat

M

Makrophagen	Eine Art von Fresszellen, die Bestandteil des Immunsystems sind
Makuladegeneration	Augenerkrankung, die meist im Alter auftritt und zum Verlust der Sehkraft führt
Maladadaption	Malad = krank; Negativanpassung
Melanom	Meist bösartige Geschwulst der Haut oder der Schleimhaut
Meridiane	Bezeichnung für die Leitbahnen in der Traditionellen Chinesischen Medizin, die innerhalb des Körpers zu den Organen und an der Hautoberfläche verlaufen. Wichtig auch in der –> Akupunktur
Mesenchym	Embryonales Bindegewebe
Metabolisches Syndrom	Zusammentreffen unterschiedlicher Stoffwechselstörungs-Symptome
Metastaseninhibierend	Die Metastasenbildung hemmend oder verhindernd
Modulation (Elektr.)	Aufprägen von Signalen oder Schallwellen auf eine Trägerwelle, z.B. Amplitudenmodulation
Molekularsieb	Kapilarsystem der Endbahnen der Transitstrecke vom Herzen bis zu den Zellen
Morbus Crohn = Enteritis Regionalis Crohn	Chronische, entzündliche, meist in Schüben verlaufende Erkrankung des Dünndarmes, die auf weitere Verdauungsorgane übergehen kann.

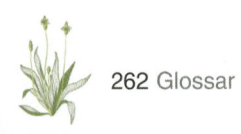

Moxibustion	Eine Sonderform der Akupunktur, bei der Moxablätter (=Beifußblätter) auf den Akupunkturpunkten der Haut verbrannt werden –> Moxatherapie –> Akupunktur
Myalgie	Muskelschmerz (Muskelkater) verschiedener Ursachen: z.B. Überanstrengung, Immun- und Stoffwechselkrankheiten; tritt oft in Kombination mit Muskelverspannungen auf
Mykose	Durch Pilze verursachte Infektionskrankheiten
Mykotisch	(s. Mykose)
Myofascial	Die Muskeln und das faserige Bindegewebe betreffend (Stützgewebe)
Myofasziale Dysfunktion	Fehlfunktion des Muskel- und Stützgewebes

N

Nervus vagus	Ein Hirnnerv
NET	–> Neuro-Elektrische-Therapie
Neuralgie	Wiederkehrende oder chronische lokale Schmerzen durch Reizung eines Nervs
Neuritiden	Nervenentzündungen
Neuropeptide	Neurotransmitter, die im zentralen Nervenssystem und in Zellen anderer Organe gebildet werden (s. Neurotransmitter)
Neurotransmitter	Substanz zur Erregungsübertragung an den Nervenenden
NLP	–> Neuro-Linguistisches-Programmieren
Noradrenalin = Norepinephrin	Neurotransmitter und im Nebennierenmark gebildetes Hormon mit schwächerer Wirkung als Adrenalin (s. Neurotransmitter)

Nosode	Homöopathisches Arzneimittel, das aus Gewebe und Flüssigkeiten erkrankter Organe hergestellt wird –> Nosodentherapie
Noxen	Schadstoffe, krankheitserregende Ursachen

O

Obstipation	Stuhlverstopfung, auch: Konstipation
Ödem	Geschwulst, Schwellung, Wasseransammlung im Gewebe
OET	–> Optischer Erythrozytentest
Ökotrophologisch	Die Haushalts- und Ernährungswissenschaft betreffend
Onkologie	Teilgebiet der Inneren Medizin, das sich mit der Entstehung und Behandlung von Tumoren und tumorbedingten Erkrankungen befasst
Orthomolekular	–> Orthomolekulare Medizin –> Orthomolekulare Medizin in der Onkologie
Osteochondrose	Knochen- und Knorpeldegeneration
Osteoporose	Erkrankung des Skelettsystems
Otitis	Entzündung des Ohres
Ovolactovegetarisch	Form der vegetarischen Ernährung, die den Verzehr von Milch und Milchprodukten und Eiern erlaubt

P

Palpation	Untersuchung durch Betasten
Panchakarma-Therapie	Sammelbezeichnung für die fünf ausleitenden Verfahren des Ayurveda, zur Heilung oder Vorbeugung von Krankheiten –> Ayurveda
Parenchym	Gewebe, das die eigentliche Substanz einiger Organe, vor allem der Drüsen, ausmacht

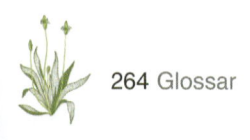

Paraneoplastisch	Veränderungen des Wachstums der Haut bei der Regeneration, die nicht durch Tumore ausgelöst werden, aber oft deren Vorstufe darstellen
Parästhesien	Missempfindungen, z.B. Kribbeln oder taubes, schmerzhaft brennendes Gefühl
Pathogen	Krankheitserregend- oder -erzeugend, krank machend
Pathogenität	Die Fähigkeit, Krankheiten hervorzurufen
Pathologisch	Krankhaft
Perkutan	Durch die Haut hindurch wirkend
Perzeptionsfähigkeit	Aufnahmefähigkeit
Petechiale Saugmassage	Behandlung mit einer Kombination aus trockenem Schröpfen und Massage
Phasenkontrastmikroskopie	Besonderes Verfahren der Mikroskopie, das ungefärbte oder durchsichtige Objekte sichtbar macht
Phobie	Als Zwangserscheinung auftretende Angst vor bestimmten Objekten oder Situationen, z.B. Klaustrophobie oder Agoraphobie = Platzangst
Photometrisch	Die Lichtmessung betreffend
Phytotherapeutikum	Ein pflanzliches Arzneimittel, das im Rahmen der Phytotherapie angewendet wird (s. Phytotherapie)
Phytotherapie	Die Behandlung von Krankheiten mit Pflanzen, Teilen oder Wirkstoffen von Pflanzen –> Phytotherapie (Pflanzenheilkunde)
Plasma	Flüssiger Bestandteil des Blutes
Pleura	Brust- und Rippenfell
Polychromatisch	(s. Polychromasie)
Polychromasie	Anfärbbarkeit von Zellen

Polymere	Stoff der durch die Vereinigung mehrerer gleichartiger Moleküle entsteht
Poliomyelitis	Kinderlähmung
Pollinose	Heuschnupfen
Polyarthritis	Entzündung mehrerer Gelenke
Polybakterie	Überbesiedlung der Schleimhautflora mit Bakterien
Probiotisch	Das Gleichgewicht der Körperflora fördernd
Procain	Häufig verwendetes Lokalanästhetikum (örtliche Betäubung)
Prostaglandin	Wirkstoffe, die in den Zellen bestimmter Gewebe gebildet werden und u. a. blutdrucksenkend und wehenerregend wirken
Prostatitis	Entzündung der Prostata
Protease	Eiweiß spaltendes Enzym
Pseudo-Krupp	Kehlkopfentzündung (oft beim Kleinkind), durch Luftverschmutzung, Viren, Bakterien ausgelöst oder allergisch bedingt
Psoriasis	Chronische Hautkrankheit, bei der sich rötliche, schuppende Flecken bilden; sog. Schuppenflechte
Psychovegetatives Syndrom	Vielseitiges Beschwerdebild ohne anatomisch nachweisbare Ursachen oder Funktionsstörungen (z.B. Kopfschmerz, Magen- und Herzbeschwerden, Rückenschmerzen), auch: vegetative Dystonie
Purgieren	Abführen
Pyrogen	Von Bakterien gewonnenes, Fieber hervorrufendes Protein

R

Radiästhesie	Das Wahrnehmen von Wasseradern u.A. mit Hilfe von Pendeln oder Wünschelruten

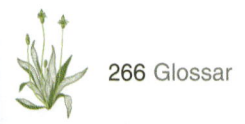

Radiästhetisch	(s. Radiästhesie)
Radikale	Sehr reaktionsfähige Gruppe von Atomen (=kleinste Teilchen eines chemischen Elements)
Radikalisch	(s. Radikale)
Re-(Vorsilbe)	= Zurück, wieder, noch einmal
Rehydratation	(s. Hydratation)
Reizkolon	Syndrom verschiedener Verdauungsstörungen, oft mit psychosomatischer Ursache, auch: Reizdarm
Repertorium	Verzeichnis, Nachschlagewerk
Resonanzphänomene	Schwingungsübertragungen gleich welcher Art (Schallwellen, elektromagnetische Wellen etc.) veranlassen Körper, welche die gleiche Eigenschwingung haben, zum reaktiven Schwingen
Retransfundieren	Retransfusion von verändertem Eigenblut
Retromolarbereich	Bereich hinter dem letzten großen Backenzahn, Bereich der Weisheitszähne
Rezidivprophylaxe	Vorsorgemaßnahmen gegen einen Rückfall bei einer Vorerkrankung
Rhinitis	Entzündung der Nasenschleimhaut

S

Sarkom	Geschwulst
Schröpfen	–> Schröpfen
Sedativum	Beruhigungsmittel
Sedieren	Durch Schlafmittel beruhigen
Serum	Wässriger, nicht gerinnender Bestandteil des Blutes, der von Blutkörperchen und Fibrin gereinigt ist; Blutserum, dem Antikörper zugesetzt wurden wird zur Impfung verwendet

Sezernieren	Absondern, abtrennen
Simile	(s. Simile-Prinzip)
Simile-Prinzip	Ähnlichkeitsprinzip; Grundregel der Homöopathie; gegen eine Erkrankung wird ein Arzneimittel verwendet, das beim Gesunden die Symptome der Erkrankung auslösen würde
Simillimum	Ein dem Krankheitszustand ähnliches homöopathisches Arzneimittel (s. Simile-Prinzip)
Sinusitis	Entzündung im Bereich der Nasennebenhöhlen
SMT	Sauerstoff-Mehrschritt-Therapie nach Prof. Manfred v. Ardenne –> Sauerstoff-Mehrschritt-Therapie
Sonnengeflecht	Größtes Nervenknotengeflecht des vegetativen Nervensystems –> Autogenes Training
Spagyrik	–> Spaygyrische Medizin
Spasmolyse	Krampflösung
Spinalnerven	Rückenmarknerven
Stomatitis	Entzündung der Schleimhaut des Mundes
STT	–> Stoffwechsel-Test und -Therapie
Subazid	Den Mangel an Salzsäure im Magensaft betreffend
Subcutis	Unterhaut
Subkutan = subcutan	Unter der Haut
Symbionten	Lebewesen, das mit einem anderen in Symbiose (=dauerndes Zusammenleben) lebt
Symbiontisch = symbiotisch	In Symbiose lebend (s. Symbiose)

T

TENS	–> Transkutane Elektrische Nervenstimulation

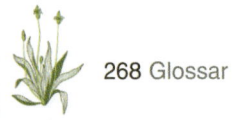

Terminal	Die Grenze oder das Ende betreffend
Tinnitus	Ständiges Störgeräusch im Ohr
Tonisieren	Kräftigen
Tonsilitis	Mandelentzündung
Tonus	Grad der Anspannung eines Organs oder Organteils
Toxine	Giftstoffe
Transitstrecke	Blutbahn vom Herzen bis in die kleinste Zelle
Trigeminusneuralgie	Schmerzen im Versorgungsgebiet eines durch das Gesicht verlaufenden Hirnnervs (= Nervus trigeminus)
Triggerpunkt	Reizpunkt, dessen Berührung Schmerzen auslöst
Triglyceride	Fettsäuren, die mit der Nahrung aufgenommen werden
Tropismus	Körperliche und seelische Blockaden
Tuberkulotoxikosen	Belastungen durch früheren Kontakt mit Tuberkulosebakterien

U

Ulcera	Magengeschwür
Ulcus cruris	Unterschenkelgeschwür
Urogenitaltrakt	Bereich der Harn- und Geschlechtsorgane
Urticaria	Nesselsucht

V

Vakzine = Vaccine	Impfstoff
Varizen	Krampfadern
Vasodilation	Erweiterung der Blutgefäße
Vasomotorisch	Die Gefäßnerven betreffend

Vegatest	Weiterentwicklung der Elektroakupunktur nach Voll –> VEGATEST-Methode
Vegetative Dysfunktion	Funktionsstörung des vegetativen Nervensystems
Vegetative Dystonie	Vielseitiges Beschwerdebild ohne anatomisch nachweisbare Ursachen oder Funktionsstörungen
Vegetativum	Vegetatives Nervensystem
Virulent	Krankheitserregend, ansteckend, giftig
Virulenz	(s. virulent)
Viskosität	Zähigkeit, Klebrigkeit von Flüssigkeiten

W

WaDit	–> WaDit-Methode
WS	Wirbelsäule

Z

Zerebral = cerebral	Zum Großhirn gehörend
Zerebralparese	Hirnschaden, Gehirnlähmung
Zerebrospinal	Gehirn und Rückenmark betreffend
Zoster	Gürtel, Taillenbereich, z.B. Herpes Zoster (Gürtelrose), Zosterneuralgie, Nervenschmerzen in diesem Bereich
Zytokine = Cytokine	Von vielen Zellarten gebildete Eiweiße, welche die Eigenschaften der Zellen im Organismus verändern
Zytostatika	Gruppe von chemischen Substanzen, die das Zellwachstum, insbesondere die Zellteilung, verhindern oder verzögern

---

Legende:
(s. Lymphe) — verweist innerhalb des Glossars auf ein anderes Stichwort
–> Akupunktur — verweist auf eine Therapie im Therapieverzeichnis
Zerebral = cerebral — verweist auf einen Begriff gleicher oder ähnlicher Bedeutung

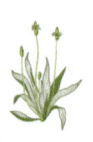

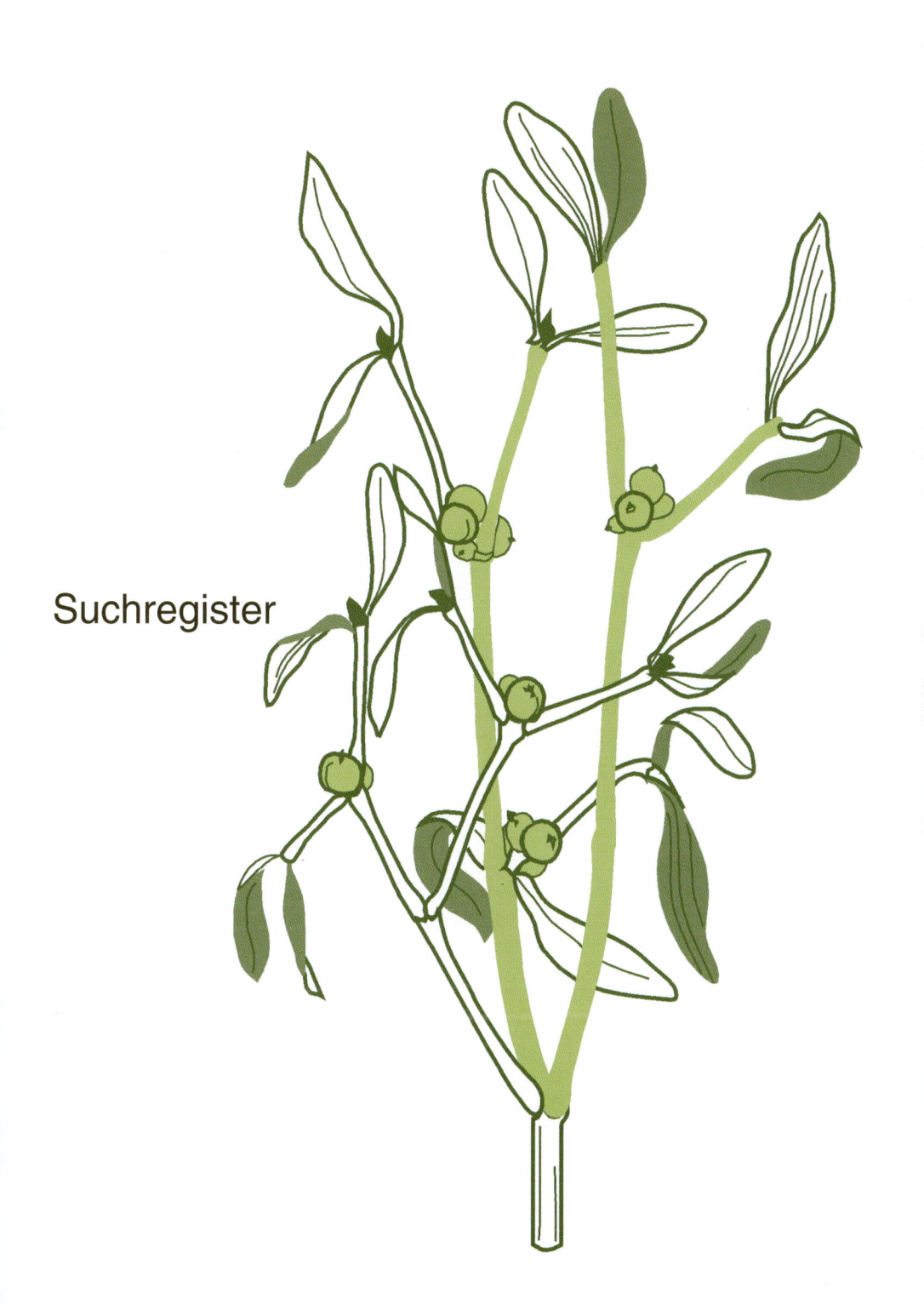

Suchregister

Suchregister

A

Abwehrschwäche *69, 91, 93, 101,103, 108, 133, 142, 173, 190, 197*
Abwehrstörungen *73*
Adipositas *34, 54*
Akne *92*
Allergien *34, 35, 40, 45, 46, 48, 51, 61, 63, 65, 69, 70, 86, 90, 91, 92, 93, 98, 101, 108, 112, 114, 116, 120, 123, 132, 133, 135, 138, 141, 148, 185, 190, 193, 196*
Altersbeschwerden *90, 105, 189*
Amalgam *57, 65, 93*
Anämie *150*
Angina pectoris *75, 108, 124, 154*
Angstzustände *36, 47, 48, 86, 90, 118, 136, 137, 146, 147, 199*
Arteriosklerose *75, 98, 189*
Arthritis *34, 67, 86, 114, 117*
Arthrose *34, 67, 86, 114, 117, 122, 140, 172, 196*
Asthma *30, 34, 46, 48, 54, 65, 70, 87, 92, 94, 101, 104, 105, 111, 115, 124, 133, 185, 196, 197*
Atembeschwerden *39, 42, 62, 87, 90, 91, 104, 106, 125, 126, 138, 157, 161, 200*
Augenbeschwerden *43, 129, 157, 172*
Autoimmunerkrankungen *51, 76, 93, 169, 190*

B

Bakterien *120*
Bandscheiben *34, 54, 83, 94, 197, 200*
Bauchspeicheldrüse *98*
Beckenschiefstand *38*
Befindlichkeitsstörungen *34, 59*
Bettnässen *34*
Bewegungskoordination *102, 176*
Bewegungsschmerz *176, 177, 180, 188*
Bindegewebe *126*
Biostimulation *129*
Blasenschwäche *34*
Blockaden *44, 150, 159, 168, 171*
Blutfette *70*
Bluthochdruck *30, 34, 48, 70, 75, 98, 101, 124, 126, 154*
Blutkrankheiten *51, 76*
Blutreinigung *51, 86*
Blutverdickung *91, 173*
Blutzucker *70*

Borderline-Syndrom *161*
Bronchitis *34, 48, 65, 87, 101, 124, 126, 143, 154*
Bulimie *34*

C

Cancerose *45*
Candida *120*
Cellulite *87, 89, 126, 133*
Chemotherapie *101, 140, 172*
Chronische Entzündungen *39, 56, 69, 82, 120, 132, 141, 154, 170, 175, 190*
Chronische Erkrankungen *30, 39, 48, 54, 58, 63, 101, 106, 114, 115, 117, 134, 139, 148, 154, 159, 161, 166, 177, 185, 190, 196*
Chronisches Müdigkeitssyndrom *76, 93, 123, 169*
Colitis ulcerosa *34, 65, 115, 118, 182, 185, 196*
Cystitis *34*

D

Darmträgheit *48*
Depressionen *34, 39, 86, 90, 95, 99, 105, 146, 154*
Dermatitis *84*
Diabetes *30, 48, 75, 86, 101, 105, 135*
Diagnose-Findung *42*
Diagnose-Methoden *61, 88, 109, 110, 113, 119*
Diarrhö *34*
Divertikulitis *82*
Drehschwindel (Labyrinthitis) *34*
Durchfall *34, 48, 135*
Durchblutungsstörungen *34, 48, 55, 75, 81, 86, 91, 103, 105, 108, 111, 113, 126, 142, 145, 154, 155, 172, 173, 174, 188, 197*

E

Eiterungen *122*
Ekzeme *48, 114, 154*
Energiekreislauf *32, 44, 100, 110, 159, 168, 171*
Energiemangel *171*
Entgiftung *63, 76, 82, 168, 126*
Entwicklungsstörungen *34, 95, 105, 114, 153, 191*
Entwöhnungskur *161*
Entzündungen *31, 34, 38, 65, 69, 111, 132, 133, 135, 141, 145, 173*
Erdstrahlen *61*
Ernährung *48, 84, 98*
Erschöpfungszustand *34, 35, 43, 47, 93, 95, 116, 154, 158, 189, 197*

F

Fasten (begleitend) *82*
Fazialisparese *34, 35*
Fettstoffwechselstörung *54, 135, 173*
Frauenleiden *132, 175*
Frigidität *34*
Fruchtbarkeitsstörung *34*
Furunkulose *34, 91*

G

Gallenentzündung *67, 98, 135*
Gastritis *34, 48, 65, 135, 185*
Gastroenterologische Beschwerden *84*
Geburt *33, 34*
Gedächtnismangel im Alter *30, 75*
Gefäßerkrankungen *97*
Gelenkerkrankungen *35, 38, 46, 52, 55, 67, 81, 86, 89, 94, 103, 132, 140, 142, 145, 155, 171, 179, 196, 197*
Gelosen *129*
Geschmacks- und Geruchsstörungen *34*
Geschwüre *34, 129, 140*
Gesichtsschmerz *34*
Gesundheitsvorsorge *38, 69, 70, 75, 85, 93, 109, 114, 127, 135, 149, 151, 152, 159, 163, 175, 179, 181, 190, 197*
Gicht *51, 67*
Grauer Star *86*
Grüner Star *34*
Gürtelrose *129*
Gynäkologische Erkrankungen *76, 157*

H

Hämorrhoiden *48, 51*
Haltungsprobleme/-fehler *123, 195*
Harmonisierung *38, 75, 93, 100, 114, 116, 127, 128, 135, 149, 151, 159, 161, 163, 175, 179, 181, 190*
Harnsäure *70*
Hauterkrankungen *35, 39, 48, 51, 70, 76, 81, 86, 98, 101, 108, 125, 127, 129, 132, 157, 161, 175, 197*
Hepatitis *34, 154, 155, 173*
Herderkrankungen *57*
Herdsuche *42, 56, 65, 93, 109, 113, 119, 127, 140, 159, 167, 182, 192*
Herdtherapie *63, 169*

Herpes *34, 129, 155*
Herzinfarkt *54, 75*
Herz-Kreislauf-Beschwerden *31, 34, 37, 42, 45, 48, 65, 84, 98, 101, 103, 105, 106, 111, 120, 124, 126, 132, 135, 136, 141, 157, 175, 197*
Heuschnupfen *34, 35, 46, 48, 105, 138*
Hexenschuss *34, 35, 79*
Hörstörung *86, 189, 191, 195*
Hörsturz *34, 172, 191*
Hormonstörungen *69, 73, 103, 114, 123, 126, 193*
HSA-/HWS-Syndrom *34, 51, 87, 89, 143*
Hüftbeschwerden *143*
Hyperaktivität bei Kindern *123*
Hyperkinetisches Syndrom *84, 191*
Hypertonie *30, 34, 70, 75, 98, 101, 124, 126, 154, 172*
Hypotonie *34*
Hysterie *47*

I

Identifikationstest *66*
Immunsystemstörung *34, 48, 51 55, 76, 82, 86, 93, 108, 114, 118, 120, 126, 136, 138, 139, 146, 150, 153, 154, 155, 157, 169, 170, 172, 173, 190*
Impotenz *34*
Infektanfälligkeit *76, 91, 93, 108, 114, 115, 120, 138, 148, 155, 197*
Infektionen *55, 57, 91, 112*
Inkontinenz *34*
Interkostalneuralgie *34, 37*
Intoxikationen *61, 63, 65, 76, 86, 133, 139, 141, 184, 193*
Ischialgie *34, 35, 79, 86, 89, 123, 139, 200*

K

Karzinome *32, 104*
KHK *30*
Kiefergelenkerkrankungen *36, 38, 62, 93, 123*
Kieferhöhleneiterung *55*
Kniebeschwerden *143*
Körpergeruch *51*
Kolitis *154*
Kollaps *34*
Konzentrationsstörungen *43, 47, 48, 123, 189, 192, 197*
Kopfschmerzen *34, 35, 38, 43, 46, 76, 79, 81, 83, 86, 87, 93, 95, 106, 107, 116, 123, 136, 143, 145, 185, 188, 195, 200*
Körperfehlstatik *42*
Krämpfe *192*
Krebsfrüherkennung *149*

Krebsleiden *38, 60, 69, 76, 152, 161*
Krebstherapie unterstützend *38, 91, 97, 104, 105, 115, 133, 150, 152, 154, 155, 161, 172, 173, 178, 183, 188, 190*

L

Lähmungen *34*
Leberstörungen *51, 69, 70, 86, 91, 93, 98, 155, 173, 197*
Legasthenie *191*
Leistungsrückgang *47, 48, 189*
Lernbehinderung (b. Kindern) *102, 123*
Leukämie *104*
Lumbalgie *34, 35, 37, 79, 143*
Lungenerkrankungen *55, 81, 124*
LWS-Syndrom *34*
Lymphome *104*
Lymphstau/-störungen *45, 111, 126, 133*

M

Magen-Darm-Beschwerden *34, 42, 48, 51, 76, 86, 93, 98, 103, 106, 135, 138, 142, 185*
Managerkrankheit *48*
Mandelentzündung *34*
Materialunverträglichkeit *38, 40, 183*
Medikamentenauswahl *39, 65, 66, 93, 165*
Medikamententest *41, 61, 93*
Melanome *32*
Menstruationsstörungen *34, 48*
Metabolisches Syndrom *48, 125, 175*
Migräne *33, 34, 35, 48, 65, 79, 81, 82, 83, 84, 86, 87, 90, 93, 94, 107, 123, 136, 143, 154, 172, 173, 185, 195, 196, 197, 200*
Mikrozirkulationsstörung *67*
Mongolismus *105*
Morbus Crohn *34, 182, 185, 196*
Müdigkeit *123*
Multiple Sklerose *95*
Muskelschmerzen *33, 38, 46, 48, 55, 79, 81, 86, 174*
Myalgie *86*

N

Nahrungsmittelallergie *48, 65, 84, 103, 120, 123, 141, 165, 193*
Narbenstörungen *63, 129*
Nasen-Nebenhöhlen *34, 48, 62, 143, 170*
Nervenstörungen *33, 35, 46, 65, 81, 100, 142, 157, 161, 170, 175, 188, 195*

Nervosität *39, 48, 189, 192, 200*
Neuralgien *34, 39, 65, 95, 169*
Neurodermitis *34, 48, 54, 65, 86, 92, 108, 114, 115, 118, 124, 136, 138, 154, 196*
Neurosen *37, 47, 74*
Nieren- und Blasenerkrankungen *39, 45*

O

Ödeme *111, 129, 196*
Ohrgeräusche *81, 189, 191*
Operationen *33, 41, 46*
Organische Störungen *35, 37, 46, 116, 153, 158, 193*
Osteoporose *98, 150, 196*
Otitis *34*

P

Panikattacken *48*
Pankreaserkrankungen *93*
Parodontose *62*
Parästhesien *37, 195*
Phantomschmerzen *34, 95, 118*
Phobien *93, 123, 147*
Pilze/Parasiten *193*
PMS *84, 118*
Pollinosen *65*
Polyarthritis *104, 111*
Polyneuropathie *34*
Prävention *38, 56, 58, 69, 70, 75, 85, 93, 109, 114, 125, 127, 135, 149, 151, 152, 159, 163, 175, 179, 181, 190*
Prophylaxe *38, 59, 69, 70, 75, 85, 93, 109, 114, 125, 127, 135, 149, 151, 152, 159, 163, 175, 179, 181, 190*
Prostatitis *34, 154, 157*
Pseudo-Krupp *34*
Psoriasis *34, 48, 84, 124, 136*
Psychische Störungen *46, 53, 73, 74, 123, 128, 136, 144, 161, 169, 187, 193*
Psychosomatische Störungen *43, 46, 47, 48, 53, 90, 102, 125, 136, 141, 147, 153, 161, 162, 177, 186, 187, 199*
Psychovegetative Störungen *34, 101, 162*

R

Regelstörungen *132, 142, 175*
Regeneration *31, 48, 49, 70, 76, 100, 125, 134, 197*
Regulationsstörungen *33, 56, 73*

Rehabilitation *85, 128, 163, 197*
Reisekrankheit *34*
Reizblase *34*
Reizkolon *34, 82*
Resorptionsstörung *135*
Rheumatische Beschwerden *34, 35, 45, 48, 65, 69, 70, 82, 84, 87, 92, 95, 97, 98, 102, 107, 115, 116, 117, 118, 125, 133, 135, 138, 140, 142, 145,150, 154, 155, 175, 188, 189, 190, 197*
Rückenschmerzen *55, 89, 174, 188, 196, 199, 200*

S

Schilddrüsenstörung *113*
Schlafstörungen *33, 34. 35, 48, 87, 90, 99, 101, 105, 111, 116, 118, 136, 146, 171, 189,196, 200*
Schlaganfall *30, 75, 111*
Schmerzlinderung *129*
Schmerzzustände *33, 34, 35, 36, 46, 47, 48, 63, 65, 79, 81, 83, 87, 89, 93, 107, 116, 123,131, 133, 141, 145, 147, 162, 176, 180, 188, 192, 196, 200*
Schnarchen *62*
Schnupfen *34*
Schockzustände *34, 183*
Schönheitsakupunktur *161*
Schulter-Arm-Syndrom *34, 143*
Schulter-/Nackenschmerz *35, 62, 87, 89, 200*
Schuppenflechte *34, 48*
Schwächezustand *63*
Schwangerschaft/Geburt *33, 34, 83, 136, 142, 177*
Schwerhörigkeit (altersbedingt) *34, 189*
Schwermetallbelastungen *75, 139, 193*
Schwermetallvergiftungen *75*
Schwindelzustände *30, 34, 75, 86, 117*
Säure-Basen-Haushalt *56, 88, 193*
Sehschwäche (altersbedingt) *189*
Selbstfindung *44, 85, 128, 144, 147, 199*
Selbstheilungskräfte *43*
Sexualstörungen *105, 118, 150, 197*
Sinusitis *154*
Stoffwechselstörungen *45, 48, 51, 52, 69, 73, 86, 91, 98, 103, 119, 125, 126, 135, 139, 141, 153, 161, 174, 175, 183*
Stomatitis *34*
Stress *33, 37, 38, 43, 44, 48, 69, 83, 87, 90, 101, 105, 111, 123, 136, 146, 147, 158, 163, 171, 172, 199*
Suchtprobleme *34, 35, 47, 118, 123, 146, 147, 161, 187*

T

Tagesmüdigkeit *189*
Therapieblockaden *100, 121*
Therapiefindung *32, 51, 121, 127, 159, 160, 183*
Thrombosen *67, 108*
Tinnitus *34, 81, 108, 173, 191, 196*
Trigeminusneuralgie *34, 35*
Tumorerkrankungen *34, 40, 48, 101, 108, 114, 134, 152, 167, 169, 178*

U

Übergewicht *48, 70, 84, 98, 132, 147*
Übersäuerung *51, 52, 55, 193*
Ulcera *114*
Umweltbelastungen *57, 65, 72, 117, 123, 141*
Unruhe *34, 48*
Untergewicht *48, 84, 98, 132*
Urogenitalprobleme *106*
Urticaria *84*

V

Varizen *196*
Vegetative Dystonie *34, 35, 42, 58, 86, 87, 95, 103, 105, 107, 111, 116, 119, 132, 153, 158, 162, 171, 175, 176, 191, 193*
Venenleiden/Krampfadern *30, 67, 197*
Verbrennungen *101, 150*
Verdauungsbeschwerden *34, 39, 48, 70, 76, 103, 106, 123, 125, 135, 157, 161, 175, 200*
Vergesslichkeit *75*
Vergiftungen *75*
Verletzungen *112, 114*
Verspannungen *33, 39, 48, 79, 83, 87, 90, 145, 158, 171, 174, 179, 199, 200*
Verstopfung *34, 82, 135*
Vitalisierung *45, 90, 100, 110, 134, 159, 168, 190, 191*
Vitamin-/Mineralmangel *193*
Viruserkrankungen *97, 169*
Vorsorge *69, 70, 75, 93, 109, 114, 125, 127, 135, 151, 152, 159, 163, 175, 179, 181, 190*

W

Wachstumsstörung *114*
Wechseljahrebeschwerden *34, 48*
Weißfleckenkrankheit *51*
Wirbelsäulenprobleme *34, 46, 52, 81, 95, 103, 111, 113, 114, 122, 132, 133, 158, 196, 200*

Wundheilung *34, 155*

Z

Zähneknirschen *62*
Zahnextraktionen *33*
Zahnprobleme *34, 62, 93, 165*
Zahntestung *57, 93, 159, 193*
Zellregeneration *76*
Zerrungen *87*
Zosterneuralgie *34*

Anfrage-Formulare

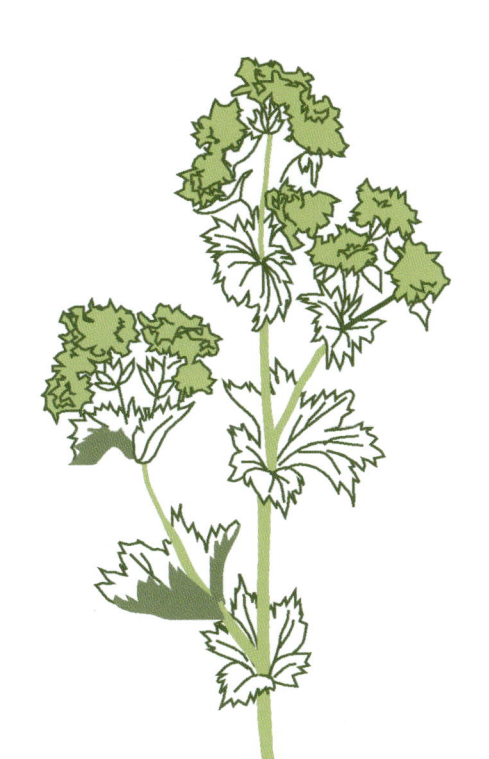

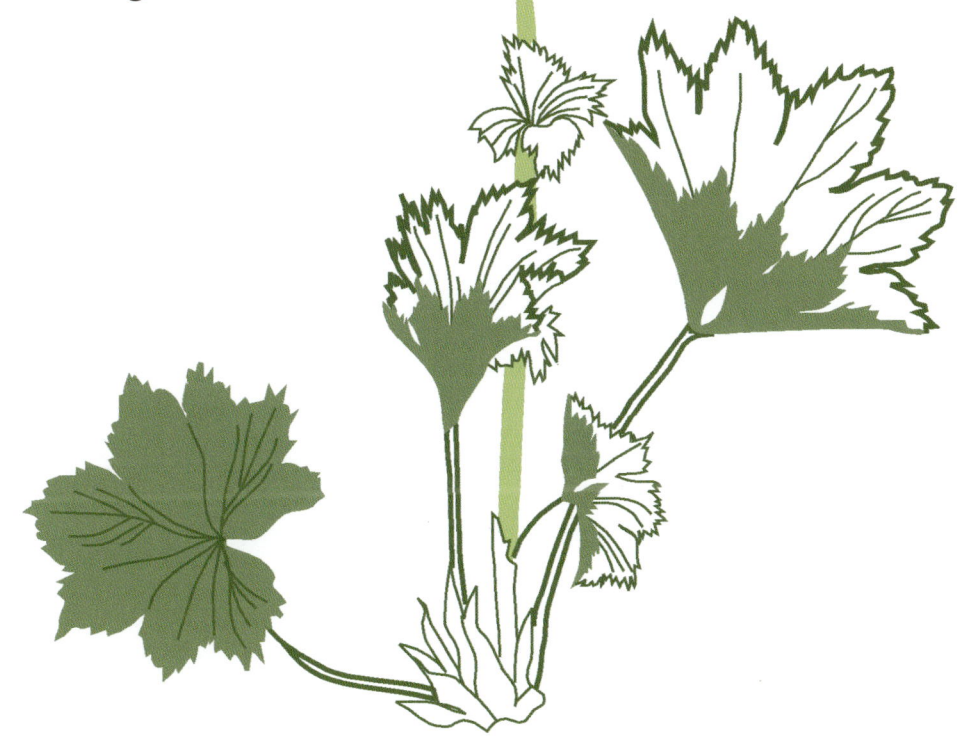

Muster Formular Therapeuten-Kontakt

Bitte einsenden an die Adresse von **La Vie** oder per FAX an: **0611/ 8 80 46 - 46**

An
La Vie Medien GmbH
Abt. Therapeuten-Kontakt
Weidenbornstraße 8a

D-65189 Wiesbaden

> Bearbeitungsgebühr für Datenbankrecherchen einschl. Versandkosten: € 4,40. Diesen Betrag bitte in Briefmarken (8 x 0,55 €) oder als Verrechnungsscheck beifügen.

Heilmethode: *Bachblüten-Therapie*

Kennziffer: *DPA 001022 TK*

Bitte nennen Sie mir einen oder mehrere Therapeuten in meinem Postleitzahlengebiet, welche die erwähnte Therapie anbieten.

Mit freundlichen Grüßen

Max Mustermann
Unterschrift

Meine Anschrift lautet:

Vorname, Name: *Max Mustermann*

Straße, Haus-Nr.: *Musterstraße 8a*

PLZ, Ort: *77777 Musterstadt*

Land (falls nicht BRD):

Telefon mit Vorwahl: *07777/77 77 7*

Telefax mit Vorwahl: *07777/77 77 9*

E-mail-Adresse: *mustermax@t-online.de*

Sonstige Bemerkungen:

Birgit Heypfeld
Ellerkolde 34
21465 Reinbek

La Vie

Durchschlagender Erfolg bei: lt. herkömml. angeblich Medizin
1. Fibromyalgie → schulmed. unheilbar.
Jedoch: geheilt nach 7 Monaten
durch AyurVeda - Medizin
d. h. Panchakarmakur (Entgiftung + Entschlackung) + AyurVeda Medikamente +
Ernährungsumstellung / wahrgenomm. in Bad Ems
bei Fr. Dr. Pitas

2. Krebs
Vor u. nach Chemo- + Radiotherapie je
eine Panchakarmakur
8 - 12 Monate ayurvedisch medikamentöse
Begleitung.
Zusätzlich: Holistische Therapie
zur weiteren Entgiftung-Entsäuerung +
ständige Krebszellkontrolle (!) über
Holistische Blutuntersuchung (erweiterte
Dunkelfeldmikroskopie)

Formular Therapeuten-Kontakt

Bitte einsenden an die Adresse von **La Vie** oder per FAX an: **0611/ 8 80 46 - 46**

An
La Vie Medien GmbH
Abt. Therapeuten-Kontakt
Weidenbornstraße 8a

D-65189 Wiesbaden

Bearbeitungsgebühr für Datenbank-
recherchen einschl. Versandkosten: € 4,40.
Diesen Betrag bitte in Briefmarken
(8 x 0,55 €) oder als Verrechnungsscheck
beifügen.

Heilmethode:..

Kennziffer:...

Bitte nennen Sie mir einen oder mehrere Therapeuten in meinem Postleitzahlengebiet, welche die erwähnte Therapie anbieten.

Mit freundlichen Grüßen

....
Unterschrift

Meine Anschrift lautet:

Vorname, Name..

Straße, Haus-Nr.:..

PLZ, Ort:..

Land (falls nicht BRD):..

Telefon mit Vorwahl:...

Telefax mit Vorwahl:...

E-mail-Adresse:..

Sonstige Bemerkungen:

Muster Formular Therapiezentren-Kontakt

Bitte einsenden an die Adresse von **La Vie** oder per FAX an: **0611/ 8 80 46 - 46**

An
La Vie Medien GmbH
Abt. Therapeuten-Kontakt
Weidenbornstraße 8a

D-65189 Wiesbaden

Bearbeitungsgebühr für Datenbank-recherchen einschl. Versandkosten: € 4,40. Diesen Betrag bitte in Briefmarken (8 x 0,55 €) oder als Verrechnungsscheck beifügen.

Heilmethode: *Akupunktur*

Kennziffer: *DPA 001005 TZ*

Bitte nennen Sie mir Therapiezentren (Kliniken, Sanatorien, Hotels mit Gesundheitseinrichtungen)

☒ **in Deutschland**
○ **in Österreich**
○ **in der Schweiz und/oder**

in *Spanien*

welche die erwähnte Therapie anbieten. Zutreffendes Land bitte ankreuzen.

Mit freundlichen Grüßen

Max Mustermann
Unterschrift

Meine Anschrift lautet:

Vorname, Name: *Max Mustermann*

Straße, Haus-Nr.: *Musterstraße 8a*

PLZ, Ort: *77777 Musterstadt*

Land (falls nicht BRD):

Telefon mit Vorwahl: *07777/77 77 7*

Telefax mit Vorwahl: *07777/77 77 9*

E-mail-Adresse: *mustermax@t-online.de*

Sonstige Bemerkungen:

Formular Therapiezentren-Kontakt

Bitte einsenden an die Adresse von **La Vie** oder per FAX an: **0611/ 8 80 46 - 46**

An
La Vie Medien GmbH
Abt. Therapeuten-Kontakt
Weidenbornstraße 8a

D-65189 Wiesbaden

Bearbeitungsgebühr für Datenbankrecherchen einschl. Versandkosten: € 4,40. Diesen Betrag bitte in Briefmarken (8 x 0,55 €) oder als Verrechnungsscheck beifügen.

Heilmethode:..

Kennziffer:..

Bitte nennen Sie mir Therapiezentren (Kliniken, Sanatorien, Hotels mit Gesundheitseinrichtungen)

- in Deutschland
- in Österreich
- in der Schweiz und/oder

in ....

welche die erwähnte Therapie anbieten. Zutreffendes Land bitte ankreuzen.

Mit freundlichen Grüßen

....
Unterschrift

Meine Anschrift lautet:

Vorname, Name..

Straße, Haus-Nr.:..

PLZ, Ort:..

Land (falls nicht BRD):..

Telefon mit Vorwahl:..

Telefax mit Vorwahl:..

E-mail-Adresse:..

Sonstige Bemerkungen:

Jetzt auch im Handel:
Die CD-ROM zum Buch

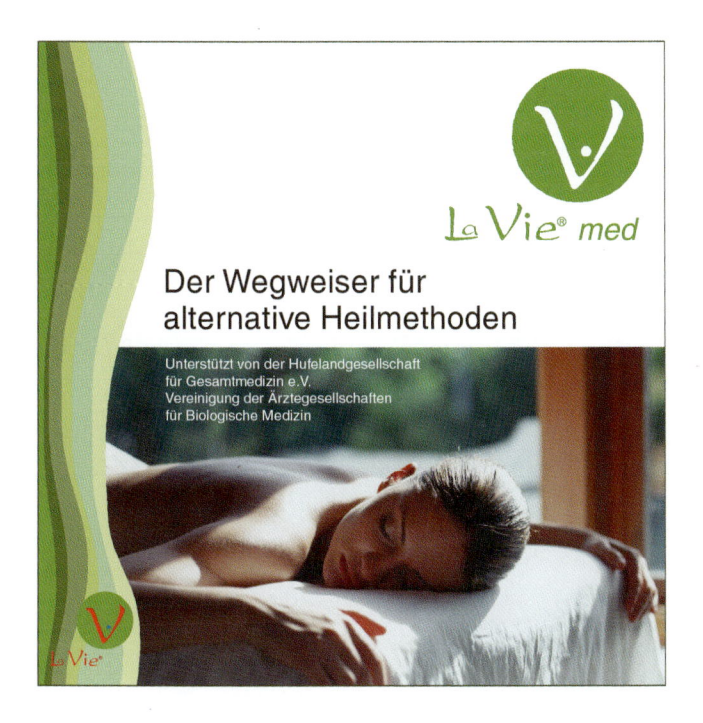

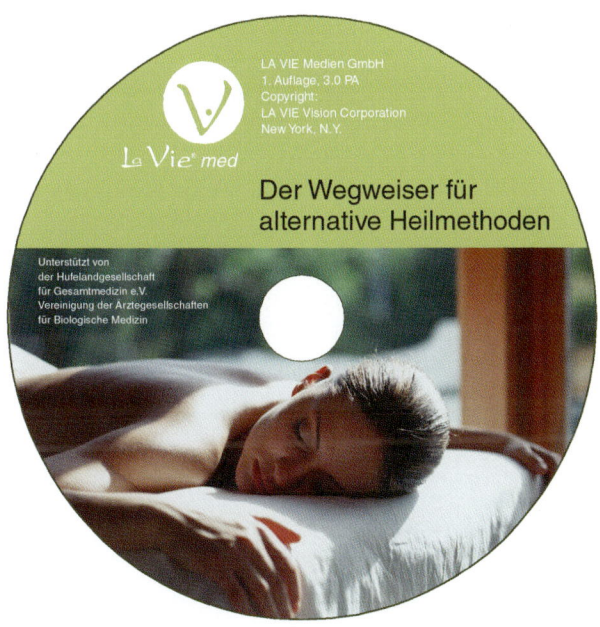

CD-ROM: Euro 29,50

ISBN: 3-937224-00-9

PZN: 0953556

Meine Empfehlung

Bitte einsenden an die Adresse von **La Vie** oder per FAX an: **0611/ 8 80 46 - 46**

An
La Vie Medien GmbH
Abt. Vertrieb
Weidenbornstraße 8a

D-65189 Wiesbaden

Ich erhalte für die Einsendung dieser Empfehlung ein besonderes Geschenk aus der La Vie- Produktpalette.

Meine Anschrift für die Zusendung lautet:

Vorname, Name..

Straße, Haus-Nr.:...

PLZ, Ort:..

Land (falls nicht BRD):..

Telefon mit Vorwahl:..

Telefax mit Vorwahl:...

E-mail-Adresse:...

**Bitte weisen Sie auch folgende Personen auf dieses Sammelwerk hin.
Die Anschriften lauten:**

Vorname, Name..

Straße, Haus-Nr.:...

PLZ, Ort:..

Land (falls nicht BRD):..

Telefon mit Vorwahl:..

Telefax mit Vorwahl:...

E-mail-Adresse:...

Vorname, Name..

Straße, Haus-Nr.:..

PLZ, Ort:..

Land (falls nicht BRD):...

Telefon mit Vorwahl:..

Telefax mit Vorwahl:...

E-mail-Adresse:...

und

Vorname, Name..

Straße, Haus-Nr.:..

PLZ, Ort:..

Land (falls nicht BRD):...

Telefon mit Vorwahl:..

Telefax mit Vorwahl:...

E-mail-Adresse:...

und

Vorname, Name..

Straße, Haus-Nr.:..

PLZ, Ort:..

Land (falls nicht BRD):...

Telefon mit Vorwahl:..

Telefax mit Vorwahl:...

E-mail-Adresse:...